Tratamientos heterodoxos en la enfermedad de Parkinson

(Medicina alternativa en parkinsonianos)

Rafael González Maldonado[1]

Coeditores:

Rafael González Redondo[2],
Mercedes Navío Acosta[3],
Concepción Molina Calvente[4].

---

[1] Jefe de Servicio de Neurología del Hospital Clínico Universitario de Granada, Profesor Asociado del Departamento de Medicina y Miembro del Instituto de Neurociencias "Federico Olóriz".
[2] Licenciado en Medicina, en periodo de formación especializada.
[3] Psiquiatra (residencias en Hospital Gregorio Marañón de Madrid), Doctora en Medicina.
[4] Psicóloga, está realizando la tesis doctoral sobre rasgos de personalidad en parkinsonianos.

Tratamientos heterodoxos en la enfermedad de Parkinson

(Medicina alternativa en parkinsonianos)

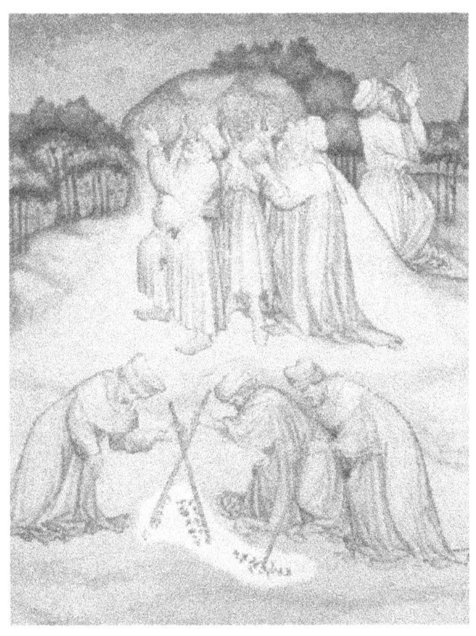

Rafael González Maldonado

Título: Tratamientos heterodoxos en la enfermedad de Parkinson.
Subtítulo: Medicina alternativa en parkinsonianos.

Autor: Rafael González Maldonado.

Coeditores: Rafael González Redondo, Mercedes Navío Acosta, Concepción Molina Calvente
Prólogo: Juan Andrés Burguera Hernández
Diseño de portada: Jaime González Redondo
Proceso de imágenes: Álvaro González Redondo

1ª Edición, abril 2004. ISBN: Dep. legal:

Edición, junio 2013, revisada. ISBN: 978-84-616-5281-5 , 84-616-5281-9

Editada por el autor: Rafael González Maldonado (editor nº 84-616-5076)
Impresión bajo demanda: **Amazon.com** (Createspace), otros
Versión electrónica del libro: **Kindle Amazon**

AVISO: Cláusula de exención de responsabilidad
sobre la información y la orientación médica

El autor y editor proveen este material con el único objetivo de informarle. El presente material no prentende sustituir los consejos o recomendaciones de su médico general o especialista. De hecho, le estimulamos a que consulte con su médico cualquier asunto relacionado con su tratamiento o atención médica. Cuando mencionamos aquí un producto, terapia o servicio específico, de ninguna forma significa que éste sea prescrito o aprobado por nosotros.

A Idania

... Ahora que tengo un alma que no tenía,
ahora que los sentidos sienten sin miedo.

(J.Sabina)

SUMARIO

Parte I. SUSTANCIAS NATURALES

Parte II. EL CUERPO

Contraraia contrariis curantur: **Alopatía**
Similia similibus curantur. **Homeopatía**

PRÓLOGO

Estamos ante un nuevo volumen del gran médico y comunicador Rafael González Maldonado. Continúa una serie que se inició con *El extraño caso del Dr. Parkinson*, un libro que acercó tanto a los profesionales sanitarios como a los pacientes y familiares a la enfermedad que lleva el nombre de Parkinson.

Su forma de bien hacer ha sido ampliamente reconocida. En unas jornadas en Tarrasa del año 2000, recuerdo los atronadores aplausos del auditorio (formado principalmente por pacientes) cuando, al ser presentado el autor, se le asoció con su libro. Era una muestra de reconocimiento a un texto que, muchos de los enfermos, consideran su particular libro de cabecera, que les ha permitido conocer mejor su enfermedad, las estrategias para convivir con ella y los nuevos retos que aparecen en su evolución.

Este nuevo volumen es un, en parte, fruto (ampliado) de la conferencia que pronunció en 2001 en Villajoyosa, ante un grupo de neurólogos interesados en cómo realmente, en la práctica, afrontan los pacientes la enfermedad de Parkinson. La relación médico-enfermo está evolucionado. Hemos pasado del antiguo ascendente mágico del sanador y de las actitudes paternalistas del siglo pasado a la autonomía del paciente que ha ido desarrollando su criterio personal para afrontar la enfermedad con el mayor grado de libertad.

Actualmente las fuentes de información de los enfermos son múltiples, ya no se limitan a las que les da el personal sanitario. Ahora recogen datos y consejos de las asociaciones de pacientes, de la familia, de sus amistades y de los diversos medios de comunicación: periódicos , suplementos semanales, revistas de divul-gación, emisoras de radio, cadenas de televisión e Internet. Con mejor o peor criterio, con diferente base científica, todos proporcionan al paciente informaciones, críticas, opciones de tratamiento, y nuevos horizontes de investigación de la enfermedad que sufre.

En las patologías neurodegenerativas, cada día es más frecuente utilizar opciones de tratamiento curiosas, dudosas o heterodoxas. Estas terapias son distintas a lo que se enseña en las facultades de Medicina, a lo que se expone libros de texto, revistas, foros profesionales y a lo que se dice en la práctica habitual de las consultas. Posiblemente esto responda a una insatisfacción por el modo en que se les trata en las consultas masificadas y breves. El paciente siente que, en ocasiones, se le valora de manera reduccionista y tecnificada, y echa siempre de menos una visión holística y una aproximación personalizada a sus molestias. En ese clima, el parkinsoniano no se encuentra en condiciones de expresarse sobre sus creencias, preferencias u opiniones, y ve coartada la posibilidad de intervenir o dar su criterio sobre los problemas que tanto le conciernen.

Otras razones para la difusión de terapias "heterodoxas" serían la necesidad de una medicina menos agresiva y el fracaso de la medicina convencional. La utilización de las medicinas alternativas y complementarias se ha incrementado en el siglo XXI. En España, se llevan a cabo 300.000 consultas diarias por profesionales parasanitarios (según datos del Ministerio de Hacienda) y se calcula que de un 20 a un 50% de los pacientes de atención primaria han utilizado en algún momento las medicinas no convencionales. En Estados Unidos, las terapias alternativas son frecuentadas en el 40% de los pacientes con enfermedad de Parkinson, como ha puesto de manifiesto una reciente publicación en la prestigiosa revista *Neurology*.

Son los pacientes jóvenes, de inicio precoz, con mayor poder adquisitivo y de nivel educativo más alto los que más recurren a ellas, probablemente porque les resulta más fácil acceder a otros tipos de información. Su utilización no se relaciona ni con la duración de la enfermedad, la gravedad, las complicaciones del tratamiento o la cirugía. También es curioso que suelen ocultarlo al médico que habitualmente le trata; la mitad de los que usas terapias alternativas no lo dicen. Esta situación lleva a un menoscabo en el conocimiento que tanto el médico como el paciente tienen acerca de los beneficios reales o potenciales, los costes, las limitaciones y los riesgos de estas medicinas alternativas y complementarias. Hoy en día, en muchos países, existe una tendencia creciente a tender puentes entre la medicina convencional y no convencional, y algunas sistemas sanitarios públicos comienzan a integrar algunas prestaciones de estas terapias alternativas.

El diccionario de la lengua española de RAE define heterodoxo como disconforme con doctrinas o prácticas generalmente admitidas. El presente texto sobre los *tratamientos heterodoxos de la enfermedad de Parkinson* contiene más de 1300 citas bibliográficas y más de 60 páginas web como muestra de una exhaustiva búsqueda de información. Analizando y sintetizando esta amplísima información, el autor, con su estilo comprensible y ameno, clasifica y define los distintos tratamientos, expone sus fundamentos, sus beneficios, los riesgos y proporciona orientación o recomendaciones.

La mayoría de sus comentarios están específicamente dirigidos a la enfermedad de Parkinson pero también son aplicables a otras enfermedades neurológicas crónicas y neurodegenerativas. Algunas de estas terapias sí se mencionan, aunque de forma sucinta, en las guías de práctica clínica, que suelen hablar de la dieta, la fisioterapia, la psicoterapia, o los fármacos que originariamente se usan en otros procesos, pero no con la extensión y profundidad que aquí se les dedica. Otros tratamientos de los 28 desarrollados son curiosos, novedosos que inducen a profundizar e investigar en ellos y, posiblemente, puedan abrir nuevos enfoques en el tratamiento de la calidad de vida de los pacientes y el tratamiento sintomático de la enfermedad. Un ejemplo de ello sería *la silla trepidante* ya diseñada por Charcot y que ahora se replantea desde una perspectiva rehabilitadora.

No resultan desdeñables las precauciones que el autor aconseja tomar ante muchos de estos tratamientos alternativos, como en el empleo de la fitoterapia: en tanto que las hierbas contienen sustancias químicas activas (como la levodopa presente en la *Mucuna pruriens* recomendada en la Medicina India antigua *Ayuverda*) resultan eficaces pero no inocuas, y deben vigilarse sus efectos indeseados o las interacciones con fármacos. Otra muestra de ello es el Kava que, como sedante, parkinsoniza y puede provocar un estado semicomatoso si se asocia al tranquilizante alpraozolam.

El conocimiento de todas las terapias aplicadas se muestra esencial para afrontar adecuadamente la enfermedad. Por ello estoy seguro que la amena lectura de este libro va alcanzar sus objetivos de alimentar el interés y los conocimientos sus lectores. Es ésta, pues, una vez más una espléndida ocasión para valorar y agradecer la importante labor que sigue llevando a cabo el autor.

Que lo disfruten.

Juan Andrés Burguera Hernández[i]

---

[i] Juan Andrés Burguera Hernández es un reconocido experto en enfermedad de Parkinson con amplísima experiencia clínica, docente e investigadora. Ejerce su actividad profesional en el Servicio de Neurología del Hospital La Fe de Valencia y ha sido coordinador del Grupo de Estudio de Movimientos Anormales de la Sociedad Española de Neurología. Además de su labor de formación como conferenciante y organizador de reuniones y congresos, cuenta con un centenar de publicaciones en libros y revistas, y ha protagonizado gran cantidad de investigaciones y ensayos clínicos sobre nuevos fármacos en el tratamiento de la enfermedad de Parkinson.

Introducción

En el tratamiento de una enfermedad se puede seguir un camino recto (*orto*-doxo), es decir basado en lo convencional u oficial, o bien elegir otros caminos (*hetero*-doxos), menos habituales. Algunas terapias heterodoxas en su inicio pueden resultar eficaces y, años después, ser aceptadas por la ciencia oficial, con lo que se convierten en ortodoxas. Lo que ayer era ciencia-ficción o las hipótesis que hoy rechaza la medicina oficial puede convertirse en la ciencia del mañana.

El tratamiento de la enfermedad de Parkinson se debe basar en la medicina oficial, alopática, la que se enseña en nuestras facultades. Nadie lo discute. Pero sabemos que nuestros pacientes, aparte de lo que les recetamos, emplean medicinas alternativas o complementarias. Lo hacen cada vez con más frecuencia, y no precisamente los analfabetos o marginales: los que recurren a tratamientos alternativos son precisamente los más jóvenes, cultos y económicamente pudientes.

Esa es la realidad. Y nuestra obligación como médicos es conocer lo que están usando nuestros parkinsonianos. No basta con decirles, sin informarnos antes, que los masajes o el Tai-Chi son una tontería. Suena demasiado al quevediano *"desprecian cuanto ignoran"*. Es preferible que hagamos una aproximación crítica de lo que en esas terapias pueda haber de utilidad (mayor o menor) y quizá nos sorprenda la eficacia de algunas técnicas o productos. También habrá que advertir sobre los embaucadores -que tan fácilmente medran en estos terrenos- y contra los que comercian con productos inútiles (muchos inocuos aunque otros pueden ser peligrosos). El médico debe proteger al paciente sobre esos productos "milagrosos", pero para eso debe conocerlos.

Otro concepto importante es desnudar de ideología o religión las terapias. La acupuntura ha demostrado empíricamente su utilidad sin que tengamos que discutir las teorías del Ying y Yang. El Tai-Chi es un método de entrenamiento que mejora el equilibrio de los parkinsonianos y eso no significa que asumimos los principios de la Medicina Tradicional China. Pasaremos por alto los fundamentos del Ayurveda hindú o las creencias de los curanderos del Amazonas, pero si algunas de sus hierbas (como la "mucuna") mejora a nuestros pacientes la aprovecharemos. También hay muchos tratamientos de valor escaso o no probado, y otros incluso peligrosos, y aquí serán repudiados.

Este libro describe los tratamientos heterodoxos de la enfermedad de Parkinson con una metodología absolutamente ortodoxa. La bibliografía es exhaustiva (1379 referencias) y recoge las opiniones favorables o contrarias con una aproximación crítica. Algunos se sorprenderán al conocer que *Lancet* publica un meta-análisis sobre homeopatía, que en *Movement Disorders* se recomienda a los parkinsonianos salvado de ispágula, que el *Archives of Neurology* habla de suplementos de testosterona, que el *Journal of Clinical Psychiatry* trata con aromaterapia a los pacientes agitados y que en *Neurology* se les prescribe ácido fólico o defienden el marcapasos del vago contra la somnolencia diurna.

La realidad es que en los paises occidentales aumentan los tratamientos no convencionales. En Estados Unidos el 40 % de los parkinsonianos utiliza una o más terapias alternativas o complementarias. En Gran Bretaña llegan al 54 % y, de ellos, el 38 % sólo usa terapia alternativa, sobre todo aquellos en los que los síntomas comienzan precozmente.[346] Podemos mirar hacia otro lado o reconocer estos hechos, e informarnos para aconsejar a nuestros pacientes. Ese es el objetivo de este libro.

Hemos distribuído los 28 capítulos en cuatro partes. Esta clasificación es, obviamente, convencional y, obligadamente, se solapan algunos temas, pero nos ha parecido la más clara a efectos didácticos. La primera parte habla de sustancias naturales. La parte segunda se dedica a terapias preferentemente orientadas al cuerpo y la tercera a las que actúan especialmente sobre la mente. La cuarta y última parte describe las drogas y fármacos que se usan fuera de sus aplicaciones originales.

- 1. Aromaterapia
- 2. Fitoterapia
- 3. Vitaminas
- 4. Minerales
- 5. Nutrientes
- 6. Dietas especiales
- 7. Homeopatía
- 8. Flores de Bach
- 9. Naturopatía

Parte I.
SUSTANCIAS NATURALES

Desde la antigüedad se vienen utilizando sustancias o remedios naturales. En esta Parte I repasamos las bases y aplicaciones de los aceites esenciales (aromaterapia) y de las plantas (fitoterapia). Estudiaremos la importancia relativa de vitaminas, minerales y nutrientes, o las ventajas que se atribuyen a dietas especiales (capítulos 3 a 6). Describiremos los supuestos teóricos que se atribuyen a la homeopatía y a las flores de Bach, y comentaremos cómo la naturopatía es un concepto o estilo de vida más que una técnica concreta.

Cada capítulo comienza con una breve descripción de la modalidad terapéutica, comentamos también sus fundamentos teóricos y cómo pueden mejorar la salud en general o beneficiar, en concreto, a pacientes con enfermedad de Parkinson. Todo ello desde una perspectiva crítica en la que diferenciamos lo que puede tener alguna base científica, lo que no está desmostrado pero puede funcionar como placebo o lo que es simple especulación o fraude.

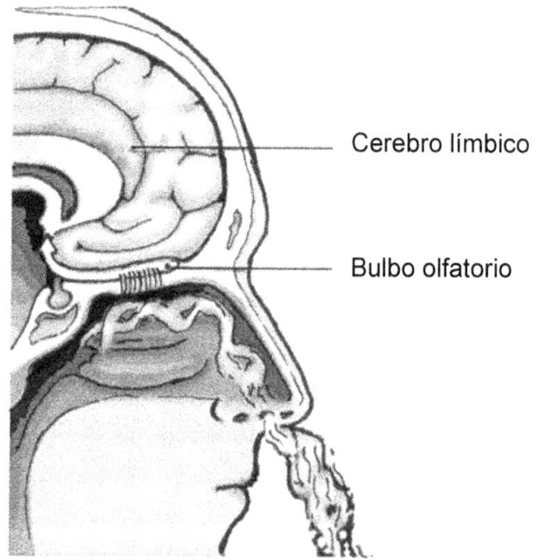
Cerebro límbico
Bulbo olfatorio

1. Aromaterapia

Aromaterapia significa tratamiento mediante aromas o perfumes que se aplican directamente o en masaje. Se supone que mejoran la salud y el bienestar emocional, restauran el equilibrio corporal y alivian diversos trastornos. Es la terapia alternativa preferida por los parkinsonianos.[346]

DE LA NARIZ AL CEREBRO

Los bebés reconocen a sus madres porque las huelen, algunos aromas desatan recuerdos antiguos, hay perfumes que enamoran y los jaquecosos evitan los olores fuertes. El olfato es el camino más corto y rápido al cerebro.[51,302,442,940] El nervio olfatorio no es un nervio sino una prolongación del cerebro y llega directamente al rinencéfalo y al sistema límbico (que son áreas de la emoción y la memoria).

Por eso cuando Proust huele y saborea su famosa magdalena[i] recuerda escenas infantiles que creía olvidadas. La ciencia confirma lo que intuyó ese novelista francés: un olor determinado recupera las memorias que se almacenaron en su presencia.[1098]

DESDE EGIPTO A LAS CLÍNICAS MODERNAS

Las plantas aromáticas se usaron como cosméticos y medicinas en el antiguo Egipto, en la Grecia y Roma clásicas, en China, India y en toda Europa hasta finales del siglo XIX en que se fueron sustituyendo por fármacos sintéticos. El término aromaterapia se usa desde 1930, en que

[i] Marcel Proust describe que cuando, ya adulto, su madre le ofrece una magdalena, reconoce el sabor y aroma de las que de niño le daba su tía Leoncia, y esas sensaciones de su gusto y olfato le hacen revivir de golpe todos los recuerdos de infancia que parecían borrados.[929]

el químico francés Gattefossé estudió los efectos antimicrobianos de los aceites esenciales.

Con aromaterapia se tratan problemas cutáneos (heridas y quemaduras), trastornos respiratorios (resfriados, tos, sinusitis), dolores musculares, artritis, reumatismo, dolores de cabeza y situaciones relacionadas con el estrés (insomnio, ansiedad y depresión). Actualmente es la terapia complementaria que más rápido crece. Se usa en la casa, pero también en clínicas privadas y algunas enfermeras la aplican como relajante y analgésico.[134,801]

LOS ACEITES ESENCIALES

Los aceites esenciales son sustancias aromáticas extraídas de las plantas, habitualmente de olor agradable y con acciones beneficiosas, psíquica y físicamente, sobre el organismo[96]. Se extraen de las flores, frutos, hojas, raíces, semillas o corteza. El aceite de espliego, por ejemplo, procede de una flor, el aceite de pachulí, de una hoja, y el aceite de naranja, de un fruto. Todos están muy concentrados[i] y deben ser naturales y puros.[133]

Se absorben por el olfato, directamente o en nebulizaciones (1 gota de aceite en 10 cm^3 de agua caliente). Para aromatizar el ambiente se echan varias gotas en vasijas de material poroso o difusores calentados con lamparilla. La piel los absorbe rápidamente cuando se aplican en masaje, compresas, pediluvio o inmersión (10-12 gotas en una bañera de agua caliente). Es mejor combinar varios aceites según los consejos de un experto. Sólo se deben aplicar externamente y se evitarán en niños y embarazadas.

[i] Una gota de aceite esencial viene a corresponder a 30 gramos de la planta y contiene entre 50 y 500 sustancias químicas diferentes: alcoholes, ésteres, aldehídos, cetonas y y óxidos.[96] Eso da idea de su potencial curativo o dañino.

AROMATERAPIA, CEREBRO Y CONDUCTA

Distinguimos hasta 10.000 olores diferentes y muchos nos afectan sin que seamos conscientes, actuando sobre el cerebro. En concreto activan la amigdala, el hipocampo y otras zonas del sistema límbico que se relacionan con el estado de ánimo, las emociones, la memoria y el aprendizaje.

Está demostrado que los aromas provocan cambios emocionales[570, 814] y modulan la conducta de los mamíferos. La manzanilla tranquiliza y mejora el estado de ánimo.[977] En algunos bancos japoneses se esparce esencia de lavanda y romero en la zona de clientes para calmar la espera, mientras que las estimulantes fragancias de eucalipto y limón se bombean al otro lado del mostrador para que los empleados estén alerta (diminuyen los fallos o equivocaciones en un tercio).[116] Sin embargo, el olor a lavanda provoca errores de cálculo.[680]

La aromaterapia favorece la relajación profunda y altera la percepción del dolor[i]. También producen cambios[ii] en el electromiograma, ritmo cardiaco y electroencefalograma.[57,578,665,726] El masaje con lavanda sirve de analgésico y sus efectos sedantes son comparables al Valium.[133] Así se mejora el control de pacientes con demencia y trastornos de conducta importantes.[122]

Hay ciertos aromas que mejoran las funciones mentales o tienen efecto neuroprotector. La Salvia española (*Salvia lavandulifolia*) mejora la memoria porque contiene un aceite esencial con monoterpenoides, que inhibe la acetil-colinesterasa,[903,904,905] es decir, el mismo mecanismo que tienen los fármacos para el Alzheimer y otras enfermedades neurodegenerativas. La asarona, el principal aceite esencial del *Acori*

---

[i] En ratas, el aceite esencial de limón afecta la liberación de acetilcolina en el hipocampo y modula el comportamiento ante el dolor[33,172]. En ratones sometidos a pruebas físicas la lavanda tiene efecto sedante y potencia la acción tranquilizante de los barbitúricos.[429]

[ii] Al oler menta el electromiograma registra pequeñas alteraciones en los músculos, el electroencefalograma muestra una "reacción de despertar" cerebral y en el electrocardiograma cambia el ritmo cardiaco).[57,578] La lavanda disminuye el ritmo alfa-1 (8-10 htz) en regiones parietotemporales.[726]

graminei Rhizoma (usado en medicina china tradicional) protege las neuronas (poque inhibe el tóxico glutamato)[190,191,192] y tiene afinidad por los receptores de dopamina. [650] Se está ensayando usarla en enfermos con Parkinson y Alzheimer.[550]

AROMATERAPIA EN EL PARKINSON

En la enfermedad de Parkinson pueden ser útiles, para el dolorimiento y rigidez muscular aplicar localmente compresas con aceites esenciales de jengibre *(Zingiber officinale)* o enebro común *(Juniperus communis)* que mejoran la circulación y relajan los músculos. Se echan 1-2 gotas de **jengibre** o **enebro** en un pequeño recipiente con agua templada a caliente, se empapa en ella una trozo de algodón y se estruja para que no gotee, luego se coloca sobre la zona rígida o dolorida, se le cubre con una toallita templada y se deja un par de horas. Como relajante muscular se puede también usar **mejorana** que está especialmente indicada en los parkinsonianos que sufren calambres nocturnos.

Una gota de **Manzanilla o camomila romana** *(Anthemis nobilis)* frotada en el plexo solar alivia la tensión mental o física.[1339] Se usan vaporizadores con **esencia de lavanda** *(Lavandula vera officinalis)* para el estrés, con **romero** *(Rosmarinus officinalis)* contra la fatiga y dolores musculares y, para el dormitorio, se usa **esencia de manzanilla o camomila romana** *(Chamaemelum nobile, Anthemis nobilis)* que es antidepresiva, sedante[977] y facilita el sueño.

En general, como estimulantes se usan la **menta** y el **eucalipto.** El **nerolí** (naranjo amargo) es sedante, el **bergamoto** (tipo de lima o naranja) tiene efecto antidepresivo y el **geranio** *(Geranium)* equilibrador de cuerpo y mente. En estados de especial ansiedad, se aconseja un baño relajante con una combinación de esencias de lavanda, geranio y bergamoto en aceite de almendras dulces.[116] Para conciliar el sueño, el baño se hará con aceite esencial de manzanilla romana y geranio. [116]

Los baños con esencia de **lavanda** producen una agradable sensación de bienestar y hace olvidar los pensamientos negativos o los sentimientos de enfado y frustración.[791] Para los parkinsonianos se aconsejan baños aromáticos con la siguiente fórmula: 5 gotas de nerolí, 5 gotas de bergamoto y 10 gotas de lavanda (de esa mezcla se echan 5 gotas en cada baño).[1377]

LOS ACEITES ESENCIALES MÁS USADOS

En medicina alternativa, los aceites esenciales que más se recomiendan a parkinsonianos son los siguientes.

1. JENGIBRE. De perfume fresco y alcanforado, proviene de la raiz (rizoma)[i] del jengibre *(Zingiber officinale)*. Diluído en cremas o aceites se aplica como masaje para los dolores musculares y en compresas sobre las articulaciones doloridas o inflamadas.[1120]

2. ENEBRO COMÚN. El enebro *(Juniperus communis)*, es un arbusto de las montañas, tradicional purificador del cuerpo y de la mente (se quemaba para evitar epidemias y alejar las brujas). Se usa en baño de inmersión como calmante, relajante y analgésico, y es un buen antiséptico.[1120]

3. MANZANILLA ROMANA. Es uno de los aceites esenciales más suaves y se extrae de varios tipos de manzanilla: la común, la del campo, la germánica y la romana *(Anthemis nobilis)*, la más empleada. La infusión de manzanilla es antiespasmódica y alivia muchos problemas digestivos; otros prefieren dar masajes sobre el abdomen con el aceite esencial diluído. En baños de inmersión o aromatizadores es muy relajante.[1120]

4. ESENCIA DE LAVANDA. Su nombre proviene del latín, *lavare* (lavar ya que los antiguos romanos lo utilizaban para sus baños higiénicos. El aceite de lavanda *(Lavandula vera officinalis)* es el de más amplio espectro. Se emplea en dolores vertebrales y como sedante, relajante y analgésico general. En aromatizadores o inhalando una gota sobre un pañuelo de ambiente es excelente contra los mareos de barco o automóvil, nerviosismo, hipersensibilidad e insomnio.[1120]

5. ROMERO. De aroma penetrante y agradable, el aceite esencial de romero *(Rosmarinus officinalis)*, es vigorizante mental[ii] y físico, muy empleado en masajes y baños de inmersión, como tónico muscular y contra la fatiga[1120]. Se aplica en fricciones o compresas, para torceduras, esguinces, artritis, lumbago, y todo lo relacionado con problemas óseos y musculares.[1120]

6. NEROLÍ. El aceite extraído de las flores del naranjo amargo *(Citrus aurantium)* es uno de los aromas más exquisitos de la naturaleza. El nerolí es un excelente calmante digestivo (se aplica en masajes sobre el vientre), sedante nervioso y ayuda a conciliar el sueño, especialmente si se mezcla con lavanda. Algunos lo consideran afrodisiaco.[1120]

---

[i] Del rizoma del jengibre se prepara la clásica bebida *"Ginger Ale"*. Esta raiz, cortada en láminas se utiliza también en conserva y como condimento

[ii] Los romanos y griegos clásicos se colocaban romero en el cabello pensando que les iba a hacer la mente más ágil y mejorar la memoria. Shakespeare pone en boca de Ofelia (la novia de Hamlet) las virtudes de esta planta: *"Ese es el romero, sirve para la memoria; reza, ama, recuerda"*. Con romero no se olvida a la persona amada, por eso es un símbolo de fidelidad.

7. GERANIO. Las esencias de hojas de geranio *(Geranium)* mejoran el ánimo y equilibran emocionalmente. Los terapeutas alternativos las recomiendan a personas indecisas, pasivas o abúlicas y creen que mejora la creatividad. Al menos sirven como relajante en masajes o baños de inmersión.

8. MEJORANA. De aroma penetrante y dulce, la mejorana[i] *(Origanum majorana)* es pariente del orégano *(Origanum vulgaris)*. En el baño es un magnífico relajante muscular: produce una agradable sensación de calor, combate la rigidez y dolores, y aplicando una gota en masaje calma rápidamente los calambres nocturnos. [1120]. La infusión facilita la digestión, es carminativa (contra los gases) y alivia los trastornos neurovegetativos.

9. MENTA . Es uno de los aceites de más antiguo uso medicinal. La menta[ii] *(Menta piperita)* ya se menciona en el papiro Ebers (1550 a.C.), para Hipócrates era un fuerte afrodisíaco y Plinio recomendaba usar una corona de menta para aumentar el rendimiento mental. Su fragancia fresca y fuerte resulta estimulante, favorece la concentración y la creatividad. Los japoneses la usan en oficinas para aumentar el rendimiento de sus empleados.

10. EUCALIPTO. El aceite de hoja de eucalipto *(Eucalyptus globulus)*, de inconfundible aroma alcanforado, es el clásico remedio para muchos problemas respiratorios. Se han comprobado sus propiedades analgésicas y antinflamatorias, antivirales, antisépticas y expectorantes. Se inhala (dos gotas sobre un pañuelo) o se masajea sobre el pecho.[1337]

11. BERGAMOTO. Es un híbrido de limonero y naranjo amargo. El aceite esencial del fruto del bergamoto *(Citrus bergamia)* es estimulante nervioso y levanta el ánimo deprimido. Puede usarse en baños e inhalaciones, o aplicacarse directamente como bálsamo.

12. SALVIA Según el tratado de Culpeper (1652) la salvia *(Salvia officinalis)* cura la memoria, despierta y acelera los sentidos. En la medicina Ayurvédica la salvia forma parte de unos gránulos *(Nao Li Kang)* para reforzar el cerebro. Contiene tuyona (como el ajenjo) y varios terpenoides[iii] de cuya sinergia y antagonismo resulta una actividad anticolinesterásica (el mecanismo de los fármacos que ahora se usan en demencias)[1036] como se ha comprobado in vitro[904] y mejoran la memoria, como se ha demostrado en ratas y voluntarios sanos.[899,900, 903,1167] El aceite esencial de salvia mejora psicológicamente y aumenta la atención de los enfermos de Alzheimer.[902,904]

---

[i] En la mitología griega, Afrodita la utilizaba para conceder felicidad y el bienestar a las parejas.

[ii] Plutón, señor de los infiernos, se enamoró perdidamente de la ninfa Mentha pero su celosa esposa Persephone la pisoteó hasta aplastarla. El dios, para salvarla la convirtió en hierba. Desde entonces la menta ha estado presente en los banquetes griegos (y luego romanos), para combatir los malestares, dolores de cabeza y mareos provocados por los excesos de comida.

[iii] El contenido de tuyona y terpenoides varía según la estación, siendo bajo en primavera y máximo durante el invierno por lo que la salvia recogida en ese tiempo es la más eficaz y, potencialmente, también la más tóxica[333,901].

13. MELISA O TORONJIL. Tradicionalmente[230] se usa en personas agitadas y deprimidas, y para reforzar la memoria. La melisa[i] o toronjil *(Melissa officinalis)* calma el sistema nervioso, alivia la ansiedad y eleva el animo.[1069] Esos efectos reanimadores y relajantes se han comprobado en animales[1006,1112] y humanos,[62,564] y se preconiza su uso en pacientes mayores con deterioro cognitivo[ii] o enfermedad de Alzheimer leve.[18,62] Se conoce que la melisa (como la salvia) tienen actividad colinérgica[900,901] y en voluntarios sanos mejora la memoria y aumenta la sensación de calma y sosiego.[564] Un baño o loción con aceite esencial de melisa es un buen remedio para tranquilizar a un parkinsoniano inquieto o agitado.

[i] El nombre alude a que atrae a las abejas: en griego, *mélissa* es abeja, derivado de *méli*, miel.[217]

[ii] En 71 pacientes mayores con deterioro cognitivo y trastornos de comportamiento la aromaterapia con melisa obteniéndose mejoró la agitación en el 35 % de pacientes, el triple de casos de los que usaron placebo ($p<0.0001$) y no hubo efectos secundarios.[62]

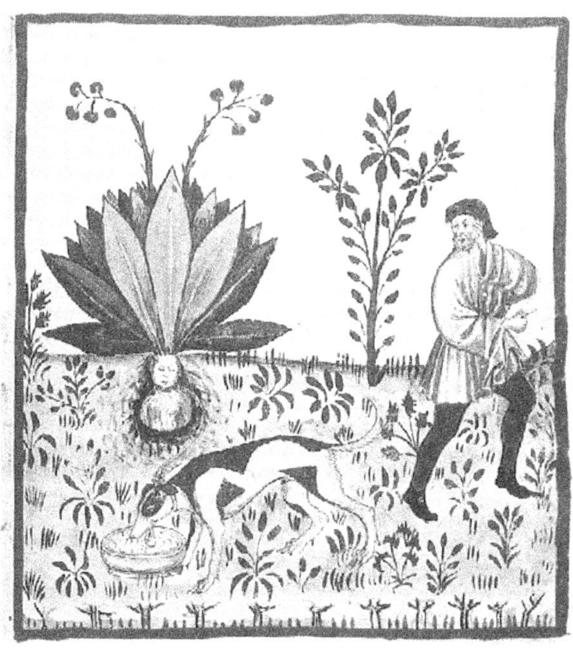

2. Fitoterapia

La fitoterapia utiliza las propiedades curativas de las plantas. Algunos llaman curanderos a los que las prescriben pero si un laboratorio extrae su principio activo, lo patenta y lo vende en farmacias hablan de avance científico. La levodopa estuvo escondida en las legumbres hasta 1913 en que la descubre Guggenheim,[942] y ahora viene en comprimidos azules que se llaman Sinemet.

Las hierbas son más que su principio activo principal. Contienen numerosas sustancias que actúan sinérgicamente. El fitoteraputa afina según el tipo de paciente, su estilo de vida y sus otros síntomas[i]. Hemos pasado de una época de enfrentamiento de la medicina científica con la tradicional a otra de colaboración. Ahora los laboratorios farmacéuticos investigan nuevos preparados que obtienen de plantas usadas en medicina tradicional.[1284]

PRECAUCIONES CON LAS HIERBAS

La Agencia española del medicamento[1355] ha alertado contra el hipérico o hierba de San Juan[ii] y otros productos de fitoterapia que se venden libremente. Las hierbas no son inocuas. Contienen sustancias químicas que pueden tener efectos secundarios, provocar interacciones con otros fármacos[iii] o situaciones clínicas que el médico debe conocer.[509]

---

[i] Por ejemplo: el sueño mejora con valeriana o pasiflora pero, además, la valeriana relaja el intestino y la pasiflora es analgésica y antiespasmódica; en un insomne con problemas respiratorios se prescribe pasiflora pero si se despierta por molestias abdominales se elige valeriana.

[ii] La hierba de San Juan baja el nivel en sangre de amitriptilina, warfarina, digoxina, teofilina, indinavir y ciclosporina. Da problemas al mezclarlo con anticonceptivos (metrorragias), antidiarréicos (delirio con loperamida) o antidepresivos (síndrome serotoninérgico con sertralina o paroxetina).[509]

[iii] El *Ginkgo biloba* da hemorragias con warfarina, hipertensión con diuréticos y hasta coma si se mezcla con trazodona.[509] El Ginseng baja los niveles de warfarina, y produce mareo con fenelzina.

HIERBAS EN EL PARKINSON

Los antiguos empleaban las semillas de estramonio *(Datura stramonium)* contra el temblor por su efecto anticolinergico (como el Artane o Akinetón. Las habas *(Vicia Fava)* y otras legumbres exóticas como la mucuna *(Mucura pruriens)* contienen levodopa y se emplean desde hace siglos contra la enfermedad de Parkinson.[805] El cornezuelo *(Claviceps purpurea)* es un hongo de los cereales del que se obtienen agonistas dopaminérgicos como la bromocriptina (Parlodel) y pergolide (Pharken). Otro antiparkinsoniano, la selegilina (Plurimen) es un inhibidor de la monoaminooxidasa, similar a los que hay en las hojas del tabaco y de la banisterina (*Banisteria caapi).*[1357]

1. MUCUNA

En la India había parkinsonianos cuatro mil años antes de que naciera James Parkinson. Se les diagnosticaba de *Kampa-vata*, una enfermedad caracterizada por temblor (*Kampa* en sánscrito) que el Ayurveda clasifica entre los trastornos neurológicos (*Vata rogas*).[704,705] No había Sinemet pero se les trataba con la levodopa que obtenían machacando las semillas de mucuna, una liana de las selvas tropicales de Asia y América.[703]

La *Mucuna pruriens*[i] es una legumbre trepadora muy peculiar: tiene flores moradas pero no las polinizan las mariposas sino los murciélagos (está oscura la selva) y sus vainas rojizas y peludas provocan dolor y picor (*pruriens* en latín es prurito) al que se atreve a tocarlas. La mucuna contiene mucha levodopa natural y, probablemente, otros componentes activos que pueden mejorar la enfermedad de Parkinson.[428,703,1188]

Semillas cocidas en leche de vaca. A 18 parkinsonianos[813] se les dio, según la pauta del Ayurveda, un brebaje de polvo de semillas de *Mucuna* cocido en leche de vaca con otras plantas (*Hyoscyamus reticulatus, Withania somnifera, Sida cordifolia*). Mejoró el temblor, la bradicinesia, la rigidez y los calambres, aunque empeoró la sialorrea. Los análisis

---

El ajo cambia la cinética de paracetamol y de warfarina y provoca hipoglucemia con clorpropamida. El Kava aumenta periodos "off" en parkinsonianos y da obnubilación mezclado con alprazolam.[509]

[i] En sánscrito se llamaba *atmagupta* y en hindú *kiwach*. Pasó al inglés como *cowhage* y degeneró en *cow-itch* ("pica vacas"). En español se nombra según los lugares: poroto, nescafé, frijol peludo, ojo de venado (Colombia), ojo de buey o pica-pica (Panamá), haba de Bengala...

demostraron que cada dosis de polvo de semilllas contenía 200 mg de levodopa.[813]

Mucuna en polvo (HP-200). El extracto hindú de mucuna lleva poca cantidad de levodopa en comparación con la mejoría clínica que produce a los parkinsonianos. [703] Esto sugiere que en la mucuna hay otras sustancias que mejoran la función de levodopa (como la carbidopa, tolcapone o entacapone) o bien que contiene otros principios activos con efecto antiparkinsoniano.[703,705]

En roedores la levodopa de mucuna no tiene efectos adversos y produce el doble o triple de beneficio que la sintética.[703] El neurólogo Manyam colaboró con una empresa farmacéutica de Bombay para desarrollar el HP-200 (Zandopa), un extracto de mucuna en polvo, que se vende en bolsitas de 7.5 granos (250 mg de levodopa), se disuelve en agua y tiene buen sabor. Neurólogos de cuatro centros médicos han tratado con HP-200 a 60 parkinsonianos[i], durante tres meses, concluyendo que es altamente beneficioso y que los efectos secundarios son mínimos.[889] La dosis óptima promedio fue de 6 bolsitas (1250 a 1750 mg de levodopa sola)[ii]. Se vende mucuna por Internet pero nunca debe tomarse sin consultar al especialista.

2. HABAS

También hay levodopa en las habas *(Vicia fava)*. En sus plántulas, vainas y semillas se encuentra este aminoácido natural que pasa al cerebro y se transforma en dopamina.[488] Las habas comunes mejoran a los parkinsonianos[iii]: entre los que sufren fluctuaciones se prolonga el periodo “on” cuando las toman[37] y esta mejoría se corresponde con una elevación de los niveles de levodopa en sangre,[943] lo que deben tener en cuenta los pacientes. Comer habas con frecuencia puede ser un tratamiento útil

[i] De los pacientes, 26 tomaban antes Sinemet y 34 nunca habían tomado levodopa; la mejoría en la escala UPDRS fue muy significativa $p<0.0001$). Apenas hubo efectos adversos.

[ii] Cuando se da levodopa (sintética o natural) sola (sin carbidopa), se absorbe menos por lo que la dosis debe ser cuatro veces superior a la que se daría con Sinemet. Pero también hay que tener en cuenta que la levodopa de mucuna es el doble de eficaz que la levodopa sintética.

[iii] Cinco voluntarios sanos y seis parkinsonianos (tras 12 horas sin medicación) comieron 250 gramos de habas cocinadas. La levodopa en sangre, medida a intervalos, subió claramente acompañada de una sustancial mejoría clínica; tres pacientes llegaron a tener discinesias.

para los parkinsonianos con síntomas leves[942] siempre que no padezcan favismo[i].

La levodopa natural de las habas produce una mejoría clínica mayor de la esperada (puede que, como la mucuna, también tenga sustancias potenciadores), pero si se consumen muchas aparecen discinesias. Hay que ajustar la medicación lo que deberá consultarse al neurólogo[ii].

3. BELEÑO

El beleño *(Hyosciamus niger)* es una planta solanácea que contiene varios alcaloides (atropina, hioscinamina y escopolamina) de propiedades anticolinérgicas. Por eso se ha usado para los cólicos (es espasmolítico) y contra los temblores, incluyendo los de la enfermedad de Parkinson.

Nosotros lo desaconsejamos totalmente porque las sustancias mencionadas son muy peligrosas y su proporción difiere según la variedad de la planta (hay una anual y otra bianual) y el modo en que se comercializa: como hojas secas y, lo que es aún más peligrosos como extracto de sus semillas.

4. ESTRAMONIO

El estramonio es otra solanácea (*Datura stramonium*) de rápido desarrollo. El aroma de sus flores contrasta con el olor nauseabundo de las hojas que, como las semillas, son narcóticas y antiespasmódicas.

Contienen alcaloides como la atropina, hiosciamina y escopolamina, con efecto anticolinérgico (como el Artane o Akinetón).[703] Sus efectos son como los de la belladona pero más tóxicos: trastorna la memoria, puede producir confusión y hasta la muerte si hay errores en la dosificación.

Totalmente desaconsejado.

---

[i] El favismo se diagnostica en la infancia y es improbable descubrirla en un parkinsoniano. Por fallarles una enzima si esa persona come habas presentará anemia y otros trastornos.

[ii] En un cuarto de kilo de habas habría 125 mg de levodopa (medio comprimido de Sinemet 25/250) y su eficacia sería similar en los medicados con Sinemet o Madopar (porque con carbidopa o benserazida la levodopa se potencia hasta cuatro veces). Si sólo toma agonistas dopaminérgicos o selegilina, la mejoría con los 125 mg de levodopa de las habas sería la cuarta parte.

5. GALANTO O CAMPANILLA BLANCA

En la Odisea, la hechicera Circe envenena a los compañeros de Ulises con una planta que les hace perder la memoria (se olvidaron de su patria y del objetivo de su viaje) y provoca alucinaciones (creían haberse convertido en cerdos). Probablemente sería el estramonio, ya conocido por los griegos, que contiene anticolinérgicos que provocan esos síntomas. A Ulises no le afecta porque los dioses le dan un antídoto[i] que se supone sería el galanto o campanilla blanca (*Galanthus nivalis*), una planta bulbosa que contiene galantamina, una sustancia con efectos contrarios al estramonio, porque es colinérgica, y que ahora se prescribe en demencias. El extracto de galanto, o su principio activo la galantamina, puede ser útil para los parkinsonianos, especialmente cuando destaca el déficit de memoria.[334,421,425,582 ,678,893,983,1300]

6. CORNEZUELO DEL CENTENO

Varios agonistas dopaminérgicos como la bromocriptina (Parlodel), pergolide (Pharken) o cabergolina (Sogilen) se obtienen del cornezuelo del centeno[1357] *(Claviceps purpurea),* un hongo[ii] que parasita los cereales. cereales. Hay tinturas de cornezuelo[iii] que contienen los alcaloides ergóticos, muy tóxicos, que desaconsejamos completamente. Antiguamente se usaron para favorecer el parto, contra desarreglos menstruales, hemorragias y jaqueca. Los ergóticos (ergolinas y ergopeptinas) actúan sobre las vías de dopamina cerebrales por lo que siguen buscándose derivados útiles en el Parkinson, como los actuales agonistas dopaminérgicos y otros que cabe esperar en el futuro.[1331]

---

[i] Homero cuenta que Ulises recibe de los dioses un antídoto, una planta llamada *moli*, "de hojas blancas como la leche" que es capaz de restituir la memoria perdida. Según investigadores actuales[915] se refería al galanto o campanilla de invierno *(Galantus nivalis)* (*gala* = leche, *anthus* = flor): tiene una flor pequeña de color blanco inmaculado, que abunda en Grecia y zonas próximas. Y contiene galantamina, una sustancia que repone la acetilcolina y por eso mejora la memoria perdida: ahora la recetamos contra el Alzheimer (Reminyl).

[ii] En la Edad Media había frecuentes intoxicaciones en los que comían trigo, cebada o centeno colonizados por el cornezuelo, que químicamente se parece al ácido lisérgico (LSD) y produce alucinaciones y trastornos de comporamiento. Estas psicosis fueron catalogadas de brujería. [160]

[iii] Se fabrican secando parcialmente el hongo y disolviendo y extrayendo los principios químicos, hasta conseguir diversos preparados con ergotina: extracto *(extractum ergotae)*, extracto líquido *(extractum ergotae fluidum)*, vino de ergotina *(vinum ergotae)*.

7. AYAHUASCA Y BANISTERIA

La ayahuasca (ahuasca o yagüe) forma parte de los ritos sagrados y sociales de los pueblos indígenas amazónicos y andinos. Es una pócima alucinógena de lianas y raíces de la selva amazónica: la banisteria o *Banisteria caapi* (su principio activo es la banisterina o harmala) y la chacruna *(Psychotria viridis)* que contiene un alcaloide derivado de la triptamina.[164,962,1295]

La ayahuasca[i] es psicoactiva y modifica el electroecefalograma.[963] Produce alteraciones perceptivas, afectivas, cognitivas y somáticas junto a una sensa-ción agradable y satisfactoria.[964] Provoca una especie de ensoñación durante 1-2 horas, con plena consciencia del contenido de imágenes y emociones por lo que se propugna su uso en psicoterapia para "abrir" el subconsciente.[343]

La banisterina[ii] de esta enredadera amazónica fue el primer inhibidor de la monoaminooxidasa (IMAO) utilizado en el parkinsonismo mucho antes que la selegilina (Plurimén).[703] Produjo un revuelo periodístico en 1929 como tratamiento "mágico" del parkinsonismo postencefalítico;[1010] luego se olvidó y ahora se resucita como horizonte terapéutico.[703]

8. PAPAYA

En 2003 escaseaba en el mercado la papaya porque se supo que el Papa Juan Pablo II la tomaba por indicación de Luc Montaigner[iii] (codescubridor del virus del SIDA) y le atribuyeron la transitoria mejoría de su Parkinson. Las dos cosas son verdad (que el Papa toma papaya y que temblaba menos por esa época) pero su relación está por demostrar. La papaya *(Carica papaya)* es el fruto del papayo, un árbol que crece espontá-neamente en las Antillas. Los preparados de papaya fermentada se

---

[i] "Ayahuasca" significa 'liana amarga' *(ayac:* amargo; *huasca:* liana) y hace diez mil años los indígenas la consumen para tomar decisiones, para curar, para resolver conflictos familiares o tribales, etc. La mezclan con hojas de tabaco *(Nicotiana tabacum* y *Nicotiana rustica)*, guayusa, una especie de acebo *(Ilex guayasa)* parecido al mate (para contrarrestar su sabor amargo y prevenir la resaca), chiriguayusa y huanto (de la familia de las brugmansias).

[ii] La banisterina, además de en la liana banisteria (*Banisteria caapi)*, se encuentra en las hojas del tabaco *(Nicotiana tabacum)*[703]y es similar a la harmina, otro alcaloide IMAO) que se encuentra en la cáscara de las semillas de la Ruda siria o hármaga (*Peganum harmala*).

[iii] Según la prensa, Montagnier recomendó al Papa un extracto de papayas asiáticas seleccionadas, fermentado durante varios meses, al que añadió glutatión.

comercializan en Japón como alimento saludable que retrasa el envejecimiento y previene del Parkinson y del Alzheimer por su ser inmunestimulante, antioxidante y capax de eliminar tóxicos cerebrales. Algunos de esos efectos se observan en el cerebro de ratas con dieta de papaya fermentada durante cuatro semanas.[502]

9. GINGKO BILOBA

Hay quien tacha de placebo al extracto de *Gingko biloba*[i] (que se dispensa comercialmente como Tanakene). Algo hará cuando provoca hemorragias a los que toman anticoagulantes, lipotimias a los hipotensos y puede llevar al coma a los que toman antidepresivos tipo trazodona.[509] El extracto de *Gingko biloba* es antiagregante (por eso facilita las hemorragias y aumenta los efectos de la aspirina),[111,260] actúa sobre los vasos sanguíneos (por eso puede dar problemas de tensión) y tiene efectos sobre el sistema nervioso central (por eso interacciona con los antidepresivos).[260]

Bien utilizado, el extracto estándar de *Gingko biloba* (EGb 761) es seguro y, además, aumenta el flujo sanguíneo cerebral, mejora la memoria[ii], es antioxidante,[119] protege a las ratas parkinsonizadas con MPTP[1271] y beneficia a personas con enfermedades neurodegenerativas[119,984] como el Alzheimer y el Parkinson[291,1357] (sus propiedades alertizantes alivian la somnolencia diurna de los parkinsonianos tratados con agonistas).[291,1357]

10. GINSENG

El Ginseng es una raíz medicinal de las montañas de Corea, China y Siberia. Hace más de 5000 años se usaba por los Emperadores como fuente de juventud, energía y longevidad. Es el tónico oriental por excelencia: aumenta el rendimiento físico sin producir excitación,[169,1250,1251] es afrodisiaco, antioxidante, antidepresivo, ansiolítico, nootropo (mejora la memoria y la actividad mental) y se recomienda contra el envejecimiento,

[i] El *Gingko* es un fósil viviente, resto de plantas prehistóricas gimnospermas (Ginkgoáceas).

[ii] El *Ginkgo* produce algún beneficio en la demencia y en la claudicación intermitente.[324] Su utilidad como nootropo se objetiva con electroencefalografría.[375]. En jóvenes sanos, una sola dosis de *Ginkgo* (300-400 mg) mejora la cognición y el ánimo.[563,1051]

el Parkinson y otras neurodegeneraciones,[268,1069] y en niños con hiperactividad y déficit de atención.[683]

El Ginseng coreano *(Panax Ginseng)* es la variedad[i] más potente, el único que se ha usado con fines médicos y el de más componentes activos: los ginsenósidos son más de 20 saponinas (glicósidos triterfenoideos) que, simplificando, serían del grupo RB-1 (sedantes) y del RG-1 (estimulantes)[ii]. Los ginsenoides Rb1 y Rg 1 son neurotróficos y neuroprotectores[iii], mejoran la función cognitiva y el ánimo, [563,993,1051] la salud mental y la calidad de vida.[312]

El ginseng es afrodisiaco,[iv] mejora la libido y la capacidad copulatoria.[484,806,1014] Tiene pocos efectos secundarios (insomnio, leves molestias gastro-intestinales) aunque puede interaccionar con warfarina, fenelcina y alcohol,[211] y se ha descrito algún episodio maníaco.[318,1198] El mercado de gingseng varía mucho en calidad y concentración.[444] El extracto de *Panax ginseng* estandarizado (G115: Pharmatón) aumenta en ratas la capacidad física y locomotriz, la memoria y el aprendizaje (pruebas de laberinto).[911]

11. PIMIENTA DEL MONJE

La pimienta del monje *(Vitex agnus castus)*, es un arbusto mediterráneo y asiático, de flores rosas o lilas y pequeñas bayas que se usan médicamente desde hace dos mil años, especialmente en todas las enfermedades de la mujer (problemas menstruales, infertilidad o menopausia) por ser un estabilizador hormonal que modula la progesterona y prolactina.[415,514,765,1095]

Su nombre *Castus* (casto) alude a que calma la pasión sexual. Los extractos del fruto del *Vitex agnus castus* (Ze 440) actúan sobre

---

[i] Además del coreano están el ginseng chino *(Panax repens Max.)*, el americano *(Panax quinguefolium L.)* y el ruso o siberiano *(Eleutherococcus senticosus Maxim.)*.

[ii] El grupo RB-1 tienen acciones depresora del SNC, anti-inflamatoria, anticonvulsivante, antipirética, antipsicótica, analgésica y procinética intestinal. El RG-1 es estimulante del SNC, antifatiga, vasodilatadora y aumenta la actividad locomotora.

[iii] En animales, el ginseng modula receptores colinérgicos,[194,1009] mejora la memoria visual[197] y aumenta el flujo cerebral.[574] También es neurotrófico y neuroprotector para la corteza cerebral[777] y el hipocampo,[572,631] elimina los radicales libres[573] y es inmunopotenciador.[1076]

[iv] Los ginsenoides facilitan la erección por vasodilatación del cuerpo carvernoso [1014] y la conducta copulatoria porque liberan hormonas y catecolaminas en el hipotálamo.[806]

receptores opioides y, sobre todo, poseen actividad dopaminérgica en receptores D2 (los más eficaces para la motilidad)[755] por lo que se investiga para el Parkinson.

12. HIPÉRICO O HIERBA DE SAN JUAN

El *Hypericum perforatum* (conocido como hipérico, hierba de san Juan, corazoncillo, hierba militar o hierba de las heridas) es una planta perenne muy usada contra la depresión pero potencialmente peligrosa. Contiene hiperforina, una sustancia que inhibe la recaptación de serotonina, noradrenalina y dopamina. Se ha demostrado su efecto antidepresivo[163,630,1056] y, en teoría, podría subir el ánimo de los parkinsonianos.

Nosotros desaconsejamos su uso por sus efectos secundarios y riesgo de interacciones[i] como advierte la Agencia española del medicamento.[1355]

13. PASIFLORA

La pasionaria, flor de pasión o maracuyá es una planta trepadora de grandes flores rojas *(Passiflora incarnata)*. Su principio activo, la pasiflorina, se parece estructuralmente a la morfina, pero no produce adicción. Es un remedio popular para el insomnio y nerviosismo[1352] y alivia la tos.[270,272,273]

Actualmente, la pasiflora se considera un ansiolítico y sedante fiable[271,603,1113] tan eficaz como el oxacepán y con menor afectación funcional,[18] por lo que resulta útil en parkinsonianos cuya marcha empeora con benzodiacepinas.

En el Parkinson tiene otras ventajas: potencia la levodopa, disminuye el temblor de reposo[ii], alivia los calambres nocturnos y mejora el sueño.[1345]

---

[i] Se han descrito interacciones[456,709,826] y reacciones adversas, como hipomanía,[847] en personas que toman hipérico solo o con antridepresivos serotoninérgicos (paroxetina, fluoxetina).

[ii] Entre sus fitocoponentes hay sedantes naturales suaves (los alcaloides harman y harmalina) y flavonoides (apiquerina, saponaretina), todos tranquilizantes del sistema simpático.[472,1357]

14. VALERIANA

La raiz de la valeriana *(Valeriana officinalis)* es otro popular sedante e hipnótico suave, sin los efectos de los somníferos. Añade propiedades analgésica, carminativa y antiespasmódica. Actualmente se investiga la valeriana específicamente para mejorar el sueño de parkinsonianos: es un estudio controlado con polisomnografía nocturna y medida de actividad motora de día.[1336] En España se comercializa extracto seco de valeriana (Arkocápsulas, Valdispert) y también una mezcla de valeriana y pasiflora (Valdispert complex) como tratamiento sintomático de nerviosismo, irritabilidad y trastornos de sueño. [270, 272,1187] Pueden ser útiles en algunos parkinsonianos.

15. KAMPO HIERBA

Se llama *kampo* a unas hierbas japonesas de las que se emplean como curativas más de dieciséis variedades. El *Kampo kami-shoyo-san* mejora el temblor del parkinsonismo yatrógeno en dos tercios de los pacientes.[507] Por la diversidad de especies, dosis y efectos no la recomendamos.

16. OTRAS PLANTAS

Otras plantas se aconsejan, con mayor o menor base, en el tratamiento del Parkinson o de los procesos de envejecimiento. El extracto de pepitas de uva (rico en proantocianidina) protege del estrés oxidativo y los radicales libres.[59]

El zumo de limón mezclado con la pastilla de Sinemet aumenta la absorción de levodopa y mejora rápidamente la movilidad[1281] por lo que es un buen recurso en caso de emergencia.

El ajo *(Allium sativum)* combate la neurodegeneración porque, además de un magnífico antioxidante mejora la circulación y es antiagregante plaquetario.[938]

La centella asiática *(Gotu kola)* es una planta hindú utilizada como tónico y estimulante nervioso, a la vez que sosiega y se le atribuyen propiedades rejuvenecedoras y de mejorar la inteligencia. Los estudios en ratas confirman que es un buen antioxidante y que mejora la cognición de los animales.[1199]

En Internet se anuncia para el Parkinson la infusión de raíces de la popular planta diente de léon *(Taraxacum officinali)* aunque sólo sabemos de su riqueza nutritiva.

HIERBAS QUE PRODUCEN PARKINSON

Algunas plantas son neurotóxicas y se han relacionado con el desarrollo de la enfermedad de Parkinosn y otros procesos neurodegenerativos.[163] La cica y plantas afines *(Cycadaceae)* crecen en áreas tropicales, con forma de palmera, aunque filogenéticamente distantes. La ingestión de las semillas[i] de cica *(Cyca circinalis y Cyca rumphii)* en la isla de Guam y otras del Pacífico se asocia con enfermedades neurodegenerativas que cursan con parkinsonismo y signos de neurona motora[163]. En las Antillas francesas hay frecuentes parkinsonismos atípicos que se relacionan con el consumo de varios frutos tropicales que contienen alcaloides neurotóxicos.[159]

El parkinsoniano evitará también el Kava-kava *(Piper methysticum)* que se usa como sedante. El kava interacciona con benzodiacepinas como alprazolam (semicoma), aumenta el *off* del Parkinson[509] y puede inducir discinesias buco-linguales y tortícolis.[1045]

[i] Otros piensan la ingestión es indirecta, porque los indios chamorro comen (cocidos en leche de coco) los murciélagos que se alimentan de cica.[224,1306]

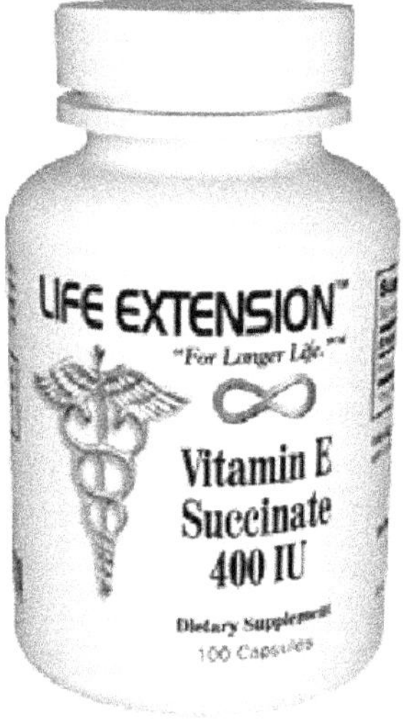
LIFE EXTENSION
"For Longer Life."
Vitamin E
Succinate
400 IU
Dietary Supplement
100 Capsules

3. Vitaminas y vitaminoides

Las vitaminas y sustancias relacionadas (vitaminoides) pueden estar relacionadas con el Parkinson. Veamos los datos disponibles.

1. MULTIVITAMINAS

Los que toman preparados multivitamínicos tienen menos riesgo de Parkinson y, si llegan a sufrirlo, los síntomas aparecen tres años después.[688] El estudio, publicado en la prestigiosa *Neurology*, se hizo en 203 parejas de gemelos[i] por lo que la predisposición hereditaria es la misma. No se pudo distinguir el efecto de una vitamina de otra, pero sí que tomaban varias de ellas, especialmente vitamina E, C y A[ii]. Algunos gobiernos (como el israelí) sugieren prevenir deficiencias dando a todas las personas mayores un suplemento estandarizado[286] con las dosis mínimas indispensables de vitaminas y minerales[iii].

2. VITAMINA A (BETACAROTENO)

No hay nada claro. Unos encuentran menos riesgo de Parkinson en personas que tomaban habitualmente vitamina A (betacaroteno),[453] otros dicen que no influye[673,1304] e incluso algunos contabilizan más parkinsonianos entre los que toman altas dosis.[870] Sabemos que la concentración en sangre de vitamina A no guarda relación con el riesgo

[i] Cuando los dos hermanos tuvieron Parkinson, el que tomaba vitaminas notó los síntomas más tarde (3.2 años de retraso en promedio).[688]

[ii] Puede deberse al efecto antioxidante de varias de estas vitaminas que no evitan la aparición de la enfermedad pero sí retrasan su inicio en varios años.[688]

[iii] Los requerimientos mínimos (en miligramos) serían: vitamina A, 0.450; vitamina D, 0.015; vitamina E, 10; tiamina, 0.6; riboflavina, 0.7; biotina, 0.030; ácido pantoténico, 3; niacina, 8; vitamina C, 60; vitamina B6, 0.8; ácido fólico, 0.120; vitamina B12, 0.0024; colina 275; zinc, 8; cobre, 0.9; fluorina, 0.5; manganeso, 1.2; cromo, 0.020; molibdeno, 0.045; selenio, 0.030; yodo, 0.075[286]

de Parkinson ni con el tratamiento antiparkinsoniano.[529,575] Tampoco sirve de nada darla a monos parkinsonizados con MPTP.[908]

3. VITAMINA B1 (TIAMINA)

La vitamina B1 (tiamina) es un cofactor esencial para el metabolismo oxidativo del cerebro. Se sabe que está algo disminuída en la sangre de enfermos de Alzheimer, pero no en los de Parkinson.[402]

En el líquido céfalo-raquídeo de los parkinsonianos está disminuída la porción libre de tiamina, y tanto esta porción libre como la total aumenta en los tratados con levodopa.[525]

4. VITAMINA B2 (RIBOFLAVINA)

La vitamina B2 (riboflavina) es cofactor de la monoaminooxidadasa (MAO), y por eso interviene en la descomposición de la selegilina (un fármaco antiparkinsoniano que inhibe la MAO).[1140]

5. VITAMINA B3 (NIACINA)

En un estudio sobre dietas se concluyó que hay menos riesgo de Parkinson en los que tomaban café, vino, licores, carnes, jamón ahumado, huevos, pan blanco y tomates. ¿Y qué tienen en común esos alimentos? Un alto contenido en vitamina B3 (niacina).[332] Y a la inversa, en los que toman poca niacina[453] las posibilidades de sufrir Parkinson son significativamente mayores ($p<0.00005$). Es curiosa la coincidencia: los parkinsonianos son poco aficionados a café y alcohol que tienen grandes cantidades de niacina. Algunos consideran a la nicotinamida como neuroprotectora[374] y se ha comprobado que la nicotinamida mejora el metabolismo de la dopamina en ratas normales[815] o con parkinsonismo experimental.[606]

Los parkinsonianos que toman Sinemet o Madopar tienen riesgo de déficit de vitamina B3 porque la carbidopa o benserazida inhiben su síntesis.[78]. Por eso, aunque la B3 no mejora los síntomas parkinsonianos,[220,279] se les recomiendan suplementos de niacina[i] (o nicotinamida, su forma activa).[100,101,1261]

6. VITAMINA B5 (ÁCIDO PANTOTÉNICO)

En los animales superiores la vitamina B5 (ácido pantoténico) es sintetizada por bacterias de la flora intestinal. Favorece muchas reacciones metabólicas esenciales para el crecimiento y bienestar del organismo. Está muy distribuída en la naturaleza en forma de pantoteína por lo que en humanos no se conocen deficiencias espontáneas de vitamina B5. Pero si se quita de la dieta de animales de experimentación, dejan de crecer, la piel se estropea y se les pone gris el pelo. Será por eso por lo que algunos creen que los suplementos de ácido pantoténico disminuyen las arrugas y retrasan las canas, y los recomiendan (sin apoyo científico) contra el envejecimiento y las enfermedades neuro-degenerativas como el Parkinson.

7. VITAMINA B6 (PIRIDOXINA)

Como la vitamina B6 compite con la levodopa[912,639] y frena su paso al cerebro, se insiste en que no se dé en los parkinsonianos tratados con esta sustancia. Esa contraindicación tiene ya poco sentido con dosis normales de vitamina B6 porque ahora la levodopa se toma asociada a carbidopa (Sinemet) o benserazida (Madopar), lo que evita esos problemas.[711]

Antiguamente[61] se propuso tratar el parkinsonismo con vitamina B6. Con dosis bajas (100 mg/día) mejora el parkinsonismo yatrógeno, la conducta psicótica[1030] y las discinesias por levodopa.[1030]

8. VITAMIN B12 (CIANOCOBALAMINA)

En personas mayores es frecuente un déficit mayor o menor de vitamina B12. Algunos recomiendan suplementos de B12 (oral o intramuscular) en parkinsonianos, especialmente si asocian déficit cognitivo.

---

[i] Si se toma levodopa junto con ácido nicotínico, por un mecanismo incierto, se prolonga el tiempo que los niveles de dopamina se elevan en el cerebro.[105]

9. VITAMINA C (ÁCIDO ASCÓRBICO)

Para algunos la ingesta de vitamina C y su concentración en suero no guarda relación con el riesgo de Parkinson[344,575,1304] y hasta encuentran más parkinsonianos si la toman a altas dosis.[870] Sin embargo, son más los que que defienden la importancia de la vitamina C cuyo déficit daña estructural y funcionalmente a las células cerebrales favoreciendo el Parkinson y otras neurodegeneraciones.[716] La dieta rica en frutas y vegetales con suficiente contenido de vitaminas C y E disminuyen el riesgo de de Parkinson.[453,716,1274]

El ácido ascórbico (vitamina C) es neuroprotector de las vías dopaminérgicas en ratas y ratones parkinsonizados.[1065,1216] En cultivos celulares aumenta la producción de neuronas dopaminérgicas[1269] y protege contra la neurotoxicidad por levodopa.[88] La vitamina C estimula la síntesis de noradrenalina en el sistema simpático y la dopamina cerebral por lo que se recomienda para el tratar fases iniciales de la enfemedad de Parkinson.[1059]

En parkinsonianos que no tomaban levodopa ni agonistas se administraron altas dosis de vitamina C y E, y se consiguió retrasar en 2.5 años el momento en que fue necesaria la medicación dopaminérgica.[330,331] En pacientes con levodopa, las oscilaciones motoras mejoran algo con vitamina C porque es un débil inhibidor de la COMT (como tolcapone o entacapone).[954]

10. VITAMINA D (CALCIFEROL)

Hay más riesgo de Parkinson en hombres (pero no en mujeres) que toman abundantes derivados de la leche ($p = 0.004$) lo que se relaciona con su contenido en calcio, vitamina D, calcio y lactosa.[186] Sin embargo, no hay relación con la vitamina D de origen no lácteo.[186]

La vitamina D3 protege a las ratas de tóxicos "parkinsonizantes" como hidro-xidopamina.[1222] Por la inmovilidad los parkinsonianos tienden a la osteoporosis[550] y más en el lado más afectado.[580] Hay riesgo de fracturas cuando aparecen las caídas por lo que se recomienda[1033,1034] ejercicio y suplementos de vitamina D3 y aún mejor, favorecer que se forme en la piel tomando sol.

11. VITAMINA E (Tocoferol)

La vitamina E (tocoferol) es liposoluble, se encuentra principalmente en vegetales verdes y es un poderoso antioxidante biológico. Protege a las grasas no saturadas y a las membranas celulares del daño oxidativo[i] por lo que se ha supuesto que puede retrasar los daños naturales del envejecimiento y prevenir al cerebro del daño oxidativo por los radicales libres.[147,835,1144] La vitamina E es neuroprotectora en ratas parkinsonizadas con MPTP[980] pero no sirve en los monos.[908]

Dicen que una dieta rica en vitamina E disminuye el riesgo de Parkinson,[261,1044,1196] aunque parece que, más que la vitamina E, lo que protege es comer los vegetales que la contienen.[789,1304] Otros no encuentran relación[103,523,789] e insisten en que los parkinsonianos tienen niveles normales de vitamina E en sangre,[340,575,835] líquido céfalo-raquídeo[779] y cerebro.[267] Hay una tercera vía, los que piensan que aunque la vitamina E no puede prevenir el Parkinson sí puede disminuir su desarrollo.[103]

En casos extremos de falta de vitamina E (ratas a las que se les suprime o pacientes de abetalipoproteinemia) las neuronas sufren, sobre todo la sustantia nigra y vías dopaminérgicas.[263,266,716] Lo que ya no está tan claro es si los suplementos de vitamina E sirven para algo. Parece definitivo el famoso estudio DATATOP: la vitamina E no ha demostrado capacidad de neuroprotección a largo plazo,[1077,1165] pero muchos propugnan dar suplementos de vitamina E y otros antioxidantes a los parkinsonianos. Y sobre todo: no hay motivo para desaconsejárselo si quieren tomarlos.[298,1223]

12. VITAMINOIDES (falsas vitaminas)

Son sustancias de acción similar a las vitaminas, con la diferencia de que el organismo las sintetiza. El ácido fólico es en realidad un vitaminoide. Otros son el inositol, la colina, la coenzima Q10 y los flavonoides.

[i] Ha demostrado atenuar enfermedades cardiovasculares y Alzheimer.[1195,1197]

ÁCIDO FÓLICO (VITAMINA B9). Es necesario para el metabolismo de los ácidos nucleicos y la formación de hemoglobina pero el ácido fólico[i] tiene otra función importantísima: retirar de la sangre la homocisteína, una sustancia que aumenta el riesgo de tratornos cardiovasculares, demencia vascular e ictus,[734,1307] y también de Parkinson, depresión, enfermedades psiquiátricas[737] e incluso algunos cánceres.[736] En el adulto el ácido fólico es neuroprotector, previene el envejecimiento fisiológico[732,735,736] y disminuye el riesgo de Parkinson.[290,737] Los ratones parkinsonizados con MPTP hacen menos lesiones dopaminérgicas si se les dio antes fólico.[290]

A las embarazadas[ii] , a las personas mayores[iii] y a los parkinsonianos tratados con levodopa se les debería dar suplementos de ácido fólico.[736,795] La levodopa incrementa los niveles de homocisteína que, además de favorecer otras enfermedades es una posible causa de progresión del Parkinson. [795,1278] Dar suplementos de ácido fólico a los parkinsonianos contrarrestra a la peligrosa homocisteína y es una medida barata y muy recomendable.[737,771,795]

INOSITOL. Forma parte del complejo B, está íntimamente unido a la colina y la biotina, es imprescindible en el metabolismo de las grasas y ayuda a reducir el colesterol sanguíneo. Algunos lo recomiendan en el Parkinson pero no hay pruebas al respecto.

FLAVONOIDES (VITAMINA P). Los flavonoides son sustancias que se encuentran en frutas y vegetales y también en el vino y el té. Se les considera beneficiosas en el Parkinson y otras neurodegeneraciones por su poder antioxidantes pero también protegen a las neuronas por otros mecanismos.[506]

[i] Se llama fólico por encontrarse principalmente en las hojas de los vegetales (en latín *folia* significa hoja) y también abunda en los frutos secos. Es una vitamina del complejo B (la B9) y también se le conoce como folacina, folato y ácido pteroilglutámico. Los requerimientos son difíciles de establecer porque la sintetitizan las bacterias del intestino.

[ii] El ácido fólico es imprescindible en los procesos de división y multiplicación celular, las necesidades aumentan durante el embarazo (desarrollo del feto). Por este motivo se prescribe de forma preventiva a las embarazadas.

[iii] Las personas mayores suelen tener elevada la homocisteína en sangre que puede disminuirse con suplementos de ácido fólico.[959]

CARNITINA. Es un vitaminoide hidrosoluble, presente en el músculo e hígado, estructuralmente relacionado con aminoácidos, pero muy importante para la oxidación de ácidos grasos. La carnitina transporta fuentes de combustible a las mitocondrias de las neuronas y también es antioxidante. Protege a los animales de laboratorio del parkinsonismo por tóxicos.[1160]

COENZIMA Q-10. Es un vitaminoide liposoluble de todas las células del organismo (ubiquinona) que interviene en procesos clave de producción de energía intracelular, y también es antioxidante. Abunda en vísceras, ternera, sardinas, caballa y cacahuetes.[653] Como el Coenzima Q-10 es esencial para el buen funcionamiento de todas las células no es extraño que se indique[653] para muchas enfermedades[i].

Como antioxidante y eliminador de radicales libres es mucho más eficaz que la vitamina E. Después de los 20 años bajan los niveles de coenzima Q-10 y los suplementos se utilizan para atenuar los efectos del envejecimiento y contra enfermedades neurodegenerativas como el Parkinson y otras.[363,364,653,1081] Protege a los ratones parkinsonizados por MPTP o malonato[362,364,1055] y a los modelos animales de esclerosis lateral amiotrófica.[731] La coenzima Q10 atenúa la progresión de la corea de Huntington.[1164] y de la enfermedad de Parkinson: en un reciente ensayo se usaron dosis de 300, 600 y 1200 mg/día. Después de 16 meses los resultados son positivos en los que toman CoQ10, mejorando más los que más dosis reciben.[653,1082]

[i] Se indica en enfermedades cardiovasculares: insuficiencia cardiaca congestiva, coronariopatías, hipertensión arterial.[621,622,653]

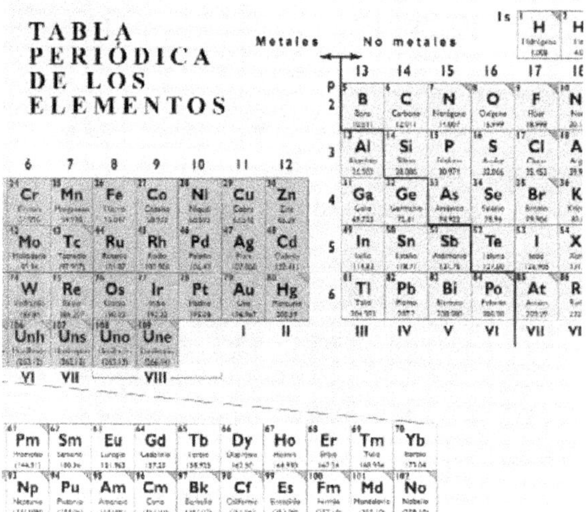
TABLA PERIÓDICA DE LOS ELEMENTOS
Metales
No metales
1s
H
13 14 15 16 17
B C N O F
Al Si P S Cl
6 7 8 9 10 11 12
Cr Mn Fe Co Ni Cu Zn
Ga Ge As Se Br
Mo Tc Ru Rh Pd Ag Cd
In Sn Sb Te I
W Re Os Ir Pt Au Hg
Tl Pb Bi Po At
Unh Uns Uno Une
I II
III IV V VI VII
VI VII VIII
Pm Sm Eu Gd Tb Dy Ho Er Tm Yb
Np Pu Am Cm Bk Cf Es Fm Md No

4. Minerales

Todos están de acuerdo en que el magnesio es bueno y el aluminio malo. Sobre los otros minerales se discute más su beneficio o perjuicio.

1. MINERALES Y OLIGOELEMENTOS

El organismo necesita minerales, pero algunos en muy pequeñas cantidades: son los oligoelementos. Por ejemplo, todos los días necesitamos ingerir 1200 mg de calcio y 4000 mg de sodio mientras que del oligoelemento cobre bastan 0,6 miligramos[i].

La industrialización alimentaria y el estilo de vida occidental hace que muchas personas no consuman los oligoelementos imprescindibles[ii]. Y a ello se atribuyen muchas enfermedades crónicas. Otras veces el déficit de oligoelmentos se debe a una mala absorción. La fibra vegetal en exceso (tan útil contra el estreñimiento) impide la adecuada absorción del hierro, el calcio y el magnesio. También las mezclas producen competencias de absorción entre oligoelementos. Por ejemplo, los alimentos ricos en calcio compiten con el zinc, el magnesio con el calcio y el hierro con el zinc. La polución atmosférica también altera el equilibrio de los oligoelementos, aumentando los contenidos de metales nocivos como el plomo, el mercurio o el cadmio.

2. EQUILIBRIO DE MINERALES

La dieta debe ser equilibrada en minerales. En ocasiones, puede necesitarse un suplemento pero puede resultar más dañino tomar en

---

[i] A pesar de estas ínfimas cantidades, los oligoelementos son imprescindibles para la mayoría de las reacciones bioquímicas del organismo; intervienen en la síntesis de las hormonas, en la digestión de los alimentos, en la reproducción celular y en el sistema de defensa del cuerpo.

[ii] Una manera rápida para detectar las concentraciones de oligoelementos en nuestro cuerpo es tomar una muestra de cabello y enviarla a un laboratorio especializado, pero resulta caro.

exceso algunos de los oligoelementos. El aluminio y el manganeso son neurotóxicos y se acumulan en el sistema nervioso y en los huesos bien por un exceso en la dieta o, incluso con dieta normal, si hay deficiencia de calcio o de magnesio.

Las dietas con desequilibrios minerales pueden ser muy dañinas pues los metales interactúan según sus concentraciones.[1279] No se deben tomar minerales de modo aislado porque el exceso de uno puede provocar deficiencias de otro.[807,808]. Si se da un suplemento mineral además de equilibrado llevará poca cantidad de oligoelementos, lo justo para asegurar las disponibilidades mínimas.

3. MAGNESIO

En las enfermedades neurodegenerativas las neuronas envejecen rápidamente y eso ocurre cuando aumentan los factores nocivos (algunas toxinas) y disminuyen los elementos protectores como el magnesio.[294,1220] La falta de magnesio por sí sola no provoca la neurodegeneración pero sí que puede aumentar el efecto dañino de otros tóxicos.[294] Por eso es imprescindible asegurar en la dieta una cantidad suficiente del protector magnesio.

En la isla de Guam el suelo y el agua tienen poco o magnesio por lo que los nativos (los indios Chamorro) están muy expuestos a cualquier tóxico: al aluminio (que allí abunda) y a las sustancias neurotóxicas de su comida habitual, una planta llamada cica[i]. La falta de magnesio hace que el aluminio[383,384,1270] y la cica resulten más dañinos para las neuronas y por eso entre los chamorro son frecuentisimos el parkinsonismo, el Azlheimer y otras neurodegeneraciones. Desde 1950 ha comenzado ha disminuir el núemro de parkinsonianos y dementes conforme han ido asimilando los hábitos de alimentación de Occidente.[378,917,1240]

El mecanismo de neurodegeneración en general y del Parkinson en particular se asocia a exceso de aluminio coincidiendo con falta de magnesio.[894,1185,1277] El magnesio evita que el aluminio y otros metales (mercurio, plomo, cadmio, berilio y níquel) se depositen en las células.[1354]

---

[i] Se sospecha que sean toxinas "lentas" de las semillas o harina de la planta cica *(Cyca circinalis* y *Cyca rumphii),*[163,1115] una comida habitual de los indios Chamorro, o tambien indirectamente, al alimentarse de murciélagos *(Pteropus mariannus)*[224] que cuecen en leche de coco. Estos murciélagos son muy voraces y en una noche comen el doble de su peso, especialmente de cicas.

El magnesio es muy abundante en la dieta pero el organismo no lo retiene por lo que hay que darlo continuadamente.[1219] Cuando tomamos mucha leche se menos magnesio porque compite con el calcio.[807,808] Hay más riesgo de Parkinson en los que toman muchos productos lácteos (más calcio) [186] y menos en los que toman frutos secos, verduras y chocolate (ricos en magnesio).

El magnesio interviene en muchas funciones corporales, incluyendo la relajación muscular, la conducción nerviosa y el sueño.[807,808] Equilibra el neurovegetativo y es un buen sedante neuromuscular y muchos de los síntomas parkinsonianos pueden aliviarse con suplementos de magnesio[i]: magnesio[i]: el temblor y la rigidez, calambres y síndrome de piernas inquietas;[325,624,654] también estabiliza el ánimo (se parece al litio) y favorece el sueño.[450]

4. CALCIO

Los parkinsonianos tienen dificulades para tomar cada día la dosis recomendada de calcio: 1200 a 1500 miligramos (cuatro vasos de leche o 150 gramos de queso). Leche y queso son ricas en proteínas y dificultan la absorción de levodopa. También comentamos antes que el exceso de productos lácteos podría favorecer el Parkinson, quizá por una deficiencia relativa de magnesio, [807,808] pero curiosamente esto es cierto en los hombres pero no en las mujeres. [186] La solución está en dar suplementos de calcio, combinados con magnesio en proporción adecuada y algo de vitamina D3 (que aumenta los niveles plasmáticos de ambos y regula su metabolismo).

5. ZINC

El zinc es fundamental para un sistema inmune sano[924,1108] y para el desarrollo y mantenimiento del sistema nervioso,[329,1089] interviniendo en la síntesis de serotonina y melanina. Los riesgos de un déficit de zinc son dietas bajas en calorías, alcoholismo, problemas gastrointestinales y dietas vegetarianas.

---

[i] Los suplementos de magnesio orales se absorben poco y la inyección es dolorosa. Los supositorios es un método eficaz si se tolera. [807,808]

Los parkinsonianos tienden a ser deficitarios en zinc,[367] con bajos niveles en líquido céfalo-raquideo[527] y en sustancia gris.[1280] En sangre unos dicen que está bajo[2] y otros no ven diferencias.[524] En la actualidad no hay pruebas ni para recomendar ni para evitar suplementos de zinc.

6. SELENIO

El selenio lo asimilamos a través de las plantas que comemos (cereales, vegetales) pero la cantidad que llevan varía mucho según el suelo en que se cultivan. También abunda en carne, atún y marisco.

El selenio, importante para el tiroides y el sistema inmune,[42,218,642,1334] se comporta como un potente antioxidante que protege las células de los radicales libres, disminuye el LDL- colesterol, protege el corazón[830,866] y previene los trastornos del envejecimiento.[147,214]

En parkinsonianos el selenio en sangre y líquido cefalo-raquídeo es normal[13] pero la dieta rica en selenio protege las vías dopaminérgicas en ratones into-xicados con metanfetamina.[571]. Las personas que toman suficiente selenio[i] tienen menos cáncer[213] y viven más.[138,360,586,996] En los toman poco selenio hay más artritis[598,451,1130] y sube la mortalidad en caso de SIDA.[70,153] La dieta pobre en selenio provoca un bajón anímico que responde con un suplemento.[87]

7. YODO

Algunos creen que la deficiencia de yodo está implicada en la enfermedad de Parkinson y en la de Alzheimer[368] pero las pruebas son débiles.

8. METALES TÓXICOS

Todos los minerales, incluso los beneficiosos, son dañinos en exceso. Especialmente neurotóxicos son metales como aluminio, hierro, manganeso, plomo y cobre que favorecen diversos trastornos neuropsiquiátricos.[1287] Hay más Parkinson en personas que han estado expuestos profesionalmente a metales[414,1000] y, en concreto, a cobre y

[i] Suficiente selenio, pero no en exceso porque resulta neurotóxico y aumenta el riesgo de cancer.[1214,1215]

manganeso (por separado), y a las combinaciones de plomo-cobre, plomo-hierro y hierro-cobre.[414]

HIERRO

El hierro es un elemento esencial para el cerebro, especialmente durante el desarrollo intrauterino e infancia[394] y su falta puede producir algunos trastornos cognitivos.[1292] Pero el exceso de hierro es mucho peor.

Muchas enfermedades neurodegenerativas coinciden con acúmulo local de hierro[i] por lo que se supone que interviene en las lesiones nigroestriadas de los parkinsonianos.[88,385,1291] Se piensa que la enfermedad de Parkinson es una siderosis[1288] de la sustantia nigra: las autopsias o los analizadores láser detectan acúmulos de hierro[ii] en cerebro, especialmente en ganglios de la base y en sustantia nigra.[264,265,410,557,852,1287] Inyectando hierro a ratas normales se les produce parkinsonismo.[85,1289] Y, a la inversa, se les protege si antes de parkinsonizarlas con MPTP (u otro tóxico) se les da quelantes (desferrioxamina) que retiran el hierro del cerebro.[557,1289]

Consumir mucho hierro aumenta el riesgo de enfermedad de Parkinson.[923] Nada de suplementos de hierro a parkinsonianos, sino todo lo contrario: los quelantes de hierro (sustancias para eliminarlo del organismo) pueden ser preventivos y terapéuticos en los parkinsonianos.[225,385,557,1287]

ALUMINIO

Se sabe que el aluminio es neurotóxico.[397,418,504] Es conocida demencia por aluminio que se observa en pacientes con insuficiencia renal con hemodiálisis periódicas.[359] Y otros insisten en la relación del aluminio con la enfermedad de Alzheimer.[165] En autopsias de parkinsonianos hay depósitos de aluminio en los ganglios de la base y sustancia gris.[894,1277]

Todos debemos evitar el aluminio: no debemos usar antiácidos clásicos (de sales de aluminio, como Maalox), no se cocinará en utensilios de

---

[i] En el parkinsonismo de Guam aumenta el hierro tanto en sustancia gris como sustancia blanca.[1280] En ratones en que se modifica genéticamente su metabolismo del hierro, se acumula en el cerebro y produce temblor y otros movimientos anormales.[625] En la neuroferritinopatía (rara enfermedad genética del cromosoma 19) se acumula hierro en los ganglios y aparecen movimientos anormales.[225]

[ii] El hierro cataliza reacciones de radicales libres que destruyen las neuronas dopaminérgicas [410,663,852,1287] y éste ciclo repetido explica la progresión de la enfermedad de Parkinson.[663]

aluminio antiguos no protegidos (hoy la mayoría lo están), y se evitarán la levadura en polvo, los encurtidos (los vegetales conservados en vinagre contienen bastante aluminio), las conservas ácidas en latas no forradas (es mejor comprarlas en cristal o cartón).[1377]

COBRE

En teoría, con niveles bajos de cobre el cerebro es más suceptible al daño por radicales libres. Sin embargo, el cobre[873] y otros metales (zinc o hierro)[264] tomados en exceso, actúan como pro-oxidantes con lo que aumenta el daño neuronal por radicales libres y el riesgo de Parkinson.[264] Hay más Parkinson en los que se exponen profesionalmente al cobre.[412,413]

MANGANESO

La exposición profesional o accidental a manganeso puede provocar o acelerar el Parkinson.[278,292,412,413] Una dieta con manganeso a ratas recién nacidas retrasa su desarrollo neurológico y disminuye la dopamina estriatal.[1174] Hay que evitarlo.

MERCURIO, CADMIO, PLOMO

Los metales pesados como el mercurio, cadmio y plomo son los que producen mayor deterioro del cerebro[165,504] y si coinciden varios se potencia su neurotoxicidad[i] . El más peligroso para el cerebro es el mercurio[326,834] que destruye las células nerviosas. Se ha atribuído a los antiguos empastes dentales con amalgama de mercurio la posibilidad de que se traslade mercurio a la sangre[848,1213,1245] y algunos insisten en que deben reemplazarse esas antiguas amalgamas por empastes de composite.

Hay intoxicaciones profesionales o con preparados mercuriales que se usan para conservar cereales, pero ahora se presta atención a los peces y mariscos contaminados.[972] En todos los ríos y mares ha aumentado el contenido de mercurio en peces.[416] Los niveles comienzan a ser

[i] Incluso en concentraciones bajas favorece la formación de fibrillas de alfa-sinucleína que son los componentes principales de las inclusiones proteicas intracelulares (cuerpos de Lewy y neuritas de Lewy), la base patológica de la enfermedad de Parkinson.[1186]

alarmantes y algunas agencias estatales americaneas sugieren limitar su consumo en niños y embarazadas pues el mercurio es más dañino en el cerebro inmaduro. Tienen más mercurio los peces grandes, depredadores que ocupan el nivel más alto de la cadena alimentaria: tiburón, pez espada y pez aguja.[587] El atún fresco suele tener niveles aceptables de mercurio y esas cifras son la mitad en el atún enlatado.[587]

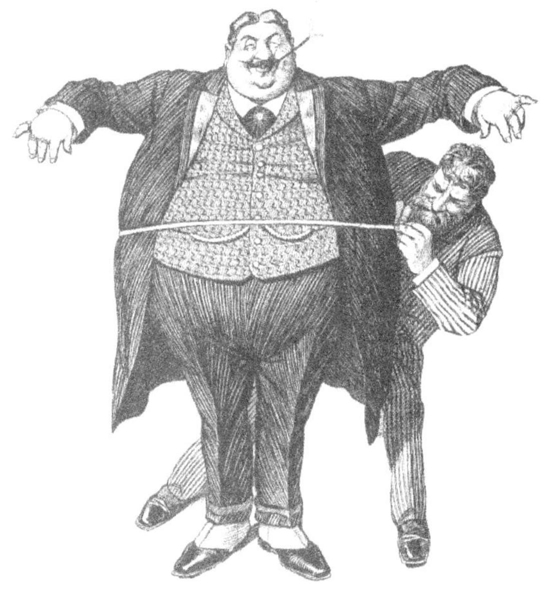

5. Nutrientes

La publicidad de nutrientes contra el Parkinson y el envejecimiento, sigue aumentando en Internet y prensa. De tanto producto "milagroso" algunos pueden ayudar (un poco); la mayoría ni curan ni dañan y los hay incluso peligrosos. Se basan en la sospecha, creíble pero no probada, de que en el Parkinson y otras neurodegeneraciones esté implicado algún déficit (o exceso) de sustancias necesarias para el metabolismo celular.[531]

Entre los elementos indispensables para el organismo hay nutrientes no energéticos (las vitaminas y minerales) y nutrientes[i] propiamente dichos que, además, aportan energía, y serán los protagonistas de este capítulo. Lo sensato es que la dieta de los parkinsonianos (y de cualquier persona) incluya los nutrientes básicos: aceites grasos esenciales, lípidos y aminoácidos esenciales, y otros que pueden necesitarse como suplemento.

1. AMINOÁCIDOS ESENCIALES

Las proteínas están formadas por cadenas de aminoácidos. Algunos pueden ser sintetizados por el organismo, por lo que se denominan **no esenciales** (alanina, arginina, ácido aspártico, asparragina, cisteína, ácido glutámico, glutamina, glicina, prolina, serina y tirosina). Hay otros, **aminoácidos esenciales** o indispensables que no pueden ser sintetizados por el hombre por lo que tienen que ser aportados por la dieta. Estos son: histidina, isoleucina, leucina, lisina, metionina, fenilalanina, treonina, triptófano y valina.

El tipo y cantidad de aminoácidos de la dieta modifica, al menos en ratas, las capacidades cerebrales[1282,1283] cuyo nivel de aprendizaje depende del

[i] Alimento y nutriente son términos muy parecidos, pero el término nutriente es más científicos y tienen un sentido más amplio.

estado nutritivo, especialmente en aminoácidos.[1283] En la enfermedad de Parkinson disminuyen los aminoácidos esenciales de líquido céfalo-raquídeo, y más en relación a su concentración en sangre; eso sugiere algún trastorno de transporte de aminoácidos[i] a través de la barrera hemato-encefálica.[780]

Se darán suplementos de aminoácidos cuando la alimentación no los aporta suficientemente por cualquier causa: deficiente absorción, pérdida excesiva o mayores requerimientos. Pueden completar la alimentación natural pero nunca reemplazarla. En parkinsonianos algunos recomiendan suplementos de aminoácidos[569] pero se tendrá en cuenta que, siendo componentes de las proteínas, interfieren en la absorción de levodopa.

FENILALANINA

La fenilalanina[ii] abunda en quesos, frutos secos y carne. Se dice que mejora la alerta mental y la libido, y aumenta la serotonina y dopamina por lo que la aconsejan contra la depresión y el Parkinson.[1069,1330] La fenilalanina mejora el control motor de los parkinsonianos y disminuye el temblor,[455] pero interfiere con la levodopa[282,1259,1266] por lo que se consultará al neurólogo.

TRIPTÓFANO

En el cerebro el triptófano se convierte en serotonina que es antidepresiva, regula el sueño y disminuye la sensibilidad al dolor.[1191] En el Parkinson, los suplementos de triptófano combinados con Sinemet mejoran la depresión[740] y las oscilaciones clínicas.[1018,1028] Pero nunca se darán solos porque, al aumentar la serotonina sin que suba en paralelo la dopamina, empeora la rigidez[182] y otros síntomas.[68,182,1031] Todavía es más peligroso mezclarlos con selegilina (Plurimen) porque el exceso de serotonina daría complicaciones.[757]

---

[i] El trastorno de transporne aminoácido se ha sugerido también en la ELA, con alteraciones que varían según los tipos clínicos (CAMU 1993).

[ii] Los suplementos comerciales llevan una mezcla de la forma natural (levo-fenialanina) y otra sintética (dextro-fenilalanina).

METIONINA Y ADEMETIONINA (S.AMET)

La metionina es una de las sustancias "donantes" de grupos metilo, indispensanbles para la remielinización, y su déficit provoca trastornos neurológicos y psiquiátricos. Está muy relacionada con la ademetionina (el conocido S.amet) que favorece el metabolismo de neurotransmisores monoamínicos, es antidepresiva y mejora la función cognitiva.[114]

La metionina y la ademetionina (S.amet) se han propuesto como tratamiento de la depresión[277,1114] y de la enfermedad de Parkinson[277,1103] pero nosotros no lo recomendamos hasta que se aclaren otros datos que hay en contra: la ademetionina se convierte en homocisteína (que es tóxica) en los parkinsonianos que toman levodopa[798] y el S.amet a dosis altas disminuye la actividad motora y provoca parkinsonismo en ratas.[178,179,180,181,227,617]

2. AMINOÁCIDOS NO ESENCIALES

Son alanina, arginina, aspargina, cisteína, ácido glutámico (glutamina), glicina, prolina, serina y tirosina. Veremos los más significativos en el Parkinson y también el glutatión y la creatina que son combinaciones de aminoácidos.

GLUTAMINA

Se anuncia como un "alimento cerebral" contra la fatiga y el envejecimiento, y la recomiendan en el Parkinson y otras neurodegeneraciones alegando que la glutamina es el substrato para producir neurotransmisores (como el glutamato[i] y GABA) además de una fuente de energía cerebral[ii]. En parkinsonianos algunos observan variaciones de glutamina y glutamato en sangre o líquido céfalo-raquídeo[860] y otros no.[528]

---

[i] El glutamato es un importante neurotransmisor excitatorio en el cerebro; en exceso es neurotóxico[916] y se le implica en la patogenia del Parkinson.[1312] En animales parkinsonizados aumenta el glutamato en el estriado y corteza cerebral aunque no se ha corroborado en humanos.[1152]

[ii] La glutamina es el único aminoácido que atraviesa rápido la barrera hemato-encefálica y, con su derivado ácido glutámico, aporta el 80 % del nitrógeno necesario para el cerebro.[1332]

GLUTATION

¿Será la enfermedad de Parkinson producida por un déficit de glutatión[i] en la sustantia nigra? Ese era el título de una publicación de hace más de 20 años[906] que entonces pasó casi desapercibida. Habían observado en autopsias de parkinsonianos que el glutatión estaba muy bajo, especialmente en la substantia nigra, y estudios posteriores lo confirman[890,907]. Hoy se sabe que la falta de glutatión[ii] daña las neuronas dopaminérgicas[27,237,419,520] y favorece el desarrollo de la enfermedad de Parkinson.[95,155,287,520,811]

Reponer ese déficit cerebral de glutatión puede ser clave en el tratamiento del Parkinson,[95,897] pero que eso se consiga con suplementos dietéticos es más difícil: el glutatión no atraviesa la barrera hematoencefálica.[1057]

TIROSINA

La tirosina es el precursor directo de la levodopa y, puede resultar útil como suplemento dietético en parkinsonianos[347,637] siempre que no tomen ya levodopa porque compite e interfiere con ella.[1266]

CISTEÍNA

La cisteína y la N-acetilcisteína (su derivado soluble en agua) son potentes antioxidantes que, además, aumentan la producción de glutatión y mejoran la actividad mitocondrial de las neuronas de la substantia nigra en parkinsonianos.[720] Pueden resultar beneficiosas en el Parkinson, Alzheimer y otras neurodegeneraciones.[719,720,871]

HOMOCISTEÍNA

Es tóxica y ya está aumentada en sangre en los parkinsonianos,[22,609] sobre todo en los tratados con levodopa (en el 60 % de ellos[1278]). No sólo no se dará como suplemento sino que se intentará disminuirla con ácido fólico junto a vitaminas B6 y B12.

---

[i] El glutatión (glutamil-cisteinil-glicina) es un compuesto de tres aminoácidos que se puede aislar de los hongos, del músculo y del hígado. Interviene en la respiración celular de animales y plantas, es protector de diversos tóxicos y actúa como cofactor de varias enzimas.

[ii] Muchos antioxidantes (como selegilina) son neuroprotectores porque activan el glutatión.[1143]

CREATINA

La creatina es un producto natural del organismo humano y también se toma en la dieta. Interviene en el metabolismo energético de la célula y proteínas. Algunos deportistas de élite la usan antirreglamentariamente (es una sustancia "dopante") y eso contribuye a su mitología de poción mágica que, aunque con algunos datos favorables, está claramente exagerada.

Los suplementos de creatina monohidrato suben el nivel de fosfocreatina en músculos y cerebro, aumentan la masa no grasa, y mejoran la capacidad para ejercicios intensos en personas sanas.[909,1146] También se dice que mejoran las miopatías (Duchenne), refuerzan la memoria y previenen la arterioesclerosis[1267] y son neuroprotectoras en la isquemia cerebral,[909,1146] en el Parkinson y en otras neurodegeneraciones.[1267]

3. ÁCIDOS GRASOS ESENCIALES

Hasta la leche viene ahora enriquecida con ácidos omega-3. Se refiere a que llevan ácidos grasos esenciales (como linoleico o alfa-linoleico)[i] y sus derivados de cadena larga (PUFA en siglas inglesas) que son imprescindibles para que funcione la membrana neuronal.

Si falta en la dieta, se dañan las neuronas predisponiendo al Parkinson, al Alzheimer y a todo lo que se relacione con envejecimiento. Una alimentanción rica en ácidos grasos omega-3 (también son buenos los omega-6 y omega-9) puede retrasar el comienzo o la progresión de estas enfermedades.[1292]

ACEITES DE LINAZA, PRÍMULA Y ONAGRA

Son aceites de plantas que contienen esos valiosos ácidos omega-3 (y otros parecidos, omega-6 y omega-9), de los que tan faltos están los

---

[i] El verdaderamente esencial en la dieta es el alfa-linoleico, imprescindible para formar los más comple-jos PUFA *(poli-unsaturated fatty acids)* o ácidos grasos poli-insaturados (araquidónico, eicosapenta-enoico y docosa-hexónico).[1091] Los PUFA disminuyen con la edad, y más en Parkinson o Alzheimer.

parkinsonianos, y que son difíciles de encontrar en una alimentación normal.

En el aceite de linaza, obtenido de las semillas del lino, predomina el ácido alfa-linolénico (grupo omega-3) y en el aceite de onagra abunda el ácido gamma-linoleico (familia omega-6). Se venden cápsulas de aceite de prímula que incluyen los omega-3 y omega-6 con ácido oleico (omega-9).[1349]

Los estudios epidemiológicos y de investigación indican que la ingestión de ácidos grasos omega-3 y sus derivados poli-insaturados mejora el sistema inmune, previene los procesos inflamatorios y las enfermedades cardiovasculares[53,1091,1141] y mejora las funciones cerebrales y de nervio periférico. En esquizofrénicos se han observado niveles bajos de ácidos omega-3 y algunos proponen suplementos dietéticos.[539]

Las dietas con aceite de prímula favorecen la conducción nerviosa en ratas con diabetes experimental.[276,449] En personas diabéticas mejoran las lesiones del sistema nervioso autónomo[1079] que también está dañado en parkinsonianos por lo que les puede beneficiar. Lo que está por ver es el grado de eficacia real.

4. LÍPIDOS Y RELACIONADOS

En la sustancia nigra de los parkinsonianos se producen cambios adaptativos o compensatorios para incrementar el metabolismo de los fosfolipidos[i]. Favorecerlo sería una de las posibilidades de tratamiento.[986]

La fosfatidilserina es un lípido esencial importante para la función cerebral normal y la eficaz transmisión del impulso nervioso. Mejora la memoria y el aprendizaje de pacientes con deterioro mental.[226] Los parkinsonianos tratados con levodopa tienen niveles bajos de fosfatidilserina[969] y, al darla como suplemento (obtenido de cerebros de vaca), les mejora el ánimo y las funciones mentales pero no mejora el control motor.[375,376] Desde la extensión del "mal de las vacas locas" ya no es de origen animal sino que los suplementos comercializados son de origen vegetal (soja).

[i] Las funciones normales de la alfa-sinucleína (implicada en la patogénesis del Parkinson) dependen de la presencia de fosfolípidos específicos.[898]

La lecitina de la soja es rica en fosfatidil-colina. Las dos se recomiendan como suplementos en la enfermedad de Parkinson.[569] Los suplementos de lecitina tienen efecto antiestrés y adaptogénico,[611] evitan la disminución de colina plasmática que se observa tras ejercicio intenso[131] y disminuye el colesterol "malo" (LDL).[1249]

La colina, componente fundamental de la acetilcolina, no es un lípido pero está muy relacionada con el metabolismo lipídico[i]. Es un alcohol nitrogenado cuya actividad está entre las vitaminas y los nutrientes. Es esencial para para el desarrollo fetal y produce beneficios cognitivos[ii] a largo plazo, desde el nacimiento a la vida adulta.[107] Se usan para mejorar la memoria y como tratamiento antimaniaco en pacientes con trastorno bipolar, suponiendo que aumentan la síntesis de fosfolípidos de membrana.[685] Cuando hay déficit de colina por nutrición parenteral aparecen trastornos cognitivos que mejoran dando lecitina o colina.[131,132] Pero estos suplementos no producen ninguna mejoría física o cognitiva a personas jóvenes y sanas.[262]

5. NUTRIENTES DEL MAR

Los océanos suministran nutrientes y materiales biomédicos con novedosas aplicaciones.[1294] Ya se comercializan productos marinos de todo tipo, desde concentrados de algas a lípidos de peces. La publicidad exagera pero lo que ofrecen al menos es saludable. Algunos ácidos grasos esenciales (omega-3) se encuentran en peces, aceites de pescado y otros organismos marinos.[1091]

LÍPIDOS MARINOS CONCENTRADOS

Los esquimales de Alaska tienen elevadas concentraciones plasmáticas de ácidos grasos polinsaturados omega-3 (hasta 10 veces más) y varían

---

[i] La dieta rica en colina reduce la proporción corporal de grasas.[471,486]

[ii] La colina mejora el rendimiento de ratas durante el ejercicio[1002] y aumenta los receptores nicotínicos del estriado.[222] Los suplementos de citidin-colina (una fuente de citidina y colina) mejoran la memoria de ratas viejas[1153] y los trastonos cognitivos de ratas hipertensas[247] y, cuando se dan pre y perinatalmente, son neuroprotectoras, mejoran en las ratas recién nacidas las funciones cognitivas, y limitan los efectos neurodegenerativos cuando las ratas se hacen adultas.[128,430,431,1015] También disminuye el déficit de memoria que sigue al status epiléptico provocado.[482,1273]

por zonas, en paralelo con el consumo de pescado y de mamíferos marinos.[885]

Hay concentrados de lípidos marinos que se anuncian (Super-EPA)[1378] como aceite de pescado purificado rico en ácidos grasos omega-3. Se publicitan como grasa "anti-obesidad" y ayudan a bajar el colesterol y los triglicéridos, reparan el daño tisular isquémico, mejoran la artritis e inflamación articular y protegen de la depresión, el Alzheimer y el Parkinson.[1378]

Lo último es el aceite de hígado de bacalao para embarazadas que quieran tener niños más listos. No es publicidad sino los resultados de un prestigioso estudio: el hígado de bacalao contiene ácidos grasos omega-3 de cadena larga y los hijos de los que la tomaron tenían un un cociente intelectual significativamente mayor (medido al cumplir los 4 años).[452]

ALGAS MARINAS

Las algas[i] son organismos vivos primitivos, del reino de los protistas (los "primeros", junto a los hongos). Se han usado durante milenios como alimentos, medicinas y cosméticos. Los concentrados de algas ayudan en la quelación (eliminación del organismo) de metales pesados. Extractos de algas marinas *(Rhodophyceae, Phaeophyceae, Chlorophyceae)* se han ensayado para comprobar diversos efectos en el sistema nervioso central[ii].

6. APITERAPIA

Es el tratamiento con productos de la abeja. Las abejas son casi tan antiguas como el Hombre, o tal vez algo más, ya que se ha establecido que su aparición en la tierra data del período terciario, hace aproximadamente sesenta millones de años. Por empirismo, nuestros antepasados descubrieron las diferentes propiedades antisépticas, dietéticas, endulzantes, fortificantes, calmantes, laxantes, etc. de los

[i] Hay cuatro clases principales de algas según el color: azules, pardas, rojas y verdosas. Tienen mucho yodo y estimulan el tiroides. La espirulina es un alga azul, más cercana filogenéticamente a las bacterias; tiene mucho ácido gammalinoleico entre otros nutrientes.[1069]

[ii] De las 69 especies investigadas, en 8 se comprobó que eran activas biológicamente, 6 eran estimulantes y 2 sedantes del sistema nervioso central.[547] En el alga himantalia se ha demostrado su efecto miorrelajante, analgésico, sedante e hipodérmico.[35]

productos de la colmena. Los usos terapéuticos que le otorgaron a la miel muchas civilizaciones antiguas, simples en apariencia, se explican actualmente con mayor rigor científico en el estudio de sus propiedades fisiológicas y medicinales. Aunque no hay nada claro respecto a la enfermedad de Parkinson, pueden verse numerosas recomendaciones de tomar miel u otros derivados (jalea real, polen, propóleo, cera y hasta veneno de abeja.[1319]

7. OTROS NUTRIENTES

Se han citado muchos, aludiendo más bien a su aspecto nutritivo o de salud general, entre ellos la corteza de pino, el extracto de pepitas de uva, policosanol y octacosanol. A éste último nos referiremos.

El octacosanol es un alcohol saturado de cadena larga que baja el colesterol y favorece el metabolismo lípido. Sin pruebas fiables se le atribuye mejorar el rendimiento físico, la úlcera gástrica y hasta las enfermedades de neurona motora. Un ensayo en la esclerosis lateral amiotrófica fue negativo.[844] Algunos parkinsonianos respondieron a suplementos de octacosanol, mejorando su estado anímico y actividades cotidianas,[1104] aunque ningún otro trabajo lo ha corroborado. Al menos no tiene efectos secundarios.

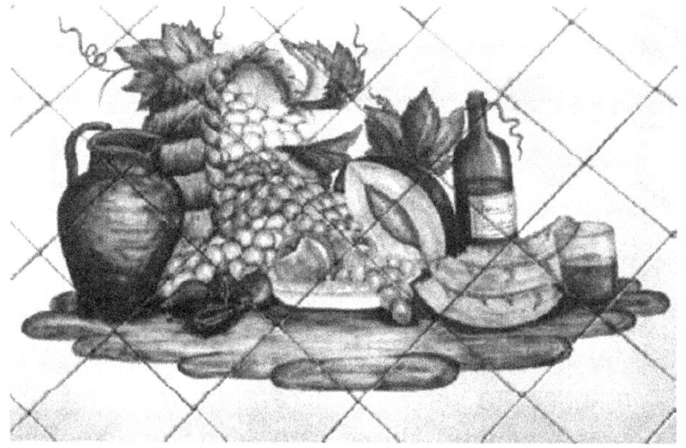

6. Dietas especiales

Hay personas lúcidas de 90 años y otras que a los 50 tienen el cerebro "viejo". Eso depende de sus genes, del tipo de vida que lleven y de lo que coman.[737]

Ningún alimento, vitamina, mineral o nutriente cura la enfermedad de Parkinson, pero una dieta equilibrada y nutritiva es muy beneficiosa, retrasa el envejecimiento y disminuye el riesgo de enfermedades neurodegenerativas.[1211] También ayudan las dietas bajas en calorías, el ayuno intermitente, los alimentos ricos en fibra, la abundancia de agua y líquidos, y algunos suplementos.[737]

1. ESTADO NUTRITIVO DE PARKINSONIANOS

Al comienzo de la enfermedad de Parkinson aumenta el peso por la menor actividad[63] o porque algunos compensan la depresión con apetito. Luego van adelgazando progresivamente[2], más las mujeres[1007] y la pérdida de peso es muy pronunciada cuando aparecen dificultades para masticar o discinesias duraderas. A pesar de ello es raro encontrar una desnutrición importante.[2]

2. DIETA DE REDISTRIBUCIÓN PROTEICA

Es la más conocida. Los aminoácidos compiten con la levodopa en dos niveles: al absorberse en el intestino y al atravesar la barrera cerebral.[436] Para evitarlo, en todos los parkinsonianos que toman levodopa,[115] se hará dieta de redistribución proteica: tomar proteínas por la noche reduciendo su ingesta diurna a menos de 10 gramos[i]. Los beneficios se notan a la

[i] No importa tanto cuándo se toman proteínas sino disminur la cantidad (menos de 1 gramo por kilo y día)[167,913] porque, más que la absorción intestinal, influyen los aminoácidos que circulan por la sangre.

semana[970]: aumenta la eficacia de la levodopa y disminuyen las fluctuaciones motoras.

Si se hace bien no afecta al estado nutritivo general[882] pero en casos mal controlados puede producir adelgazamiento, balance negativo de nitrógeno,[1212] déficit de algunos nutrientes y alteraciones cogntitvas.[436]

3. DIETA DE CARBOHIDRATOS

Ya sabemos que la levodopa se absorbe peor con proteínas y mejor si se toma con carbohidratos, pero hay que controla la cantidad total de ambos. Los mejores resultados se obtienen tomando cinco veces más de carbohidratos que de proteínas (algunos aconsejan siete veces más). Esto hace que los niveles de aminoácidos y levodopa en sangre sean más estables, mejora la capacidad motora y evita las fluctuaciones.[93]

4. DIETA RICA EN FIBRA

En farmacias y parafarmacias pueden encontrarse muchos suplementos de fibras, ricos en celulosa y mucílagos. Se comportan como laxantes naturales formando masa y absorbiendo líquidos pero se tomarán con control médico.

Los parkinsonianos, tan propensos al estreñimiento, deben tomar dieta rica en fibra[561]: al mejorar la movilidad intestinal aumenta la absorción de levodopa y mejora notablemente la función motora.[48] En la prestigiosa revista *Movement disorders* se recomienda salvado de ispágula o plantago *(Plantaginis ovatae)*[45] que en España comercializan varios laboratorios.

5. DIETA VEGETARIANA

Los que toman dietas ricas en vegetales[i] tienen menos riesgo de Parkinson y otras neurodegeneraciones.[716,744] Las frutas y verduras suministran muchos antioxidantes que se supone retrasan los procesos de envejecimiento y reducen el riesgo y progresión de la enfermedad de

---

[i] Los protectores serían los propios vegetales porque dando antioxidantes o vitaminas por separado no hay diferencias significativas.[673,1044]

Parkinson neutralizando los radicales libres que dañan las neuronas de la sustantia nigra.

Nadie ha demostrado que frutas y vegetales mejoren el Parkinson ya establecido pero todos los recomiendan.[112,1044] Los más convencidos añaden a su dieta zumos y jugos hasta de verduras. Especialmente beneficiosos son los tomates que contienen licopeno, un potente antioxidante.[939] El tomate aumenta la dopamina del estriado y es neuroprotector[i] en ratones.[1136] Podría prevenir el Parkinson en humanos).[1136]

6. DIETA CRUDA

Hay quien defiende hasta 70 % de dieta cruda.[16] Y quienes se pasan al extremo: para evitar no sólo el Parkinson sino la mayoría de las enfermedades todos los alimentos deben ser crudos. Ni los vegetarianos se escapan si hierven sus verduras una vez al mes. No puede tomarse nunca nada cocinado. El fanatismo asoma cuando algunos misioneros de la dieta cruda la defienden con apelaciones a la divinidad y citas bíblicas[ii].

No llegemos a esto. El parkinsoniano, como cualquier persona, debe tomar una buena proporción de alimentos crudos (frutas y verduras) [454] y no cocinar demasiado los que toma elaborados. Pero sin sacar las cosas de quicio.

7. DIETA HIPOCALÓRICA Y AYUNO

Los que son gordos entre los 45 y 65 años tiene el triple de posibilidades de desarrollar Parkinson en los años siguientes.[3]

Restringir calorías alarga la vida y disminuye el envejecimiento[iii] al reducir el nivel de estrés oxidativo en diversos órganos.[124,733,1201] Eso está tan claro

---

[i] Basta alimentar a los ratones con tomate liofilizado durante cuatro semanas para protegerles del parkinsonismo por MPTP.[1136]

[ii] *"Una de las razones por las que enfermamos es porque la sociedad es adicta a los alimentos cocinados. Cocinando la comida se altera su constución genética y su valor nutritivo. Dios enseña en el Génesis (1:29) que todas las cosas que necesitamos nos han sido dadas. Si seguimos estos planes de Dios omnipotente obtendremos una larga vida libre de enfermedades".* [489,695]

[iii] La dieta hipocalórica protege a las neuronas porque aumentan las proteínas anti-oxidantes, se estabiliza el calcio celular y se inhiben la apoptosis. Además, el cerebro adulto genera nuevas neuronas lo que sugiere que el ayuno aumenta la capacidad plástica y auto-reparadora.

en los experimentos hechos con ratones y monos que sugieren que la dieta baja en calorías disminuiría la incidencia de Parkinson en humanos.[289,733]

Algunos exageran un poco: el ayuno completo[i] (salvo agua y sueros vitaminados) mejora al 87 % de pacientes con enfermedades de base psicosomática, desde depresión hasta hipertensión.[1137] El hecho es que el parkinsoniano debe reducir calorias, y algunos recomiendan ayunar, o más bien, extremar la dieta hipocalórica, varios días al mes.

8. DIETA Y RIEGO DE PARKINSON

Tomar determinadas comidas puede influir en el desarrollo de la enfermedad de Parkinson.[454] Con algunas discrepancias[ii], se viene a admitir lo siguiente:

Hay más riesgo de enfermedad de Parkinson entre los que durante la infancia ha comido setas[1208] o toman en abundancia grasas animales,[28,531,673,674,744] derivados de la leche (si son varones),[186] alimentos dulces[iii] o azucarados.[454,1044]

Menos riesgo de Parkinson en los que toman con frecuencia jamón, huevos, pan (blanco o de molde)[332,1226] o patatas.[454] También protege comer frutos secos[401] y carne,[1226] sobre todo los que la toman cruda o poco hecha.[454]

9. MACROBIÓTICA

La escuela macrobiótica de medicina naturista es originaria de Extremo Oriente (George Osawa en Japón) y considera la alimentación como el pilar fundamental de la salud, intentando conseguir un equilibrio entre el Yin y el Yang que hay en el cuerpo, a la vez que no introduce sustancias

---

[i] Se supone que el ayuno es un estrés extremo sobre las funciones endocrinas y del sistema nervioso autónomo que se ve modificado.[1137]

[ii] Las diferencias destacan entre lo que comieron en la infancia más que en lo que comen ahora: de hecho algunos parkinsonianos comienzan tarde a comer más frecuentemente aquello que les faltaba antes (como compensando). Por ejemplo se observan diferencias en que comieron menos vegetales o alimentos ricos en vitamina E en la infancia y ahora pueden estar comiendo más.[1208]

[iii] Esa preferencia podría ser adquirida: los alimentos dulces aumentan el paso de levodopa al cerebro[454] y el paciente tendería subconscientemente a tomarlos.

toxicas en el cuerpo; con esto se consigue un equilibrio perfecto no solo a nivel corporal, sino también a nivel mental y emocional.

El régimen macrobiótico da preferencia a productos de origen vegetal. Los alimentos tienen que ser naturales, es decir, sin ningún tipo de abono químico, herbicida o pesticida y que no procedan de cría o cultivos artificiales. La base alimenticia son legumbres, algas marinas, grasas vegetales,soja y cereales integrales. Pero no sólo hay que escoger estos alimentos naturales sino combinarlos proporcionalmente a las "fuerzas" opuestas pero complementarias que poseen[i]. No hace falta creer en la simbología yin y el yan para comprender que la salud, del parkinsoniano y de cualquiera, mejora cuando se toman estos alimentos naturales de modo equilibrado.

10. DIETA DE UN PARKINSONIANO

Como resumen del capítulo, un parkinsoniano debería seguir una dieta lo más natual posible (evitar abonos e insecticidas y la comida muy elaborada) y con pocas calorías. Deber llevar mucha fibra, fruta y verduras (preferentemente crudas), con una proporción 5:1 de carbohidratos a proteínas y sin grasas animales. Sería aconsejable aficionarse al tomate y a los frutos secos, y añadir algún suplemento con vitaminas y minerales variados pero en cantidades muy pequeñas.

---

[i] Según esta escuela las legumbres y las ensaladas representan el yin, mientras que los cereales representan el yang; los alimentos que se utilicen en la dieta deben equilibrar ambas fuerzas.[96] Eso es poco creíble desde nuestra óptica occidental aunque empíricamente algunos encuentran beneficio.

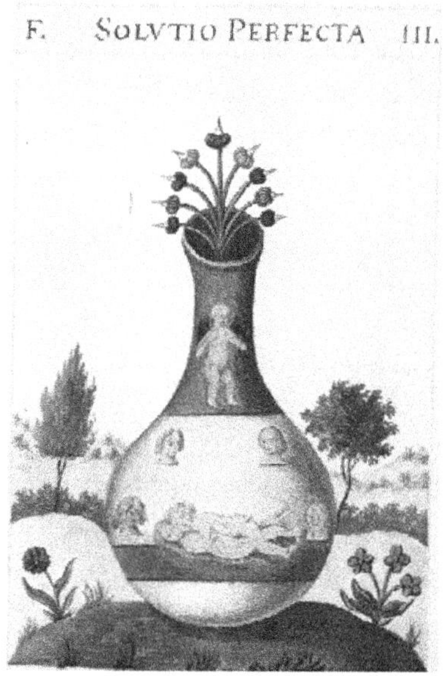
F. SOLVTIO PERFECTA III.

7. Homeopatía

Al terminar la licenciatura en Medicina ya somos médicos alópatas: nos enseñaron a tratar las enfermedades con técnicas y remedios que luchan contra ellas, según la "ley de los contrarios".

El homeópata actúa de otro modo. Trata las enfermedades con un poco del mismo daño que provocan, siguiendo la "ley de semejanza": lo semejante se cura con lo semejante (*similia similibus curantur*). Eso ya lo dijo Hipócrates, pero fue Samuel Hahnemann[i] quien, a finales del siglo XVIII, puso a punto la preparación y manera de administrar estos medicamentos.

El término homeopatía procede de las palabras griegas *homoios* (similar) y *pathos* (enfermedad). Es un sistema médico alternativo que trata los síntomas de la enfermedad con dosis minúsculas de un remedio o sustancia natural. En dosis más grandes el remedio produciría los mismos síntomas que el trastorno que intenta aliviar.

La medicina académica rechazó la homeopatía pero no pudo impedir que se expandiera desde Alemania y Francia al resto de Europa, a la India (donde coexiste con las medicinas tradicionales), y a América, donde se encuentran varias de las más importantes escuelas. Actualmente la homeopatía es oficial en varios países de Europa y América (Francia, Canadá y México, entre otros) y está en vías de ser oficial en otro lugares.

[i] En 1792 Hahnemann estableció el principio homeopático: la sustancia que provoca artificialmente un conjunto de síntomas en un hombre sano curaría esos mismos síntomas en un hombre enfermo que los presentase. Experimentó con diversos compuestos hasta registrar más de 100 medicamentos en su *Materia médica pura*. Fue diluyendo y agitando las sustancias experimentadas, en un proceso llamado *dinamización*, mediante el cual se eliminaba la toxicidad pero se revelaban nuevas propiedades.[96]

1. BASES DE LA HOMEOPATÍA

La enfermedad es una sola, el desequilibrio vital, que se expresa de distintas maneras en cada paciente según su constitución y sus peculiaridades individuales. Sólo tratando la totalidad del desequilibrio se alcanza la curación, ya que actuando sólo sobre parcialidades (órganos, síndromes) se corre el riesgo de suprimir manifestaciones locales, agravando el desequilibrio global. La homeopatía se basa en cuatro leyes fundamentales.

1. La ley de los similares, "lo igual cura lo igual": un medicamento que produce síntomas de una enfermedad en una persona sana curaría a otra que presenta la enfermedad.

2. La ley de las diluciones propugna que altas dosis de una medicina intensifican la sintomatología de la enfermedad, mientras que dosis pequeñas fortalecen los mecanismos de defensa del organismo.

3. La ley de la curación ocurre de arriba hacia abajo, de dentro hacia fuera, desde un órgano importante hacia otro menos importante y en orden inverso a los síntomas.

4. Ley de la medicación individual: cada persona tiene un remedio específico para cada momento y que otra persona con la misma enfermedad pero con carácter y forma de evolucionar diferente tendrá otro remedio para tratar teóricamente la misma enfermedad[i].

La historia clínica homeopática no se apoya sólo en el estudio de la patología que presenta el paciente, sino que además indaga en el resto de su persona, en sus respuestasa estímulos externos como el clima o la alimentación y en sus peculiaries reacciones laborales, familiares o de medio ambiente. El homeópata comparará esos datos con la Materia médica a fin de prescribir un medicamento dinamizado —el más semejante— que cubra la totalidad del cuadro. Para la homeopatía, una enfermedad aguda, o una reacción aguda en un cuadro crónico, no son otra cosa que un intento del organismo por reequilibrarse tras una infección o injuria de origen externo o interno.

[i] Aquí se enfrentan dos escuelas de la homeopatía: los unicistas intentan tratar ante todo al individuo, mientras que los pluricistas se dirigen especialmente al tratamiento de los síntomas

2. HOMEOPATÍA Y CIENCIA OFICIAL

Entre las medicinas llamadas naturales, alternativas, paralelas o complementarias, la homeopatía es, desde el punto de vista científico, la más controvertida y la menos aceptada. La extrema dilución de las preparaciones homeopáticas (10^{-6} a $10^{-200000}$) las hace inocuas pero también plantea la mayor controversia: ¿cómo si no contienen apenas moléculas[i] de la sustancia de la que derivan pueden afectar a sistemas biológicos?

Sin embargo, investigaciones de alta calidad y meta-análisis de 189 trabajos, han establecido sin género de dudas que la acción de la homeopatía no puede deberse a un efecto placebo.[657,953] Los ensayos clínicos sugieren que la homeopatía individualizada mejora a los pacientes con un efecto superior a placebo[353,532,657,659,661,953] aunque algunos tienen deficiencias metodológicas[ii]. Las publicaciones homeopáticas suelen orientarse a cuestiones demasiado difusas y genéricas y aún no hay resultados convincentes[658]: las menos rigurosas metodológicamente son las que dan resultados más positivos.[660]

Los argumentos de la homeopatía son contrarios a la intuición y violan leyes científicas fundamentales. Pero este escepticismo no impide a la homeopatía ser una de las formas más populares[532] de medicina complementaria: un tercio de los franceses recurre a ella y todavía es más popular en Alemania. Se utiliza menos en los países anglófonos, pero sigue creciendo: en el Reino Unido y Estados Unidos, las ventas de medicamentos homeopáticos aumentan entre el 15 y el 20 % anual.

3. HOMEOPATÍA EN EL SIGLO XXI

Aunque la medicina convencional considera inverosímiles esas nociones la homeopatía tiene un puesto importante en el cuidado sanitario del siglo XIX y, recientemente, hay un resurgimiento universal.[532] Un tercio de los

---

[i] Según el número de Avogadro (10^{23} moléculas/grm peso molecular), las diluciones mayores de 10^{-23} no contienen ya nada de la sustancia original.[177] Los homeópatas argumentan la "memoria del agua".

[ii] En una revisión crítica de publicaciones sobre medicinas alternativas las cuestiones investigadas eran bastante específicas en fitoterapia pero en homeopatía los conceptos eran más bién difusos y genéricos[661] y prácticamente no hay estudios controlados ni ciegos, sólo comparaciones con placebo.[661]

franceses usa homeopatía, y todavía más los alemanes. En países anglófonos las ventas siguen creciendo.

En Europa y Estados Unidos, los remedios homeopáticos están legalizados y regulados y los pacientes que los usan son más jóvenes y ricos que los que se limitan a la medicina convencional.[532] Los medicamentos homeopáticos, como cualquier otro medicamento, son prescritos por médicos y dispensados por farmacéuticos. A tal efecto, los Licenciados en Medicina así como los Licenciados en Farmacia y Veterinaria pueden estudiar esta terapéutica a modo de Master o Especialista Universitario, incluidos en la formación postgrado, en varias facultades de Medicina y Colegios de Médicos del territorio Español.

4. HOMEOPATÍA Y PSIQUIATRÍA

Algunos psiquiatras se interesan por la semiología homeopática que identifica signos o rúbricas constitucionales que pueden superponerse pracialmente a los criterios psiquiátricos actuales.[1365] Así ocurre en lo que respecta al análisis homeopático y psiquiátrico de la pena o duelo[242] y de las fobias sociales.[243] Dicen que la homeopatía puede ser útil en el tratamiento de ansiedad y trastornos afectivos en pacientes con síntomas moderados a intensos.[244]

5. HOMEOPATÍA EN ENFERMEDAD DE PARKINSON

Un reciente y prestigioso libro sobre tratamientos alternativos y complementarios en procesos neurológicos[1231] afirma que la homeopatía puede resultar beneficiosa en la enfermedad de Parkinson (y en otros procesos neurológicos crónicos). Propone, aparte del método homeopático clásico y complejo, que requiere años de entrenamiento, un método combinado en que el neurólogo o médico, conservando su perspectiva alopática, puede añadir remedios homeopáticos simplificados.[177]

En la enfermedad de Parkinson el tratamiento homeopático será constitucional, supervisado por un homeópata experimentado.[1069] Sólo he encontrado dos estudios doble ciego, efectuados con neurotrofina extraída del veneno de cobra. Por lo demás, la homeopatía recomiendo remedios específicos recomendados para síntomas graves (*Mercurius,*

Gelsemium, etc.) que describimos a continuación. En principio, la homeopatía no trata la enfermedad de Parkinson sino a un individuo concreto, parkinsoniano pero con una personalidad determinada (la típicamente descrita o no), unos rasgos físicos peculiares[i] y una situación definida.

Aquí resumimos los remedios que con más frecuencia podría el homeópata prescribir para un parkinsoniano medio o típico. Advertimos que la homeopatía sigue discutida científicamente y, hasta la fecha, ninguna prueba avala su uso en la enfer-medad de Parkinson. La ventaja está en su inocuidad y el efecto placebo.

5.1. NEUROTROFINA DE VENENO DE COBRA

En 20 parkinsonianos se realizó un estudio doble ciego con neurotrofina, un factor de crecimiento nervioso derivado del veneno de la cobra obteniéndose mejorías[ii] en la mayoría de síntomas.[323] La La neurotrofina a dosis homeopáticas también mejoró a cinco pacientes con síndrome de Down.[322]

5.2. MERCURIUS

Varios homeópatas recetan diluciones mercuriales a parkinsonianos.[1069,1321,1324,1328,1338,1345] Creen que el *Mercurius corrosivum* es el mejor remedio contra el temblor de manos, especialmente si hay sudoración o sensaciones anormales de calor o frío. También se prescribe contra la sialorrea (babeo) y para los síntomas que empeoran de noche con ataques de pánico.

5.3. GELSEMIUM

El Gelsemio se obtienen de la corteza fresca del jazmín amarillo. Se usa para el temblor y debilidad que afecta a la lengua, y para la debilidad al tragar. También para los temores anticipatorios y la marcha tambaleante.[1069,1324,1328,1338,1345]

5.4. RHUS TOXICODENDRON

La tintura de hojas de hiedra venenosa *(Rhus toxicodendron)* se recomienda para todo tipo de dolores músculo-esqueléticos. En el Parkinson se prescribe cuando la principal queja es rigidez o calambres.[1069,1321,1324,1328,1338,1345]

5.4. HYOSCIAMUS NIGER

---

[i] Hay un "Cuestionario de tipos constitucionales" que, con ciertas limitaciones, resulta válido y se correlaciona con las prescripciones de los homeópatas.[241,1193]

[ii] Todos habían respondido antes a dosis intranasales (750 µg) de neurotrofinas, con mejoría tras 28 días. Usando potencias homeopáticas (diluciones 6X, 12X y 30X) las respuestas aparecieron a los 4-5 días con significativas mejorías en temblor ($p=0.005$), bradicinesia ($p=0.005$), rigidez ($p=0.004$), confusión ($p=0.003$), oscilaciones motoras ($p=0.005$) y medicación requerida ($p<0.05$). Los autores postulan que el efecto de estos preparados homeopáticos se puede explicar por activación de receptores.

Los homeópatas recomiendan diluciones de la tintura del beleño (*Hyosciamus niger*) o "hierba loca" en fases iniciales de la enfermedad de Parkinson.[672] Se supone que calma el desasosiego y los movimientos espasmódicos, y se indica si el paciente es inquieto, suspicaz y celoso,[1069] o si muestra comportamientos obscenos o inapropidados.[1338,1345]

5.5. AGARICUS

Es un hongo muy venenoso que antiguamente se machacaba para impregnar las tiras matamoscas. La tintura homeopática de *Agaricus* se recomienda, de modo especial en la esclerosis múltiple y en la enfermedad de Parkinson.[672]. Dicen que mejora el temblor, la rigidez de piernas y las sacudidas musculares.[1324,1338,1345]

5.6. CAUSTICUM

Se elabora con cal apagada y sulfato de potasio. Su dilución *(Causticum)* se emplea en parkinsonianos para el síndrome de piernas inquietas y contracturas nocturnas.[1328]

5.7. OTRAS SUSTANCIAS HOMEOPÁTICAS.

Según el homeópata, la constitución del paciente y sus síntomas especiales pueden indicarse otros productos, menos usados: *Argentium nitricum,*[1328] *Plumbum metallicum,*[1328] *Zincum metallicum,*[1328] *Anthimonium tartaricum,*[1345] *Manganum,*[1338] *Belladonna* .[1324]

6. ¿POR QUÉ NO MPTP?

Si la homeopatía parte del principio de que lo semejante (diluído) cura lo semejante y, desde 1982 sabemos que la MPTP (metil-fenil-tetrahidro-piridina) provoca Parkinson, ya podría haberse intentado curar con dosis muy bajas de ese neurotóxico. ¿O no es ese el principio homeopático: *Similia similibus curantur*).

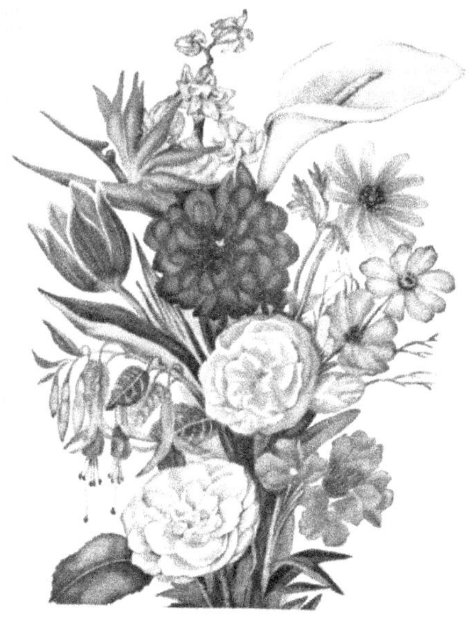

8. Flores de Bach

Es como la homeopatía pero con flores y atendiendo más al estado emocional. El Dr. Bach desarrolló una serie de remedios florales para estados emocionales. Según la "doctrina de las firmas" esos remedios pueden liberar la fuerza vital de una proceso morboso extraño o *"archeus"*.[968]

Al elegir los remedios, Bach, que también era homeópata, defendió el predominio del psiquismo sobre las demás características del enfermo. Aunque son sistemas diferentes, la homeopatía y los remedios florales de Bach tienen bases comunes y se complementan.[1192] De hecho, los remedios de flores de Bach se administran en dosis homeopáticas: son 38 extractos de flores silvestres que descubrió entre 1924 y 1934,. Se les designas como un sistema de curación emocional. Dicen que restablecen los desequilibrios emocionales como temor, preocupación, depresión, angustia, ansiedad restablecen la salud física. Al menos es un tratamieno suave y seguro y interfiere con otros medicamentos. Algunas enfermeras los usan como cuidado suplementario.[701]

En la actualidad existen mas de treinta sistemas florales. Los mas conocidos son los Florales de Bach, de California y de Bush. Aunque difieran en puntos crocretos todos los sistemas procuran una curación holística (total) o sea un equilibrio físico, mental y espiritual.[1365]

EN MEDICINA

Estudios sobre combinaciones de remedios florales de Bach en personas a las que se hace test de ansiedad, cruzado doble ciego, no dieron diferencias respecto a placebo, pero fue "muy buen placebo" de acción inespecífica.[1218]

En Internet se encuentran muchas páginas con remedios florales para diversas enfermedades. Su efecto sería sólo placebo (en realidad el placebo cura o alivia) pero cunde el escepticismo cuando en las mismas páginas vemos especificados los remedios florales para animales de compañía dependiendo de si están celosos o si son reservados, y diferenciando entre perros y gatos, aunque eso sí, son los mismos remedios florales con los que intentan mejorar el temblor o la rigidez. Suena a broma.

EN EL PARKINSON

Sin base científica se han propuesto para la enfermedad de Parkinson remedios florales específicos[1345] como los que detallamos a continuación, entre los cuales el terapeuta escoge el que más se acerca a las inquietudes y tendencias emocionales del paciente. Es curioso cómo las descripciones e indicaciones que hace esta terapia alternativa coinciden con lo que conocemos como "rasgos de personalidad parkinsoniana".

HAYA (Fagus selvatica)

Es un remedio floral para la impaciencia e intolerancia propia de la enfermedad de Parkinson. Indicado para los que tienden al perfeccionismo y a una vida ordenada, y se muestran intolerantes y críticos con los que no cumplen sus expectativas.[1345]

ACEBO (Ilex aquifolium)

Ayuda al que está disgustado, con inseguridad oculta, propenso a ataques de genio, influenciado por las opiniones ajenas o con sentimientos de envidia, celos, venganza y sospecha.[1345,1365]

IMPACIENCIA (NOMEOLVIDES) (Impatiens glandulifera)

Alivia la tensión física y mental, la impaciencia, irritabilidad y la inquietud con tendencia a moverse.[1345,1365]

CASTAÑO BLANCO (Aesculus hippocastanum)

Contra la tendencia a obsesionarse con cualquier problema, pensamientos iterativos, preocupaciones o argumentos repetitivos que impiden dormir.[1345]

En resumen, los remedios florales son inocuos y funcionan como un buen placebo.

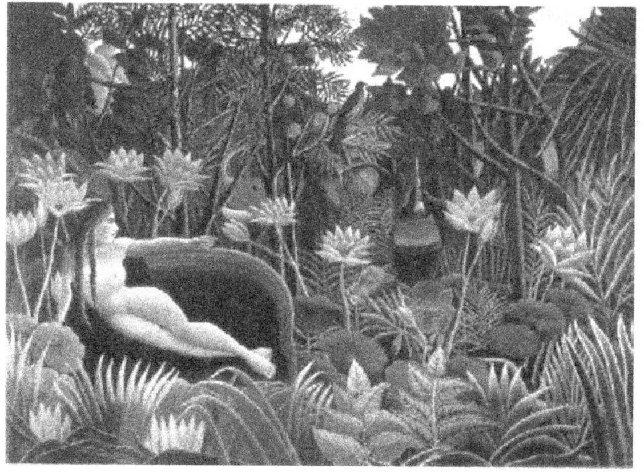

9. Naturopatía

La naturopatía es más bien una filosofía de vida y aprovecha otras técnicas o modalidades de sanación siempre que se basen en elementos naturales. La salud está en la Naturaleza, la vida sana consiste en tomar comidas naturales, beber agua limpia, evitar excesos, hacer ejercicio y saber relajarse.

Eso lo saben todos los médicos, desde Hipócrates a los más fanáticos defensores de los medicamentos convencionales. La única diferencia es que los naturópatas dan mucha más importancia a estos remedios naturales y prefieren olvidar los fármacos. La Naturopatía es pues tan vieja como la Medicina, pero empezó a desarrollarse de modo independiente en el siglo XIX, cuando el auge de la cirugía y las nuevas drogas hizo que muchos se olvidaran de las ventajas de los remedios naturales.

El término Naturopatía, terapia natural, fue acuñado por el alemán Benedict Lust que basó sus ideas en las de su compatriota Vincent Preissnitz y un dominico austriaco llamado Kneipp.

EL PODER CURATIVO DEL CUERPO

La Naturopatía se basa en que el cuerpo posee un poder innato (la "fuerza vital") para curarse a sí mismo[i]. El cuerpo tiende hacia la salud y lo mejor para curar el cuerpo es el propio cuerpo. Si este cuerpo está perturbado por factores como una dieta inadecuada, falta de sueño, ejercicio o aire fresco, tensiones físicas o emocionales, contaminación

[i] Estos conceptos son comunes a la Medicina Tradicional China y el Ayurveda.

ambiental, o negativismo mental, se producen toxinas que influyen negativamente en la autocuración y la defensa frente a las agresiones exteriores, como virus y bacterias.

Los Naturópatas mantienen que las infecciones rara vez se producen en un cuerpo bien cuidado, y si la enfermedad ocurre, se debe dejar que se manifiesten los síntomas antes que reprimirlos, y así permitir que el cuerpo se defienda y recupere la salud. Suelen prescribir breves periodos de ayuno para ayudar a superar infecciones leves como la gripe. También se da gran importancia al buen funcionamiento intestinal, la ingestión de alimentos completos y una severa restricción de grasas, alcohol, sales y azúcar.

Además del uso de sustancias naturales (alimentos, plantas, preparados, cremas, etc), la Naturopatía utiliza también la hidroterapia, emplastos de arcilla, una alimentación adecuada, y defiende que con un correcto pensar y viviendo de acuerdo a unas emociones bien encauzadas se consigue una rápida y efectiva recuperación de la salud.

PRINCIPIOS NATURÓPATAS

Para una buena salud duradera hay que aplicar los siguientes principios básicos[116]:

1. La fuerza vital curativa: el cuerpo puede luchar contra la enfermedad y recuperarse porque tiene una "fuerza vital curativa" que le permite volver a un estado de armonía conocido como homeostasis, y el naturópata ayuda a restaurarlo y conservarlo. La salud no es sólo ausencia de enfermedad sino un estado en que la persona se siente bien física, mental y emocionalmente.

2. La enfermedad es un fenómeno natural. Las plantas, los animales y las personas enferman cuando cualquier parte del organismo no funciona bien. Las funciones celulares se afectan con una mala dieta, eliminación incompleta de residuos corporales, lesiones, factores hereditarios, emociones destructivas, drogas o falta de ejercicio. Eso provoca un

desequilibrio en el cuerpo. El naturópata identifica la causa de la enfermedad, ayuda a la fuerza vital a eliminarla y restaura el organismo a un estado de equilibrio.

3. Los síntomas de la enfermedad (por ejemplo, la fiebre) pueden ser manifestaciones del proceso curativo y de que la fuerza vital está actuando, y no deberían ser suprimidos .Padecer enfermedades infantiles u otras leves en la vida adulta, dejándolas seguir su curso aunque con remedios naturales, evitará que se tengan otras patologías más graves en el futuro.

4. El tratamiento debe ser holístico y natural. Se prescribe para activar la capacidad innata del organismo para sanar, y equilibrar el órgano o parte afectada. Se basa en sustancias naturales como agua, alimentos completos o integrales, luz solar, relajación, aire fresco y ejercicio.

5. La tríada naturópata de la salud. Una buena salud depende de mantener el equilibrio entre tres cosas: la estructura corporal (posturas, huesos, articulaciones), su bioquímica (comida y benbida) y las emociones (buscar estabilidad y eliminar sentimientos negativos).

6. La ley de curación establece que durante la curación, toda enfermedad se desplaza de dentro afuera y de arriba abajo, y que los síntomas desaparecen en orden inverso al que comenzaron.

NATUROPATÍA EN EL PARKINSON

Hemos dicho que la Naturopatía, más que una serie de principios inflexibles, es una filosofía de vida. Una perspectiva naturáta de la enfermedad de Parkinson indicaría que los pacientes asimilaran estos principios generales y los fueran integrando progresivamente en su estilo de vida personal. De ese modo se preferiría los diversos remedios naturales que describimos en este libro, limitando en lo posible los fármacos.

En un enfoque natural de la enfermedad de Parkinson, este trastorno se contemplaría como un fenómeno que proviene de muchas causas (que se intentaría evitar).

Algunos preconizan que las enfermedades se corresponden con modelos básicos de funcionamiento psíquico.470 Así por ejemplo, la hipertensión está en relación con una tensión emocional causada por problemas no expresados y conflictos sin resolver, con sentimiento de presión constante que no encuentra una válvula de escape. La lipotimia sería el deseo de cerrar los ojos ante algo: la persona quiere huir de una situación inesperada que le perturba, prefiere retirarse y evadir la responsabilidad. 470 Los dolores en general estarían ligados a sentimientos de culpabilidad.

La enfermedad de Parkinson se relaciona con un fuerte deseo de dominar y controlar todo y a todos, en lugar de vivir con pleno amor, tolerancia y comprensión. Habría un pensamiento rígido y limitado, no creativo, con modelos de razonar paralizantes y estancados, remisos al cambio. Aplicando una visión positiva, la propia enfermedad puede representar un motor de crecimiento para vida llena de sentido (como el que describe Carmen Díaz en su libro “Desafiando el Parkinson”). La actitud mental y la integración emocional y psíquica con el resto del cuerpo serían fundamentales.

- 10. Fisioterapia y entrenamiento
- 11. Osteopatía y quiropraxia
- 12. Dieta sensorial y masajes
- 13. Reflexología
- 14. Acupuntura
- 15. Electricidad y magnetismo
- 16. Fototerapia
- 17. Hidroterapia

Parte II.

EL CUERPO

Sabemos que el cuerpo y la mente están interrelacionados pero, por motivos didácticos, estudiaremos por separado las terapias basadas "principalmente" en su acción sobre el cuerpo (Parte II) y las que actúan preferentemente sobre la mente (en la sección siguiente).

Entre las terapias "corporales" veremos la fisioterapia y el entrenamiento (capítulo 10) y los métodos osteopáticos y quiroprácticos (capítulo 11). En el capítulo 12 desarrollamos el concepto de dieta "sensorial" de la que el masaje es un "alimento" principal. Luego, repasaremos la reflexoterapia, la acupuntura, y los beneficios que se atribuyen al magnetismo, la luz y el agua (capítulos 13 a 17, respectivamente).

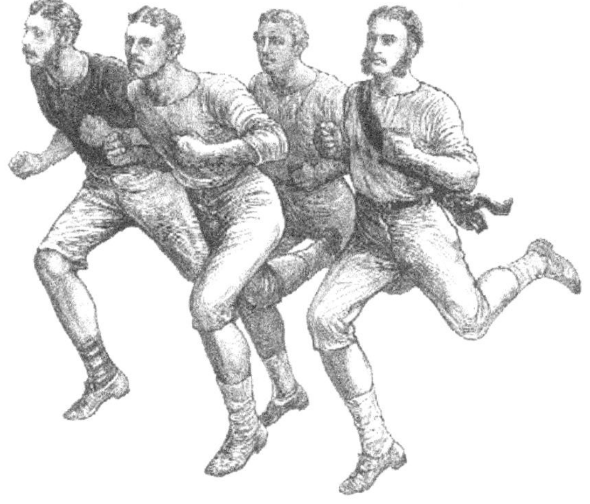

10. Fisioterapia y entrenamiento

Hay dos tipos de parkinsonianos: los que van mal y mueren pronto[615] (porque sólo toman fármacos) y los que viven más años, con buena capacidad funcio-nal porque, además de tomar pastillas, hacen ejercicio.[366] Y éstos viven más.

La fisioterapia no es un tratamiento heterodoxo sino una rama oficial de la medicina. A todos los parkinsonianos se les recomienda que hagan fisioterapia y rehabilitación. Quizá es que no se les insiste suficiente, o que se les olvida, pero el caso es que pocos pacientes la hacen habitualmente. Todos los parkinsonianos, todos los días, deben hacer ejercicio, en un centro de rehabilitación o supervisados: eso mejora la motricidad, la capacidad funcional global, la memoria y otros trastornos.[497] Para ejercicios en casa hay libros muy útiles[72,171] y precisas indicaciones que se ofrecen por Internet.[1371]

Las diferentes técnicas de fisioterapia y rehabilitación corren a cargo de los profesionales correspondientes, formados en Facultades de Medicina tan ortodoxamente como el neurólogo. Aquí sólo nos referiremos a algunos ejercicios o entrenamientos peculiares.

EFECTOS PERIFÉRICO Y CENTRAL

El ejercicio y entrenamiento producen claras mejorías periféricas: las articulaciones se hacen más flexibles las articulaciones y los músculos se hacen más fuertes y se relajan fácilmente. Pero también actúan a nivel central, induciendo una reprogramación de los circuitos cerebrales motores.

En parkinsonianos, el ejercicio aumenta la dopamina del estriado,[864] favorece la plasticidad neuronal y la neurogénesis[733] y perfecciona el control motor.[i]

[i] La mejor coordinación motora se aprecia en que disminuyen las caíds. Esta mejoría se observa con fisioterapia convencional y también con ejercicios aeróbicos o de escuelas orientales.[819]

El simple hecho de practicar ejercicio (algo que no hacen muchos de su edad) resulta social y personalmente reconfortante.[945,1105] Además, se evita la osteoporosis, mejora la depresión y los trastornos del sueño,[141] aumenta la independencia funcional, la percepción de bienestar y la calidad de vida.[52]

Las frecuentes caídas de los parkinsonianos se deben a la rigidez y a los malos reflejos posturales, y ese problema no se resuelve con fármacos sino con fisioterapia y ejercicios de entrenamiento especial que pueden incluir claves visuales y acústicas.[560]

PROGRAMA DE EJERCICIOS

El fisioterapeuta programa los ejercicios adaptándolos a cada paciente según su flexibilidad, fuerza y capacidad cardiovascular. La flexibilidad depende del rango de movilidad de sus articulaciones. La fuerza se valorará en los distintos grupos musculares. Un informe previo del cardiólogo ayuda a conocer el estado cardiovascular, el consumo de oxígeno máximo y la tolerancia al esfuerzo.

En el parkinsoniano se mide la capacidad aeróbica inicial con la bicicleta estática reclinada. Eso le permite apoyar la espalda (se alivia la presión sobre la columna lumbar) y usar las piernas para pedalear (se puede hacer aunque haya problemas de equilibrio.[655] Luego se programan ejercicios para mejorar la coordinación, el balanceo, la marcha y otros desplazamientos adaptados a sus posturas especiales.[892,1209]

El fisioterapeuta tendrá en cuenta las peculiaridades del déficit de control motor en parkinsonianos. Por ejemplo, la terapia física atenderá principamente a las actividades del tronco y a los movimientos más amplios, y usará claves para facilitar la consecución de pautas motoras rítmicas.[483] Se aprovecharán las sesiones para favorecer la integración psicosocial.[483]

EJERCICIO Y LEVODOPA

Durante el ejercicio moderado aumenta el nivel de levodopa en sangre.[961] Si el paciente va a realizar un ejercicio intenso tomará la levodopa 60 minutos antes y quedará ese tiempo en reposo; de ese modo los niveles de levodopa se mantendrán luego estables.[398] El mejor ejercicio para el parkinsoniano es caminar diariamente. Pero hay otras modalidades como las siguientes:

LA FLEXIBILIDAD DE LA COLUMNA

Las limitaciones funcionales de los parkinsonianos dependen mucho de la flexibilidad de su columna vertebral. Hay programas especiales de ejercicios de columna en que el paciente hace movimientos pautados (en 7 fases por ejemplo) que le dan flexibilidad: comienza en decúbito supino y le enseñan a pasar, por fases, a la posición de sentado y,luego, a levantarse.

Conforme se aprende, el ejercicio se hace más complejo y, progresivamente, se va mejorando la rigidez axial, se suprimen posturas viciosas y se facilitan los movimientos en la cama.[1046]

LOS DEPORTES QUE ANTES SE HACÍAN

Se trata de combinar actividades estandarizadas de diversos deportes, una hora dos días en semana durante 14 semanas.[960] Se prestará atención a deportes que haya realizado antes porque es difícil que aprendan nuevos.

Los deportes más apropiados para parkinsonianos son nadar (si sabían antes), el excursionismo y la gimnasia.[348] También hay programas de movimientos de kárate de la mitad superior del cuerpo que mejoran el temblor, la rigidez, la coordinación y la marcha.[876]

HIPOTERAPIA

En griego *hippus* significa caballo (de ahí hipódromo e hipopótamo). Hipoterapia es el tratamiento a base de cabalgar que puede aplicarse a patologías osteomusculares y de coordinación.

El caballo desempeña aquí la función de intermediario de impulsos motores contribuyendo, a través de su actividad, al relajamiento, fortalecimiento y corrección del aparato locomotor.[470]

Al cabalgar, la musculatura tiene que adaptarse constantemente al movimiento del lomo del caballo y eso provoca en el jinete una reorganización postural y una mejor coordinación motora, además de relajarle[i] física y psíquicamente.[470]

La hipoterapia se aconseja en formas leves o moderadas de trastornos musculares, osteoarticulares o lesiones del sistema nervioso central,[470] orientando siempre los ejercicios a un paciente concreto. Puede beneficiar a los parkinsonianos en fases iniciales siempre que cuenten con un fisioterapeuta especializado, un caballo muy bien entrenado y un auxiliar terapéutico debidamente formado.

ENTRENAMIENTO DE RESISTENCIA

Los parkinsonianos de grado leve a moderado deberían mejorar su rendimiento físico y fuerza de modo similar (y con más motivo) que los sanos de su misma edad. Debe programarse para ellos un entrenamiento atlético y de resistencia[ii] porque mejora la fuerza, la flexibilidad y la coordinación.[960,1040]

MARCHAS DE MONTAÑA

Diecinueve parkinsonianos participaron en un programa de una semana en un albergue de montaña durante el que realizaron cortas marchas (de 3 a 6 kilómetros) diarios por terreno montañoso, además de reuniones y actos sociales. Los beneficios fueron evidentes a la semana, con clara mejoría en las escalas de Parkinson, pero no se mantuvieron a largo plazo: al revisarlos a los 4 meses estaban como al principio. No obstante, está claro que el entrenamiento en un medio como la montaña, con nuevas situaciones y claves visuales resulta beneficioso.[675]

---

[i] El movimiento rítmico y balanceado que acompaña el trote lento del caballo origina una forma particular de relajación con sorprendentes efectos positivos sobre el estado de ánimo, algo parecido a la sensación de bienestar que sienten los aficionados al "footing" y que llega a ser adictiva: necesitan correr diariamente lo que parece relacionarse con la liberación de endorfinas.

[ii] En 14 parkinsonianos de grado leve a moderado se realizaron entrenamientos de resistencia, durante ocho semanas mejorando la marcha y en su capacidad funcional global.[1040] En otro programa de entrenamiento intensivo incluyendo ejercicios acuáticos durante catorce semanas se demostró una clara mejoría: inesperadamente, hasta las discinesias mejoraron.[960]

AEROBIC

Aerobic[i] es un sistema de preparación física destinado a aumentar la eficiencia de la entrada de oxígeno en el organismo. Los ejercicios aeróbicos típicos (pasear, correr, bailar, nadar, montar en bicicleta, etc.) estimulan la actividad del corazón y pulmones lo suficiente parra producir efectos corporales beneficiosos; al mismo tiempo mejora la fuerza muscular. El entrenamiento aeróbico requiere un mínimo de tres sesiones semanales. En cada sesión la frecuencia cardiaca debe elevarse al nivel de entrenamiento durante al menos veinte minutos.

En personas sanas, y aún más en parkinsonianos, los ejercicios de aerobic reducen el estrés, mejoran el ánimo, aumentan la capacidad física y disminuye la fatiga. En estudio controlado de ejercicio aeróbico (16 semanas) en parkinsonianos no sólo mejoró un 26 % la capacidad ventilatoria (eso también ocurre en cualquier sujeto normal) sino que mejoró la hipocinesia y bloqueo inicial: el tiempo de inicio de movimiento bajó tanto en movimientos simples como en los más selectivos.[90]

El aerobic puede estar contraindicado en algunos pacientes muy mayores o con cardiopatía. Antes de recomendarla es necesario tener en cuenta la edad, estado de salud y nivel de capacidad física. En algunos casos (como en los que practican aerobic) se han desencadenado taquicardias supraventriculares u otras arritmias cardiacas.[767]

---

[i] El concepto de "aerobic" fue introducido por Kenneth H. Cooper y se popularizó en sus libro "Aerobics" (1968) y "The aerobics way" (1977). Su sistema usa gráficos para tasar el valor aeróbico de varios ejercicios para diferentes grupos de edad. Conforme los alumnos van progresando pueden comprobar la mejoría de su condición física en estos gráficos.

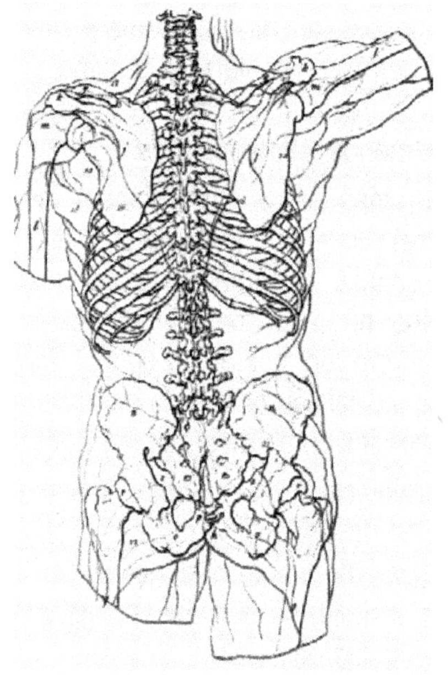

11. Osteopatía y quiropraxia

Osteópatas, quiroprácticos y fisioterapeutas actúan sobre huesos, articulaciones, músculos y tejidos blandos. ¿En qué se diferencian?

Los quiroprácticos se dedican a manipular la columna vertebral y piden radiografías o resonancia.

Los osteópatas tratan con sus manos todo el sistema músculo-esquelético, apenas piden pruebas y tienen una visión más global (holística) de la enfermedad por lo que también prescriben dietas y dan consejos naturistas.

Los fisioterapeutas (capítulo anterior) forman parte de la medicina clásica y su orientación es más técnica, menos manual, con programas de ejercicios y emplean aparatos y procedimientos mecánicos y eléctricos.

1. OSTEOPATÍA

La osteopatía fue la primera terapia complementaria regulada por ley (Acta británica de 1993), al mismo nivel que la Odontología y otras ramas profesionales de la sanidad.[116] Cada año, cinco millones de británicos va al osteópata y en Estados Unidos, donde los osteópatas cursan estudios médicos, se llega a 100 millones de visitas anuales.[116]

El pionero, a fines del siglo XIX, fue el médico americano, Andrew Taylor Still[i]. Tenía conocimientos de ingeniería y un interés natural en los mecanismos corporales. Estableció que la tensión muscular y la mala alineación de los huesos provocaban una innecesaria tirantez del cuerpo, y que las causas podían ser una lesion física, posturas viciosas o emociones destructivas (como miedo o ansiedad). [116]

[i] El Dr. Still rechazó la medicina ortodoxa decepcionado por los brutales tratamientos de la época (sangrías, purgas, mercurio, operaciones sin anestesia) y desesperado porque tres de sus hijos murieron de meningitis.

La osteopatía[i] se basa en que nuestra estructura corporal, órganos internos, sistemas, mente y emociones están interrelacionados y son interdependientes, y que manipulando el armazón (esqueleto, músculos, ligamentos y tejido conectivo) no sólo se alivia el dolor y mejoran la movilidad sino que se restablece la salud general.

El objetivo osteopático es aliviar la tensión muscular según el principio básico de que un músculo relajado es un músculo que funciona bien. El estrés mental o físico hace que los músculos e contraigan, desperdiciando energía, disminuyendo su elasticidad lo que les hace más propensos a dañarse. Y además los músculos rígidos dificultan la circulación de sangre y linfa. El sistema nervioso y sus millones de fibras nerviosas se introduce en cada rincón del organismo por lo que la manipulación alivia los músculos y eso repercute en el sistema nervioso.

OSTEOPATÍA CRANEAL

Es una técnica especial que manipula los huesos craneales de modo tan suave que el paciente casi no lo percibe, y dicen que así influyen en la circulación del líquido céfalo-raquídeo. Los escépticos (y los científicos) dudan de que presiones tan ligeras puedan dar algún beneficio

TERAPIA CRÁNEO-SACRA

Sobre las bases de la anterior presta atención al cráneo pero también a la columna vertebral y, especialmente a la región sacra. Con toques ligeros las manos van liberando las tensiones de las fascias y resto de tejidos conjuntivos.

2. QUIROPRAXIA

El quiropráctico es uno de los profesionales[ii] más prestigiosos de las medicinas alternativas aunque sus antecesores en la edad media eran los ensalmadores o ajustadores de huesos (*"bonesetters"* en inglés):

---

[i] Still llamó a su técnica osteopatía (enfermedad de los huesos), un término poco afortunado pero que se ha mantenido. En 1892 se inauguró la primer Facultad de Osteopatía en Missouri y en 1917 se fundó la Escuela Británica de Osteopatía.

[ii] En Estados Unidos y otros países occidentales, tienen licencia como profesionales de la salud. Su entrenamiento incluye cuatro años académicos sobre ciencias clínicas y un examen nacional.[440]

personas que se atrevían a recolocar los huesos cuando los médicos no estaban o no conseguían hacerlo.[116]

La base de la quiropraxia es que reajustando o remodelando la columna vertebral y estructuras relacionadas mejora la función de los nervios raquídeos y la salud en general. Los quiroprácticos[i] hacen un examen físico y radiológico del paciente con especial atención a la columna vertebral. Luego realizan movilizaciones, manipulaciones y masaje.

El principal procedimiento es la manipulación vertebral. Con sus manos, el quiropráctio va ajustando y alineando segmentos específicos de la columna con presiones rápidas e indoloras que movilizan las vértebras Otras veces dan un impulso rápido y fuerte (una mano sujeta parte de la columna mientras la otra empuja).[440] Esos ajustes se repiten hasta corregir los desalineamientos vertebrales y las irritaciones nerviosas lo que repercute favorablemente en la salud y proporciona sensación de bienestar.

No hay que estar enfermo para beneficiarse de la quiropraxia. Muchos atletas la usan para mejorar su rendimiento. El cuidado quiropráctico puede prevenir muchos problemas osteoarticulares en el futuro. Dada la amplia distribución de los nervios, la quiropraxia se utiliza en muy variadas afecciones: cefaleas de tensión, estrés, migrañas o rigideces musculares.[440, 809,1107,1276]

QUIROPRAXIA Y PLACEBO

Hay muchas evidencias de que la manipulación espinal es beneficiosa[440] aunque parte del efecto se debe al placebo. Los colegios de quiroprácticos creen que las "subluxaciones" vertebrales afectan a los nervios y afectan a las funciones orgánicas.[47] Pero esa teoría es indefendidble científicamente porque no hay pruebas de tales subluxaciones.[484]

En ocasiones las manipulaciones producen un sonido leve y seco ("pop") cuya importancia algunos exageran, como significando "que se ha puesto

[i] El pionero reciente fue un comerciante americano, DD Palmer, que dijo haber curado a una persona con problemas de oído realineando unas vértebras mal colocadas.[1332]

en su sitio una vértebra desplazada". El mismo sonido[i] se escucha al presionar vértebras sanas y se debe a que hay pequeñas cavidades con gas (nitrógeno) que se expulsa durante la manipulación.[484] En lugar de subluxación es preferible hablar de "disfunción articular vertebral".

La quiropraxia funciona aunque se discute el mecanismo[ii]: la teoría de la compresión nerviosa, las teorías reflejas y las del alivio del dolor.[439] El hecho es que se mejoran pacientes con lumbalgias,[98,809] cérvico-braquialgias,[221,223] cefalea espongilógena,[23,358,839] fibromialgia,[106] distrofia simpática refleja,[293] parálisis del plexo,[446] polineuropatía diabética[804] y neuropatías por atrapa-miento (síndrome del desfiladero torácico).[1134]

3. OTRAS MOVILIZACIONES

Las movilizaciones más rápidas e intensas son más propias de la quiropraxia, mientras que las más suaves se usan por osteópatas.

- MANIPULACIÓN DE TEJIDOS BLANDOS: de modo similar a un masaje de la piel, tejido conectivo y músculos, pero orientados a producir cambios específicos en el tejido y limitándose a las zonas concretas que lo precisan.

- MOVILIZACIÓN ARTICULAR SUAVE: el osteópata moviliza y tracciona las articulaciones para estirar y relajar los músculos y ligamentos.

- OTRAS TÉCNICAS DE MANIPULACIÓN: Son variantes de manipulación corporal, que se llaman rolfing, hellerwork, terapia biodinámica, etc. La metodología es similar, estableciéndose las diferencias en la forma de presionar, en las zonas corporales más

[i] Aunque la mayoría son honrados alguno puede aprovecharse del miedo a que las "subluxaciones" repitan y programan costosas sesiones periódicas como "prevención" que acepta el paciente, a veces tan asustado que llega a una "neurosis quiropráctica".[234]

[ii] La quiropraxia reajusta estimulaciones sensitivas somáticas (cutáneas, musculares y articulares)[109,651,1003,1096] y puede producir respuestas reflejas somatoviscerales (cardiovasculares, gastrointestinales, vesicales y adrenales)[1032] con efectos sobre el sistema nervioso autónomo.[135,307,285]

atendidas y a la mayor o menos relación que se establece con la situación emocional del sujeto.

4. MANIPULACIONES EN PARKINSONIANOS

Las ténicas de manipulación (quiropraxia, osteopatía) pueden ser muy beneficiosas en el tratamiento de los trastornos de movimiento de los parkinsonianos[1235] cuyas deficiencias motoras pueden llevarles a incapacidad. En un estudio controlado en parkinsonianos se demostró que después de una sola sesión de un protocolo de manipulación osteopática mejoró significativamente la marcha, tanto en velocidad como en cadencia y longitud de paso.[1235]

La quiropraxia con manipulación cervical se ha desmotrado útil en parkinsonianos en los que destaca rigidez cervical y algias braquiales secundarias.[315,316] En la manipulación cervical hay un pequeño riesgo (1 de cada 120.000 sesiones)[583,584] de isquemia cerebral que suele ser transitoria[i].

La quiropraxia cervical superior es una nueva técnica que incorpora tecnología computerizada y ha demostrado su eficacia en la enfermedad de Parkinson en la que son frecuentes los problemas cervicales. En 10 parkinsonianos se aplicó durante tres meses y 8 mostraron cambios positivos físicos y mentales (cinco de ellos sustanciales) con mayor energía , pero en dos no se produjeron cambios.[316]

---

[i] La isquemia cerebral suele ser transitoria pero cada 1.300.000 sesiones hay un accidente serio.[583] Es más probable si se manipulan vértebral cervicales altas y se asocian rotaciones.[583,584]

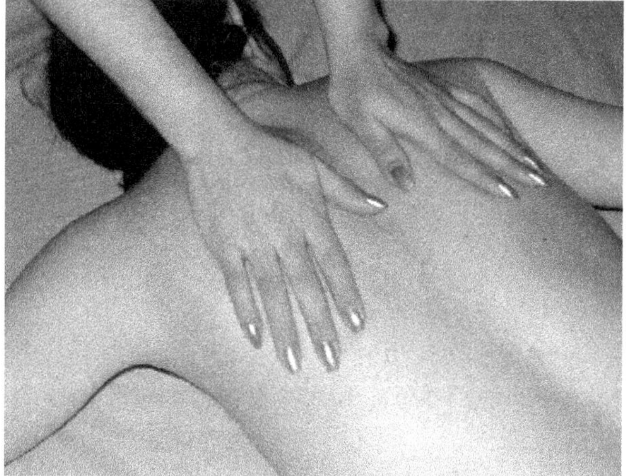

12. Dieta sensorial y masajes

Sólo con tocar a un parkinsoniano podemos "romper" su bloqueo. El cuerpo debe ser tocado, acariciado, masajeado y eso, que es útil a todos, resulta especialmente valioso en el Parkinson.

DIETA SENSORIAL

Al igual que hay dieta alimenticia existe una dieta sensorial que requiere estímulos sensitivos adecuados. Los estómagos se ceban con patatas o carne pero el sistema nervioso se alimenta con estímulos sensitivos: el cerebro se nutre de colores, olores y sabores, y sin ellos se atrofia, se arruga, mengua.

A los parkinsonianos se les acaricia poco y ellos no se rozan mucho con los demás (ni física ni mentalmente). Muchas personas conservan sus mentes intactas y controladas pero han perdido su cuerpo, la conciencia de que tienen carne y huesos, de que esos músculos o extremidades les pertenecen y que necesitan atención y cuidado.

El cuerpo existe y hay que disfrutarlo, tocarlo, magrearlo. El tacto contribuye a la dieta sensorial con el masaje, las caricias y otros tocamientos. La nutrición nerviosa se completa con las aportaciones del olfato, gusto, vista y oído (por limitarnos a los sentidos clásicos), que pueden añadirse al masaje o aportarse por separado. El masaje restablece nuestra comunicación con el cuerpo y los sentidos.[602]

MASAJE Y CARICIAS

La palabra masaje proviene del griego *"masein"* y del latín *"massa"* (amasar). Describa un modo de tocar o contactar que manipula la piel y músculos contra los huesos con una acción similar a amasar,[151] y son más eficaces cuando se aplican con aceites esenciales, que actúan a través de la piel y del olfato (véase el capítulo de aromaterapia).

El masaje es un método de entrenamiento sensitivo-motor: despierta un flujo de informaciones sensitivas antiguas y las mezcla con otras recientes que genera. El bienestar del masaje se debe, entre otras cosas, a que aumenta la liberación de endorfinas.[542] Nacemos para tocar y ser tocados, y las investigaciones demuestran lo que por intuición adivinábamos: tacto y masaje son los ladrillos para construir un cuerpo y una mente saludable.[602]

El contacto físico tienen efectos neuroendocrinos y es vital para el crecimiento y desarrollo cerebral y corporal como se demuestra en niños y animales.[5, 749,750] Las ratas de laboratorio a las que se toca y acaricia desde pequeñas responden mejor al estrés y se retrasa su envejecimiento[i]. Y al revés: las crías de rata que nadie manoseó pierden con los años muchas neuronas del hipocampo y les falla la memoria espacial muy pronto.[749,750]

MASAJE TERAPÉUTICO

El masaje terapéutico[ii] consiste en masajes o contactos dados con habilidad con el propósito de reducir el dolor en relación a lesiones, enfermedades o estrés. [151] En 1800, el sueco Peter Ling, creó un sistema científico de masaje terapéutico, organizando las maniobras y técnicas básicas del masaje tradicional según los principios anatómicos y fisiológicos de la época.[151]

Durante la epidemia de polio (1920-1950) los fisioterapeutas usaban frecuentemente masajes[559] aunque luego los abandonaron en parte cuando se impusieron las máquinas para ejercicios y rehabilitación. Hoy el masaje vuelve a usarse y es la técnica complementaria de crecimiento más rápido,[151] la más usada por parkinsonianos (junto a la

[i] La mala respuesta al estrés (por segregar muchos corticoides), la muerte de neuronas del hipocampo y el déficit cognitivo forman una compleja cascada degenerativa de envejecimiento en la rata. Y esa cascada degenerativa se retrasa en las que se acarician en la infancia.[749,750]

[ii] Hace 3000 años se practicaba esta modalidad manual de la medicina china. Hipócrates la recomendaba y con masaje aliviaban las neuralgias de Julio César.[1322] El masaje como tratamiento desaparece en la Europa medieval, quizá por el pudor cristiano a los goces corporales.

aromaterapia)[346] y, en relación al beneficio, es más barato que la acupuntura o quiropraxia.[183]

El masaje tiene efectos mecánicos, químicos, reflejos y psicológicos y sus bases fisiológicas se conocen hace treinta años. Favorece la circulación de la sangre y la linfa, disminuye el edema en miembros, cambia la temperatura cutánea y el trofismo de la piel, relaja y recupera los músculos fatigados, aumenta la movilidad articular y mejora la ventilación pulmonar y las funciones neuromuscular y autonómica.[335,466,816,979,1147]

TIPOS DE MASAJE

El más común es el masaje sueco, en que se aplican aceites esenciales con las manos que se deslizan con presiones ligeras sobre la piel y dando también algunos golpecitos suaves. Las terapias de tejidos profundos como la terapia neuromuscular, puntos en gatillo y *"rolfing"* son algo más molestos pero resultan eficaces en algunos dolores crónicos.

Shiatsu[i] o *shiatzu* es un masaje de origen japonés que aplica presiones con los dedos en distintas partes del cuerpo (dígito-presión) y recuerda también una variante de la acupuntura (dígito-puntura). Es eficaz en dismenorrea[1148] y en las náuseas del postoperatorio,[774] y mejora el sueño y la calidad de vida de pacientes crónicos.[185,1181,1182]

Los masajes al estilo oriental se supone que actúan sobre los meridianos corporales y normalizan los flujos de energía. Creamos o no sus fundamentos teóricos resultan útiles en la práctica. Varían en la forma de tocar, en el grado de presión y en los elementos que asocian: masaje hawaiano, el marma, tuina, hindú y otros[ii].

MASAJES EN MEDICINA GENERAL

El masaje está institucionalizado en algunos hospitales. Los estudios demuestran que mejoran la relajación (98 %), la sensación de bienestar

---

[i] Shiatsu es abreviatura japonesa que significa "tratamiento por presión de los dedos".

[ii] El masaje hawaiano *(Lomi Lomi)* libera memorias corporales antiguas. El marma (del Ayurveda) se aplica en los puntos de cruce (marma) de los músculos con arterias, venas, huesos y articulaciones. El tuina (chino) reequilibra los puntos ying y yang. En el masaje hindú se masajea con los pies. También hay masajes indonesio, Thai tradicional y otros.

(93 %) y el estado anímico (88 %)[1100], ganan en movilidad y energía, se hacen más participativos y su recuperación general es más rápida.[1100]

La piel es el órgano primordial a través del cual se instaura la crianza.[i] El masaje relaja profundamente y reduce la ansiedad en pacientes mayores que se sienten cuidados y protegidos,[122,301,350,351] incluso controla los problemas de conducta en dementes[122,958,976] o esquizofrénicos.[29] También atenúa la fatiga[335,466] y mejora el sueño.[151]

Masajeando con aceites esenciales se añaden los beneficios de la aromaterapia. Mejoran las molestias del postoperatorio[1147] o de pacientes crónicos, por ejemplo de esclerosis múltiple,[490] ictus,[481] cáncer[435,1099] o el prurito de los hemodializados.[975] El masaje del cuello y hombros alivia las cefaleas tensionales[935] y frotando los músculos del abdomen se alivia el estreñimiento.[926]

MASAJES EN EL PARKINSON

En el Parkinson están muy indicados los masajes[705] que previenen la rigidez muscular, mantienen la movilidad y deben aplicarse con aceites esenciales[ii]. El masaje mejora la bradicinesia[151] y las contracturas musculares, alivia la fatiga causada por los temblores,[151] reduce el estrés, facilita el sueño y produce una sensación general de beneficio que compensa sobradamente el coste económico.

En los miembros se hacen maniobras de amasamiento rítmico, con compresiones y percusiones hábilmente repartidas[151] que ayudan al retorno venoso y frenan la hipertonía.Si hay calambres, se dan percusiones intermitentes, y cuando pasan, un masajeo lento y continuado; luego se dan fricciones en la zona más afectada, con estiramientos pasivos.[151]

En casos de intensa rigidez e hipocinesia se hace masaje miofascial y se friccionan los ligamentos tensos lo que disminuy la dureza de esos tejidos.

---

[i] La violencia del adolescente se asocia con deprivación tactil en la infancia, y mejora con masajes terapéuticos[274,350] que también son eficaces en niños autistas.[229]

[ii] Para el masaje con esencias en parkinsonianos se recomienda una fórmula especial mezclando 5 gotas de nuez moscada *(Myristica fragans)*, 2 gotas de valeriana, 5 de geranio y 18 de romero, diluyendo todo en 50-60 mililitros de aceite vegetal.[1337]

Contra el edema por de la inmovilidad se da un masaje suave destinado a favorecer el drenaje linfático.[151]

Muchos parkinsonianos no toleran los masajes profundos y se recomienda el tipo sueco u otros suaves, procurando que la postura sea confortable (algunos no toleran el decubito prono) y que la habitación esté a temperatura agradable para ellos, tan intolerantes como son a los cambios térmicos[1379].

El automasaje es otra posibilidad. El parkinsoniano se puede y debe masajear todo lo posible usando rulos de madera[i] o bolas de masaje.[1357] Algunos usan vibro-masaje *(swing-exbusar)* contra la rigidez pero no produce resultados continuados.

SILLA VIBRATORIA O *"CHAISE TRÉPIDANTE"*

El curioso "tratamiento" del Parkinson ideado por el prestigioso neurólogo Charcot ya ha sido muy comentado. Repetiré la descripción que ya publiqué[409] pero adelantaré que la *"chaise trépidante"* se comporta como un masaje vibratorio, que estimula las articulaciones y las vías nerviosas propioceptivas: los estímulos vibratorios serían una parte de la dieta sensorial tan necesaria para la "nutrición" de los centros nerviosos implicados en el movimiento.

Charcot, padre de la Neurología francesa, observó que los parkinsonianos mejoraban después de un largo trayecto en tren. Diseñó entonces una especia de silla "trepidante" *("chaise trépidante")* a la que acopló una manivela y una serie de engranajes y palancas. El paciente se sentaba, un ayudante giraba la manivela y el mecanismo producía un movimiento peculiar, una especie de "traqueteo" que recordaba el de los trenes.

Hace pocos años, un colega amigo[788] nos comentaba que su paciente campesino y parkinsoniano tenía un truco: todas las mañanas, antes del Sinemet, se daba un paseo en su tractor y eso le mejoraba mucho. Relacionando esto con el artilugio de Charcot y los trenes lo que parecía cómico puede estar fundamentado: el traqueteo, aparte de movilizar las articulaciones, de "desentumecerlas" mecánicamente, es una forma de

[i] Hay un artilugio conocido como Theracane,[1376] una especie de baston con rulos y mango curvo que permite alcanzar la propia espalda.

activar la sensibilidad profunda. Y eso debe ser bueno. Podría inventarse un aparato vibrador basado en esto.[409]

Eso escribí textualmente en 1997 y hace unos meses me comunican[50] que en Alemania se está investigando un dispositivo moderno inspirado en la "chaise trépidante": mediante movimientos rítmicos y vibraciones aplicados a las extremidades de los parkinsonianos se estimulan las articulaciones y las vías propiocepteptivas aferentes con la hipótesis de que estas aferencias que llegan a la médula, ganglios basales y corteza cerebral puedan, de algún modo, mejorar el control del movimiento. Ojalá funcione.

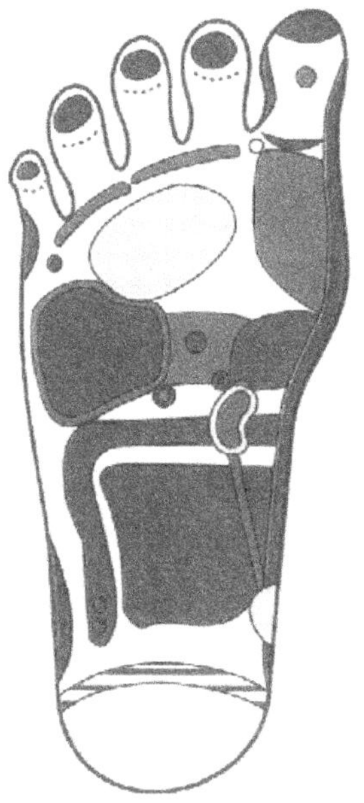

13. Reflexología

La reflexología podal (del pie) se viene usando desde hace milenios en China y Egipto. Actualmente, la reflexología[i] es una forma de medicina alternativa o complementaria en que se trata a los pacientes con masaje y presiones sobre las áreas reflejas que existen en los pies (y también en manos y orejas). En Estados Unidos y Gran Bretaña hay asociaciones oficiales de reflexólogos[ii] y defienden que en los pies están representadas todas las partes del cuerpo del mismo lado y que pueden activarse de modo reflejo.[96,1333,1366]

TÉCNICA Y FUNDAMENTOS

Se realizan ligeras pero firmes masajes compresivos sobre las plantas y dorso de los pies. Se puede usar talco pero, a diferencia de los masajes, no se emplean aceites. Como los puntos reflejos son muy pequeños hay que ser muy precisos. No debe uno preocuparse si tiene cosquillas porque las presiones son muy precisas y firmes. No se recomienda en diabéticos, cardiópatas o gestantes.[1377]

La reflexología presenta muchos de los principios de la acupuntura y el masaje. Emplea las técnicas del masaje con dígito-presión pero, a diferencia del masaje, que ejerce su efecto relajante sobre la zona que se aplica, la reflexología postula que en los pies, manos y orejas, hay múltiples terminaciones nerviosas, con puntos "reflejos" que se

[i] Esta reflexología no tienen nada que ver con Pavlov ni con su gran rival, Becheterew, que accedió en 1898 a la cátedra de Psicología y Reflexología de San Petersburgo y desarrolló una teoría de la conducta humana basada en los reflejos condicionados.

[ii] La reflexología actual tiene dos pioneros. El Dr. William Fitzgeral observó que al presionar en determinadas áreas del pie disminuía el dolor en regiones específicas del cuerpo. Esas zonas fueron redefinidas con precisión a partir de 1930 por Eunice Ingham, una masajista que desarrolló el mapa actual. Pensó que la tensión o congestión de cualquier zona del pie era un espejo de lo que ocurría en la parte del cuerpo con la que se correspondía. Por eso, tratando las zonas del pie, se relajaba y sanaban los diferentes órganos y tejidos.[1333,1366,1377]

corresponden con determinados órganos o partes del cuerpo y a esos puntos es a los que el reflexólogo aplica presión con sus dedos para modificar su estado o función de modo beneficioso.

Algunos reflexólogos "científicos" dicen basarse en las clásicas investigaciones de Sir Henry Head que ya demostró que los órganos internos se relacionan con la piel: según las zonas de Head se explicaría que una lesión cardiaca se manifieste por un dolor que recorre el brazo, antebrazo y mano izquierdos. También toma o acomoda de modo más o menos difuso otros conceptos de la época establecidos por estudiosos de diversos conceptos de reflejos, desde Pavlov a Bechterew.[1377]

EFECTOS CLÍNICOS

Aunque se masajean todas las zonas del pie, se prestará especial atención al problema principal. Se supone que la reflexología aplicada a puntos del pie que se corresponden con la cabeza mejora algunos trastornos neurológicos como migrañas, ictus, esclerosis múltiple[i] y el propio Parkinson.

En los trastornos de cuello, espalda, cadera, ciática y artritis se masajean las zonas músculoesqueléticas. En angor, hipertensión y problemas circulatorios, se presiona sobre el área del corazón. Y así sucesivamente.[1333,1377] Los pacientes crónicos mejoran con reflexología, subjetivamente, y en su capacidad física y mental, aumentando la sensación de bienestar y la calidad de vida.[530,772,1262]

REFLEXOLOGÍA EN EL PARKINSON

No hay ningún estudio riguroso de tratamiento con reflexología en la enfermedad de Parkinson[ii]. Los parkinsonianos pueden tener beneficio secundario al aliviárseles el dolor y estrés, tan frecuentes en ellos, que de por sí empeoran los síntomas de rigidez, temblor e hipocinesia. La

[i] En estudios controlados en 71 pacientes de esclerosis múltiple se realizó reflexología (con presión manual en puntos específicos del pie y pantorrilla) observándose gran mejoría en espasticidad (p=0.03), parestesias (p=0.01) y otros síntomas.[1086]

[ii] En los pocos estudios válidos se demuestra que en parkinsonianos la planta del pie tiene menos sensibilidad (vibratoria especialmente) y ese déficit sensitivo es mayor mientras más importantes sean los problemas motores.[925]

reflexología podal también mejora el estreñimiento crónico,[104] tan frecuente en estos pacientes. Puede ser por tanto una terapia complementaria en el Parkinson.[1157]

Sin base probada, en el Parkinson recomiendan masajear con presiones sobre las áreas del cerebro y la columna; para mejorar los temblores, masajear con el pulgar sobre el área reflexógena del diafragma y del plexo solar. Las presiones deben hacerse tres veces al día durante tres minutos cada vez soobre los siguientes puntos: 2 (hipófisis), 3 (cerebro), 4 (cerebelo), 12 (columna vertebral), 20 (glándula suprarrenal), 21 (riñón), 24 (hígado), 52 (sistema nervioso autónomo).[1346] Además, se activarán las zonas reflejas de los dedos del pie y el colon, con presiones suaves al comienzo que se van aumentando durante diez minutos a días alternos.[1346]

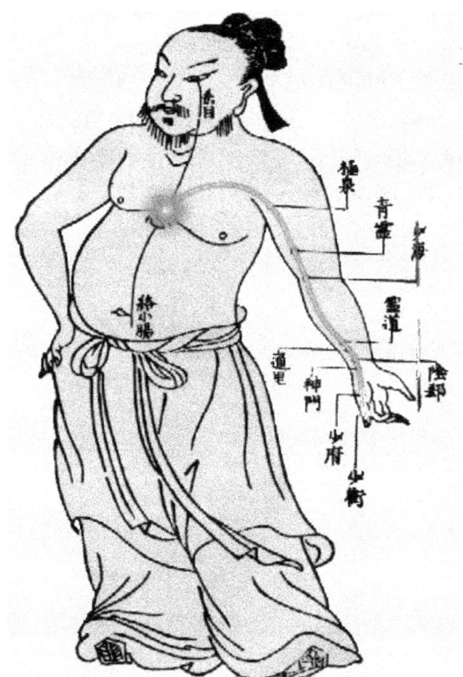
極泉
青靈
少海
靈道
通里
神門
陰郄
少府
少衝
絡小腸

14. Acupuntura

En 1971, un periodista del *New York Times* sufría intensos dolores después de una intervención de apendicitis que le sorprendió en Pekín. Le trataron con acupuntura y los dolores desparecieron milagrosamente. Él contó su experiencia en el periódico y su artículo tuvo amplio impacto. Desde entonces la acupuntura se ha usado en occidente para tratar muy variada patologías, y progresivamente se ha incorporado en nuestros hospitales, generalmente en equipos multidisciplinares con mayor atención al dolor y molestias crónicas.[493]

No vamos a discutir los principios de medicina tradicional china en que se basa[i] la acupuntura, y que resultan increíbles para nosotros. Nos limitamos a describir los principales sistemas o tipos de acupuntura y, especialmente, a repasar datos e hipótesis explicativas sobre los beneficios prácticos de la acupuntura, y la posibilidad de que esa técnica mejore a los parkinsonianos.

SISTEMAS Y TÉCNICAS

Aunque se han aceptado internacionalmente los puntos clásicos de acupuntura y los meridianos, cada escuela aplica su combinación y estilo preferido. Los sistemas podemos reducirlos a cuatro:

ACUPUNTURA TRADICIONAL. Sigue principios de la medicina tradicional china de mantener un estado energético equilibrado que permita el fluir suave del Qi, e insiste en la restauración del individuo en su totalidad.[493]

ACUPUNTURA FÓRMULA. Usa configuraciones fijas de los puntos clásicos para problemas patológicos específicos, independientemente de la constitución individual. Es la habitual en occidente para estudios clínicos contralados y objetivables.

---

[i] Según el Tao el cuerpo es un estado de interacción dinámica con la naturaleza (el entorno), hay modelos cíclicos, teorías del Ying (femenino, húmedo) y el Yang (masculino, seco), las cinco fases, la nomenclatura de puntos de acupuntura, los meridianos del cuerpo, y otros.

ACUPUNTURA SINTOMÁTICA. Las agujas se colocan cerca de la zona problema, prescindiendo de los puntos clásicos. Se emplea habitualmente para aliviar dolores.

AURICULO-PUNTURA Y SIMILARES. Parten de la base de que todo el organismo se representa somatotópicamrente en la oreja o en otras zonas como la mano y cuero cabelludo. En esas zonas se aplican las agujas.

La TÉCNICA habitual es usar agujas[i] (diversas) pero otros aplican en los puntos clásicos y meridianos la electricidad (electro-puntura), láser (láser-puntura) o incluso elementos a los que se prende fuego (moxibustión).

TEORÍAS Y DATOS

Los puntos clásicos de acupuntura del cuerpo (incluyendo los de la oreja) tienen menor nivel de resistencia eléctrica que el tejido que les rodea. Estas diferencias electrocutáneas aparentemente se relacionan con el control autonómico de los vasos sanguíneos más que con la actividad de las glándulas del sudor.[853] La estimulación eléctrica de puntos específicos del pabellón auricular provoca respuestas neurales en sitios específicos de diferentes regiones del encéfalo.[853,854]

La aurículo-puntura produce una situación de analgesia que se bloquea con un antagonista opiáceo (naloxona) lo que indica que en sus mecanismos intervienen los sistemas de endorfinas.[853] La estimulación del punto simpático cambia significativamente la respuesta sudomotora evocada por estímulo. Debe haber una acción específica de la aurículo-puntura en relación a la hiperhidrosis que resulta de hiperactividad simpática.[1293]

EFICACIA CLÍNICA

Hay muchas publicaciones pero los ensayos suelen ser de series pequeñas, a veces con trastornos heterogéneos.[662] Las diversas técnicas de acupuntura parece obtener resultados positivos para aliviar el dolor[682,1296,1298] y las náuseas postoperatorias, para calmar la ansiedad,[589] mejorar el sueño,[784] para deshabituación tabáquica[1008] y en neuro-

[i] La técnica tradicional y más frecuente utiliza agujas. El material, la forma y el modo de inserción han variado mucho desde las primitivas agujas de bambú o huesos, hasta las de oro, plata u otros y las actuales de acero, ya desechables.

rehabilitación.[853,854] En migraña y otras cefaleas los estudios son poco fiables o con resultados variables: mejoran casi igual los tratados con acupuntura y los controles con placebo.[493]

ACUPUNTURA EN EL PARKINSON

En China, desde hace muchos años, se trata la enfermedad de Parkinson[i] Parkinson[i] con electro-acupuntura y hay estudios experimentales animales que lo apoyan.[649] La electro-acupuntura es neuroprotectora en monos sometidos a isquemia[382] y en ratas y ratones parkinsonizados[ii] en los que disminuye la muerte de neuronas,[649] aumenta los niveles de dopamina en núcleos de la base[1308] y disminuye el déficit motor.[883]

Hay estudios de acupuntura en parkinsonianos que sólo encuentran mejorías en la depresión, el sueño y la sensación subjetiva de bienestar[684,784,1078] pero en otros la mejoría es mucho más amplia. En un estudio de 29 parkinsonianos la acupuntura mejoró indudablemente los síntomas y signos clínicos, retrasó la progresión de la enfermedad, y permitió disminuir la dosis de fármacos.[1309] En otro ensayo, la acupuntura junto con masaje chino (tuina) mejoró el temblor, rigidez, discinesias y equilibrio, independientemente del estadio de la enfermedad.[1221]

La acupuntura es beneficiosa para los parkinsonianos.[705]

---

[i] La medicina tradicional china da una explicación increíble: las agujas bien colocadas domeñan el viento patogénico que provoca la enfermedad de Parkinson y la mente se tranquiliza.

[ii] En ratones parkinsonizados, sesiones de electro-acupuntura de alta frecuencia (100 hz) mejoran la supervivencia de neuronas nigroestriadas y aumenta el factor neurotrófico en mesencéfalo.[649]

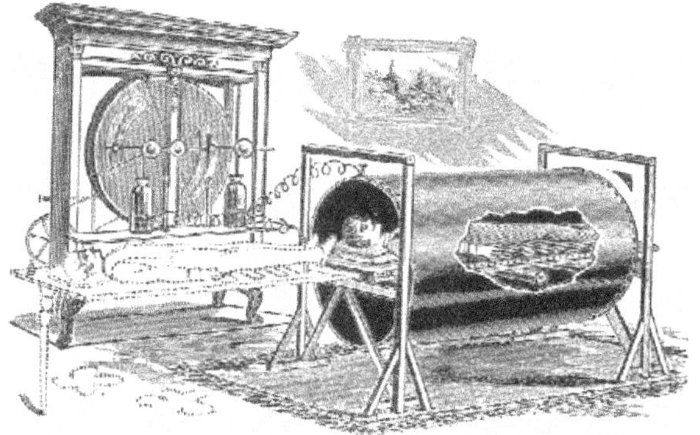

15. Electricidad y magnetismo

Estimular el cerebro con electricidad o magnetismo es una forma de tratar el Parkinson y otras enfermedades neurológicas y psiquiátricas. Hay cuatro técnicas principales: electroshock (terapia electroconvulsiva), estimulación con electrodos profundos (tálamo, pálido, subtálamo), estimulación continua del nervio vago y estimulación magnética transcraneal.[110]

- El electroshock es el remedio más potente contra la depresión mayor con rasgos psicóticos.

- La estimulación cerebral profunda es un método quirúrgico ortodoxo del Parkinson y no nos detendremos en ella.

- La estimulación continuada del vago se usa como último recurso en epilepsia rebelde.

- La estimulación magnética transcraneal ha dado resultados esperanzadores en varios trastornos aunque algunos creen que es sólo un placebo.

1. ELECTROSHOCK

Muchos siguen viendo el electroshock como ese bárbaro tratamiento de los antiguos manicomios. Pero tiene sus indicaciones. Los esquizofrénicos graves tratados con neurolépticos (tranquilizantes mayores que dañan la sustantia nigra) suelen desarrollar un parkinsonismo pero si se les ha tratado también con electroshock, quedan "protegidos" del temblor y la rigidez.[794]

Hace muchos años se sabe que el electroshock mejora los síntomas motores de la enfermedad de Parkinson y lo han confirmado estudios posteriores.[66,492,516] La electroconvulsivoterapia mejora a las ratas[i] y ratones parkinsonizados con MPTP y aumenta la actividad de los receptores de dopamina.[1064]

En parkinsonianos seleccionados (especialmente si asocian depresión mayor) está indicado el electroschock como terapia complementaria y puede darse en una sesión o en varias ("de mantenimiento").[516]

2. ELECTROESTIMULACIÓN DEL NERVIO VAGO

En la estimulación crónica del nervio vago[ii] se usa un pequeño generador[iii] implantado bajo la clavícula que, a través del nervio, envía pequeñas señales eléctricas al cerebro. Desde 1997, diversos gobiernos aprobaron su uso y hoy es un tratamiento aceptado para las epilepsias refractarias con miles de estimuladores vagales implantados.[83,84,386,599,600,812,1043]

El nervio vago (que es la principoal vía parasimpática) conduce señales aferentes a las regiones límbicas, ganglios basales y corteza cerebral tan relacionadas con afectos, movimiento y cognición.[391,997,998]

El generador aplicado al vago hace que cierta actividad eléctrica llegue a esas zonas del cerebro[iv] y produce modificaciones funcionales que pueden utilizarse terapéuticamente.[391,599] Mejora el nivel de alerta y la capacidad cognitiva[697,1004] y baja el umbral doloroso.[825] Se ha utilizado con buenos resultados[v] en pacientes con retraso mental,[30] autismo[884] y bulimia.

---

[i] En ratas parkinsonizadas el electroshock aumenta rápido la dopamina (390 %) que vuelve a niveles basales a los 75 minutos. Sesiones repetidas pueden restaurar (poner a cero) los niveles basales de dopamina; eso aumenta la sensibilidad de los receptores y mejora el parkinsonismo.[117]

[ii] El vago es un nervio craneal y la gran vía parasimpática. Controla los músculos del habla, deglución y tos; se conecta con las vísceras (corazón, pulmones, estómago e intestino).

[iii] El generador se conecta al nervio vago izquierdo y la señal eléctrica (entre 1 y 3 mA) se libera continuamente por periodos de 30 segundos cada cinco minutos.

[iv] También actúa sobre la sustancia reticular y proyecciones noradrenégicas por lo que puede influir en el nivel de alerta además de en las crisis epilépticas. Esto se ha confirmado con estudios con EEG,[594] con SPECT[65,971,1194] y con resonancia magnética funcional.[817,1135]

[v] La mejoría no es inmediata sino que aumenta en uno o dos años y los efectos secundarios (ronquera, tos) son escasos y reversibles.[83,84,792]

En demencias mejora la cognición[1093] y parece especialmente eficaz en depresiones resistentes a fármacos.[166,390,411,599,600,676,706,997,998] En todos los casos destaca la mejora en el estado de ánimo y en las escalas de calidad de vida.[308,321,386,1327]

En los últimos años, siguen las investigaciones en trastornos neuropsiquiátricos, especialmente en Parkinson, depresión y Alzheimer.[83,166, 387, 388, 389,390,391,459,599,997]

3. MAGNETISMO TRANSCRANEAL

La magnetoterapia es un modo de tratamiento no invasivo que utiliza campos magnéticos de frecuencia baja pero variable (3 hz a 3 khz).[1233] Se coloca en la frente del paciente una bobina magnética por la que luego pasa una corriente eléctrica en pulsos breves[i]. Esto induce un magnetismo que genera una diferente corriente eléctrica, muy tenue, pero capaz de atravesar el cerebro y activar las neuronas subyacentes. [588,1233]

INVESTIGACIÓN Y CLÍNICA

La estimulación magnética es un campo de investigación prometedor: puede darnos datos sobre los circuitos neuronales que subyacen en trastonos neurológicos y psiquiátricos, puede servir como test de diagnóstico y pronóstico.[588] El efecto sobre los circuitos corticales depende de la frecuencia de estimulación. Las sesiones repetidas de magnetoterapia son útiles en varios trastornos neuropsiquiátricos modulando la actividad cerebral y facilitando la plasticidad neuronal.[240,355,475] Ha resultado útil en esquizofrenia,[356] niños hiperactivos,[6] deshabituación del tabaco[305] y, especialmente, en depresión.[240,355,357,689,1225]

También es beneficiosa en otros procesos con hiperexcitabilidad cerebral[236,473,474,475,476,855,1053] como son pacientes adictos a éxtasis con alucinaciones visuales (por hiperactividad cortical occipital)[855] o psicóticos que oyen voces (aumento de excitabilidad témporo-parietal

[i] Se aplican pulsos simples o estímulos pareados con intervalos variables, en la misma zona o en puntos distinos. Los estímulos simples pueden despolarizar neuronas y producir efectos medibles. Los trenes de impulsos (estimulación magnética repetitiva) modifican la excitabilidad de la corteza an el punto estimulado y en áreas remotas a través de sus conexiones anatómicas.[588]

izquierda).[474,476,1053] Es eficaz incluso en el tinnitus crónico que, al fin y al cabo, es otro síndrome de activación neural focal.[306,623,918]

MAGNETISMO EN EL PARKINSON

La estimulación magnética transcraneal resulta especialmente útil en la investigación del Parkinson y movimientos anormales[i]. Permite valorar el funcionamiento de la corteza integrada con los ganglios basales y su principal eferencia que es la vía córtico-espinal.[157] Las sesiones repetidas sobre regiones frontales activa los circuítos dopaminérgicos mesolímbicos y mesoestriados en animales y humanos[ii].

En parkinsonianos mejoran[iii] los síntomas motores,[157,689,820] sobre todo cuando se estimula magnéticamente la región frontal primaria contralateral.[250,690, 1074,1083,1084] Aumenta la respuesta a levodopa,[1026] disminuyen las caídas,[1024] el babeo[1027] y los episodios de congelación.[1017] Mejora el lenguaje,[1023] el deterioro cognitivo,[1021] la percepción espacial,[1022,1024] el olfato[1025] y la capacidad sexual.[1016] La mejoría de los síntomas (en escala UPDRS y de actividades de la vida cotidiana) se prolonga más de dos meses[690,1074] por lo que es un tratamiento eficaz de la enfermedad de Parkinson.[690,1074]

---

[i] En parkinsonianos, la estimulación magnética de la corteza motora produce cambios corticales electrofisiológicos diferentes a los sanos;[158,1083,1084] también disminuye el temblor postural parkinsoniano (pero no en pacientes con temblor esencial).[120]

[ii] En ratas aumenta la dopamina en hipocampo posterior, núcleo accumbens y estriado.[558] En humanos sanos estudiados con PET, libera dopamina en el caudado ipsilateral.[1132]

[iii] Una cosa es la estimulación magnética transcraneal dirigida (beneficiosa) y otra la exposición profesional prolongada a los campos magnéticos que algunos creen aumenta el riesgo de Parkinson[843] aunque otros no.[533,1037] La conclusión es que el magnetismo actúa sobre el cerebro (para dañarlo o para mejorarlo), y que todavía no sabemos suficiente.

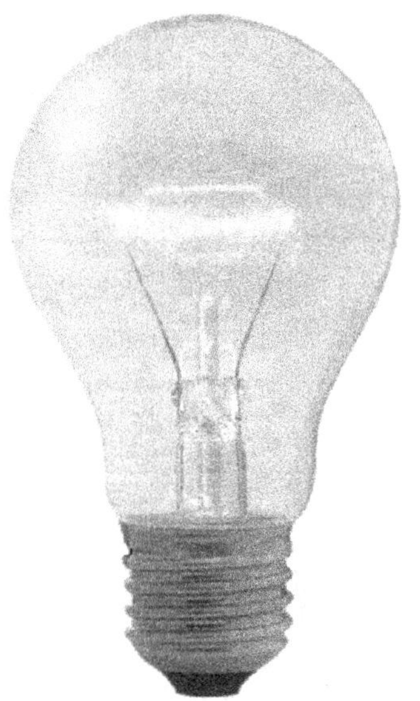

16. Fototerapia

La luz se emplea como tratamiento en la fototerapia propiamente dicha, que usa la luz natural o bien en sus variantes: los colores (cromatoterapia) o el rayo láser (laserterapia).

1. FOTOTERAPIA

¡Luz, más luz!, gritaba el agonizante Goethe como si con ella pudiese evitar la muerte. La luz cura pero no tanto.

La fototerapia es la aplicación terapéutica de la luz para tratar enfermedades. La luz o su carencia puede afectar nuestro estado anímico, peso corporal, piel y procesos bioquímicos orgánicos (como la producción de vitamina D y la secreción de hormanas) y puede hacerlo actuando sobre la pineal, el hipotálamo y la hipófisis.

EFICACIA CLÍNICA

Algunos creenque la fototerapia serviría en la esclerosis múltiple pero hasta ahora está sólo se reconoce como tratamiento ortodoxo en los niños que nacen con hiperbilirrubinemia, a los que sufren raquitismo[i] o psoriasis y a los depresivos.

La depresión es más frecuente en países alejados del ecuador, con poca luz. En nuestras latitudes, con el otoño disminuyen las horas de luz solar y los depresivos empeoran. En ellos sirve la fototerapia como tratamiento complementario.[219]

---

[i] En vez de tomar suplementos de vitamina D bastan diez minutos de exposición al sol para que nuestra piel produzca toda la que necesitamos.

FOTOTERAPIA EN PARKINSON

La luz constante mejora a las ratas parkinsonizadas experimentalmente (con MPTP y 6-hidroxi-dopamina) aumentando su capacidad motora y funciones cognitivas.[1248]

Se ha demostrado que la fototerapia funciona en la enfermedad de Parkinson.[41] Se trató con luz artificial blanca (10 exposicioneas a intensidad de 3.300 lux) a 40 parkinsonianos: unos eran de reciente diagnóstico y sin medicación, a otros se les rebajó la levodopa que tenían y a un tercer grupo se les mantuvo el tratamiento farmacológico previo.[41] Todos mejoraron en capacidad motora (menos bradicinesia y menos rigidez aunque el temblor no cambió), en estado anímico (en los que había depresión disminuyó) y, en los que mantuvieron levodopa y agonistas disminuyeron las discinesias.[41]

La luz del atardecer es un magnífico tratamiento contra el insomnio. Para el parkinsoniano, como para cualquier persona, un paseo vespertino, con las últimas luces del día, es muy beneficioso para regular nuestro reloj biológico interno y favorece el sueño.

2. CROMATOTERAPIA

Es un modo de tratamiento a través de los colores. A través de la historia el color y la luz han sido usados por muchas culturas, religiones y sociedades en diversas formas de tratamiento.

La cromatotrerapia propone que alterando los colores que nos rodean se modifica nuestro estado de salud. Los colores forman la parte visible del espectro electromagnético que incluye otras radiaciones que no percibimos directamente (pero que influyen en nosotros) como las ondas de radio, las microondas u onda corta (para cocinar alimentos o para tratar problemas osteoarticulares o musculares) o los rayos X.

La cromatoterapia usa el color para tratar problemas mentales, emocionales o físicos y restaurar la salud y armonía de la persona. Cada color vibra con su propia frecuencia al igual que cada persona y se supone que el cromaterapetra escogerá el color más adecuado para su paciente, generalmente analizando su "aura cromática".

El aura cromática sería un conjunto de colores que dicen emanan naturalmente de las personas. El cromaterapeuta anota los síntomas del paciente y luego reconoce su aura concentrándose o ayudado por una pantalla Kilner (dos hojas de cristal que incluyen un compuesto coloreado). Ellos creen que cada órgano o parte corporal, cada emoción o estado mental responde a un color específico. Y observando el aura escogen los colores más adecuados para tratar al paciente.

Esto no tiene base científica pero, más allá de la credibilidad de una "receta cromática" determinada, hemos de admitir que hay colores que tranquilizan (azul) o activan (rojo) y los psicólogos deducen rasgos de personalidad según las preferencias de un individuo por un color determinado. No estaría mal tenerlo en cuenta, en pacientes y personas sanas, a la hora de escoger el color de las habitaciones o el tipo de luz u objetos que nos rodean.

3. LASERTERAPIA

El laser es una forma de luz y se puede usar como tratamiento según una novedosa técnica.[1232] La bioestimulación con láser parece eficaz en radiculopatías y diversas neuropatías periféricas (síndrome de túnel del carpo o tarse, meralgia pastresetésica, parálisis facial, etc.) y también se ha empleado en el vértigo.[1231] En pacientes geriátricos con diversos problemas del aparato locomotor se conocen mejorías usando laserterapia de baja intensidad.[577]

En la enfermedad de Parkinson no hay ningún estudio fiable con laserterapia.

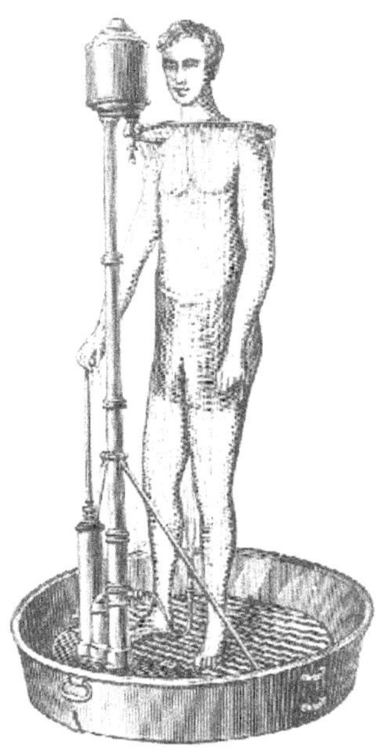

17. Hidroterapia

El agua es el principal elemento de la vida y la fuente de energía más importante de la naturaleza. La hidroterapia estudia la aplicación externa del agua sobre el cuerpo humano con fines terapéuticos, y esencialmente como vector[i] mecánico y térmico.

Actualmente la Hidroterapia está reconocida oficialmente como un procedimiento terapéutico tan importante y efectivo como cualquier otro, enseñándose en las Facultades de Medicina de todo el mundo.

1. HIDROTERAPIA, UNA CIENCIA ANTIGUA

Las prácticas del baño como precepto obligado en la eliminación de impurezas de orden espiritual y físico, se nos hacen patentes en los textos de los libros religiosos.

Hipócrates escribio un "Tratado de las aguas, de los aires y los lugares". Griegos, romanos y árabes fueron decididos aficionados a los baños y termas. Durante la Edad media, se ignoran por completo las prácticas hidroterápicas. En el Renacimiento vuelve a utilizarse el agua como agente terapéutico.

En el siglo XVII, por toda Europa se extienden los rumores sobre las asombrosas curaciones obtenidas con el agua. Las técnicas hidroterápicas mejoraron con el alsaciano Vizenz Priessnitz (1799-1851) que abrió consulta y establecimiento con baños, y el religioso Sebastián Kneipp que en 1889 fundó un gran balneario.

---

[i] Dadas sus propiedades físico-químicas, el agua es un medio extraordinario para aplicar calor o frío al cuerpo y suministrarle determinados preparados medicinales, así como por su efecto de empuje o bien por la presión que puede ejercer o por la resistencia que ofrece.

2. CRENOTERAPIA

La crenoterapia es la cura con aguas mínero-medicinales. El uso de las aguas curativas tiene unas profundas raíces antropológicas. Todos los pueblos han respetado y adorado a las fuentes de aguas maravillosas, son infinidad las leyendas e historias que señalan las virtudes maravillosas de las aguas". Han sido el remedio clásico de las dolencias reumáticastanto aplicadas exteriormente como bebiéndolas.

Las aguas se clasifican en función de su temperatura[i] y de su composición mineral[ii] y de esas características dependen sus propiedades curativas. Hasta principios del siglo pasado, la utilización del agua mineral se limitaba a la bebida y a los baños. Con el transcurso de los años comprendidos entre 1825 y 1900, fueron inventándose en gran numero de balnearios técnicas de aplicación, unas en desuso y otras que se generalizaron.

3. TÉCNICAS DE APLICACIÓN

Las técnicas curativas a base de agua se usa la bebida, la inmersión (baños, duchas, saunas), coberturas y otros procedimientos.

BAÑOS

Los baños se realizan en aguas (templadas o calientes) especiales: ricas en carbónico (activa la microcirculación sanguínea), aguas marinas (talasoterapia) o minerales (problemas articulares y musculares), aguas ionizadas o con ozono o bien combinaciones de ellas. El *onsen* es una variante de hidroterapia japonesa que utiliza aguas termales. También hay baños de burbujas (relajantes) y de remolino (agua en agitación constante). Los baños son de agua fría y muy fría (estimulantes), de agua tibia (sedantes) y muy caliente (en aplicaciones largas son sedantes, relajantes y analgésicas, con efectos vasodilatadores)

---

[i] Las frías a menos de 22 grados, templadas de 23 a 32, calientes de 33 a 42 , y muy calientes, a partir de 43 grados.

[ii] Aguas sulfatadas, sulfurosas, cloruradas, bicarbonatadas, ferruginosas y oligominerales, muchas de ellas con subvariantes.

DUCHAS

Las duchas con alambique usan chorros de agua caliente a presión que estimulan la circulación y relajan los músculos. En la ducha escocesa se usan mangueras con grandes chorros de agua mineral alternativamente calientes y fríos (tonifican los músculos y alivian contracturas). Las duchas de aros semicirculares proyectan chorros de agua a baja presión que activan la circulación.

La ducha faríngea se hace con una pistola que proyecta agua sobre la faringe, y está indicada en algunas afecciones respiratorias. Los gargarismos suelen efectuarse en el mismo manantial con las aguas templadas. Las duchas nasales se emplean en personas atacadas de catarro crónico.

La ducha doméstica se debe acabar siempre con agua fría (bajando la temperatura progresivamente) para fortalecer el aparato cardiovacular, favorecer la activación de muchas funciones orgánicas de forma refleja y mejorar los mecanismos de defensa del organismo.

SAUNAS

Entre las saunas, el baño turco o hamman es una cabina de calor húmedo (detoxicante y relajante). Hay otras saunas "secas" como el laconium y la sauna finlandesa en que el objetivo es hacer sudar para eliminar toxinas. Las inhalaciones pueden ser de dos clases: seca y fría (para catarros) y humeda y tibia (más sedantes para los bronquios).

COBERTURAS Y MASAJES

El agua se puede complementar con coberturas (de barro, algas marinas o aceites esenciales) o con masajes superficiales o profundos (véase los capítulos de aromaterapia y masaje). Otras técnicas o variantes curativas con agua serían la hidroterapia colónica (irrigaciones periódicas del colon para mejorar el funcionamiento intestinal, "desintoxicar" y aliviar el estreñimiento).

EJERCICIOS EN AGUA

Los ejercicios en el agua son especialmente beneficiosos por la resistencia añadida que la inmersión produce sobre los músculos. Se hace natación y la gimnasia acuática con programas específicos para cada pacientes. Muy saludable es andar por la orilla del mar con el agua a la cintura y caminar descalzos sobre la arena (es tonificantes y favorece la circulación sanguinea).

LA CURA KNEIPP

En la clásica cura Kneipp se comenzaba paseando descalzo sobre hierba o superficies húmedas y frías, que en algunos casos se continuaban en estanques que cubren desde los tobillos a la ingle; también aplicaba compresas mediante grandes toallas dobladas a lo largo y mojadas en agua fría que se aplicaban en forma de T, mientras permanecía el enfermo echado, cubriendo las compresas con mantas secas. Antes de aplicar agua fría se aseguraba por medio de fricciones o ejercicio de que el paciente estuviera caliente y sudando.

4. SPA, BALNEARIOS Y HOTELES DE BIENESTAR

El *wellness*, el bienestar, está de moda en los hoteles. Un nuevo término acuñado por el mundo anglosajón para expresar la espiritualidad que reside en el placer y la salud cuando éstos van armoniosamente unidos. La Roma clásica ya consideraba las *termae* como centros de descanso y placer para reconstituir el cuerpo y la mente. Durante el siglo XVI, la ciudad belga de Spa, en la provincia de Lieja, adoptó el acróstico latino de *spa -salus per aquam-* y se dio a conocer mundialmente por las propiedades curativas de sus aguas termales. A mediados del siglo XIX, siguiendo la estela europea, los balnearios cobraron un auge impensable en España y terminaron por convertirse, a principios del XX, en la referencia de un turismo incipiente y burgués.[380] Con la explosión del turismo masivo de sol y playa, la práctica del balnearismo en España se fue extinguiendo, y, a diferencia de lo habitual en numerosos países centroeuropeos, los centros termales quedaron para uso exclusivo de la tercera edad.

TURISMO HIDROTERÁPICO

En los últimos años se va desarrollando una nueva modalidad balnearia que aúna las propiedades salutíferas de las aguas (naturales o mineralizadas) con su mero disfrute vacacional. Los centros termales modernizan sus instalaciones y los complejos hoteleros se apuntan a la moda del *wellness* o la talasoterapia (del griego, *thalasso,* mar, y *therapia,* curación), cuyos tratamientos se orientan a la utilización simultánea del aire y el agua del mar a temperatura corporal, con lodos, limos y algas, además de otros minerales marinos como el yodo, el azufre, el calcio y el magnesio.

Esto ha animado a alojamientos conceptualmente distintos, como los hoteles rurales o los especializados en clientela de negocios, a incluir, en el equipamiento de sus habitaciones, bañeras de hidromasaje como forma de combatir el estrés diario. 'La gente necesita desconectar de las tensiones y la vorágine del trabajo. Es algo saludable y además es un placer', resume la responsable de *marketing* de una de estas cadenas.[380]

5. BASES DE LA HIDROTERAPIA

El agua se limita a ser el vector o intermediario directo de efectuar modificaciones importantes, éstas las podemos clasificar en tres reacciones: nerviosa, circulatoria y térmica.

La reacción nerviosa, es una reacción de sensibilidad nerviosa periférica: el agua fría o muy caliente excita y la templada o caliente es sedante. La reacción circulatoria se concreta en producir según la temperatura de la vasoconstricción (agua fría) a la vasodilatación (agua caliente) o situación intermedia.

En la reacción térmica, con la aplicación del agua fría, el organismo a través de la sangre fuerza una distribución del riego sanguíneo destinado a disminuir la pérdida de calor; con el agua caliente, la defensa orgánica se organiza mediante una vasodilatación periférica enérgica y por la transpiración.

También existen determinadas reacciones locales. Al aplicar frío sobre determinada superficie de nuestro cuerpo se reacciona o modifica el funcionamiento de algún organo determinado por ejemplo el frío en la planta de los pies disminuye la circulación cerebral, y frío detrás de una oreja aumenta momentaneamente los latidos del corazón. Por todo lo anteriore, la hidroterapia puede ser peligrosa si se aplica sin un conocimiento previo de la técnica y estudio del paciente.

6. EFECTOS CLÍNICOS

La Hidroterapia está básicamente indicada para tratar diversos problemas del aparato locomotor como pueden ser lesiones óseas, fracturas, esguinces, lesiones musculares, y articulares, enfermedades reumáticas, lumbalgias, lesones medulares, etc. En aplicaciones de belleza ocupa un lugar importante, en tratamientos reafirmantes, contra la celulitis, embellecimiento de la piel y otros. El lumbago y el ánimo mejoran más con inmersiones en cieno o barro que con baños de dióxido de carbono o masaje.[1133]

La terapia Spa estimula la producción de hematíes debido sobre todo a que aumenta la producción de eritropoyetina y la movilización de hierro[607] así como un aumento de la secreción hormonal (cortisol, hormona de crecimiento, prolactina, etc).[608] Con el agua caliente algunas personas sufren cefaleas benignas[823] y, más raramente, se ha observado empeoramiento en pacientes con esclerosis múltiple.[91]

7. HIDROTERAPIA EN EL PARKINSON

La hidroterapia ya la prescribía Charcot[399] en el siglo XIX. Y si hay un neurólogo ortodoxo y reconocido es este gran clínico francés. La hidroterapia en general es útil para los parkinsonianos que suelen padecer trastornos osteoarticulares (artrosis agravada por la inmovilidad) y musculares (rigidez, dolorimiento y contracturas).

Los balnearios y centros especializados en spa u otras técnicas de hidroterapia tienen un ambiente relajado que beneficia a los parkinsonianos al alivarles su ansiedad habitual. Una ventaja añadida es el entorno lúdico de estos establecimientos, esa tendencia a gozar y disfrutar del agua pero también de los masajes, de la compañía de personas que quieren cuidarse y ser más felices. Todo ello les conviene a su habitual tendencia austera y anhedónica.

Los hoteles de bienestar es un invento relativamente reciente que se extiende comercialmente: usan spa, hidroterapia y otras actividades saludables que mezclan con diversiones y ambiente agradable. El cónyuge o pareja de un parkinsoniano, si realmente lo quiere, ahorrará hasta acercarse a una agencia de viajes especializada en área de salud y contratar un fin de semana en uno de los muchos hoteles de bienestar que ofrecen spa y otras instalaciones para relajarse y disfrutar con el agua, masajes y otras delicias.[380]

EN PARKINSONIANOS RESULTA BARATO

El tratamiento en balnearios o establecimientos de SPA[i] no sólo es eficaz sino que es más barato que el tratamiento médico convencional[129] y apenas hay efectos adversos[ii].

Así se deduce de un estudio prospectivo en 31 parkinsonianos examinados durante 20 semanas con terapia spa durante tres semanas, y otro periodo de 20 semanas sin spa. Que era más eficaz se demostró con escalas motoras (UPDRS), de calidad de vida (PDQ-39 and SF-36) y cuestionnarios psicológicos (GHQ-28). Que además era más barato se dedujo al compararlo con los costes médicos directos (pruebas complemantarias, gastos médicos, de fármacos y de personal auxiliar).[129]

---

[i] El tratamietno Spa se explica fisiológicamente con un modelo adaptativo de tres niveles: 1) recuperación del sistema nervioso autónomo; 2) adaptación funcional; y 3) adaptación trófica y plastica. El organismo de las personas que hacen spa experimenta una adaptación fisiológica que es la base de su beneficio a largo plazo.[60]

[ii] Algunos pacientes pueden presentar astenia y malestar en los primeros días que pasan en el balneario.[785]

- **18. Psicoterapia**
- **19. Terapias cognitivas**
- **20. Arteterapia: música y danza**
- **21. Artes marciales**
- **22. Técnicas Alexander y Tragger**
- **23. Meditación y relajación**
- **24. Placebos y nocebos**

Parte III.
LA MENTE

Como antes dijimos, mente y cuerpo están unidos y sólo se justifica su estudio separado por motivos didácticos. De hecho, las terapias que veremos en esta Parte III se basan precisamente en que, al ejercitar las posibilidades de la mente, puede influirse sobre funciones corporales. Esa capacidad de desarrollar aspectos mentales para hacer más saludable el organismo en general es lo que estudiaremos en los próximos capítulos.

La psicoterapia y otras técnicas cognitivas (capítulos 18 y 19) y la arteterapia con especial atención a la música y danza (capítulo 20), las artes marciales, las técnicas de reeducación postural (Alexander y Tragger), la meditación y los efectos placebo y nocebo.

Es inevitable el solapamiento: por ejemplo, la meditación puede considerarse una terapia cognitiva y también se ejercita en algunas artes marciales. Bajo ese supuesto veremos cómo estas técnicas pueden mejorar la salud, atendiendo especialmente al beneficio que produzcan en pacientes parkinsonianos.

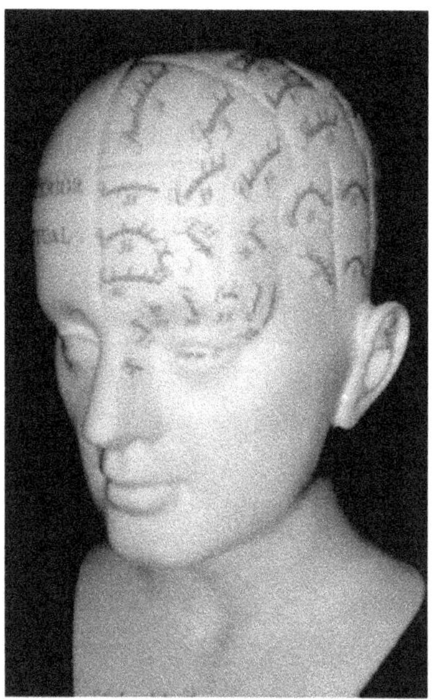

18. Psicoterapia

En la escuela explican a los niños Matemáticas y Geografía y no les enseñan a administrar sus emociones. Ésa sí que es una asignatura prioritaria para la vida: aprender a manejar alegrías y conflictos, mantener una higiene afectiva, ir construyendo una personalidad como si fuese un edifico, ladrillo a ladrilllo, rasgo a rasgo.

Los fallos pueden compensarse con psicoterapia. Ya se ha desterrado la vieja idea de que al psiquiatra o al psicólogo mandan a los locos. El psicoterapeuta[i] puede enseñarnos a modificar nuestra conducta o a manejar las emociones como podemos aprender inglés o informática.

La psicoterapia es muy positiva para los parkinsonianos y mejora muchos de sus síntomas.[910] Tras varias sesiones conocen los puntos flacos de su personalidad, de su economía emocional, de su respuesta al estrés. Poco a poco se va diseñando un cambio de actitud personal ante sí mismos y su entorno, se educa el modo en que se perciben e interiorizan los afectos, y se procura una orientación vital más lúdica y flexible.

Se dice que los parkinsonianos tienen una personalidad especial (no dopaminérgica), que responden al estrés de un modo exagerado, que tienen una mala higiene emocional, que les falta hedonismo y que el apoyo socio-familiar alivia sus síntomas.

Analizaremos estos cinco apartados en los que tiene mucho que hacer la psicoterapia: personalidad, estrés, higiene emocional, hedonismo y apoyo sociofamiliar.

---

[i] Conmo hay muchos enfoques psicoterapeuticos existe una amplia gama de definiciones. En conjunto se considera la psicoterapia "un tratamiento ejercido por un profesional autorizado que utiliza medios psicológicos para ayudar a resolver problemas humanos en el contexto de una relación profesional".[342]

1. PERSONALIDAD Y DOPAMINA

No es que el tabaco proteja de la enfermedad de Parkinson sino que el cerebro de los fumadores tiene más dopamina, y eso influye en su personalidad. Les hace más propensos a fumar pero también a beber alcohol o café en exceso, a cualquier adicción, como también les predispone a buscar novedades y aventuras.[1243]

Y a la inversa: los jóvenes que van a ser parkinsonianos ya tienen una personalidad especial, con una actitud restrictiva[526] ante el tabaco, el alcohol y cualquier sustancia que suene a droga, peligro o novedad.

La "personalidad parkinsoniana[i]" tiene otros rasgos típicos: son laboriosos, puntuales, introvertidos, hipercontrolados, inflexibles, tímidos pero con agresividad reprimida, austeros, emocionalmente fríos, anhedónicos (no disfrutan suficiente), físicamente lentos y con tendencia depresiva. Socialmente son hiperadaptados, de moral rígida, cautelosos, nada impulsivos, rechazan papeles de líderes y son poco dados a cambios o novedades.[219,409,495,782,830,929,1178,1234]

Hay dos rasgos de personalidad destacados: la exagerada "evitación de daño" (típico de la tendencia depresiva)[551,552] y la escasa "búsqueda de novedad" que se supone depende de la dopamina.[770] Este modelo de comportamiento es premórbido: se observa antes de que aparezcan los síntomas y continúa después de desarrollarse la enfermedad.[766,768,769]

Se supone que antes de que aparezcan los síntomas motores ya hay un daño de las neuronas dopaminérgicas que condiciona esos rasgos de comportamiento,[766] en concreto del eje mesolímbico y de los circuitos neurales de placer y recompensa.[769,1047]

La psicoterapia intentaría invertir algunos de estos rasgos de personalidad: por ejemplo, aumentar la tolerancia, flexibilidad y hedonismo sería beneficioso para el parkinsoniano.

---

[i] Aunque algunos la discuten, esta "personalidad parkinsoniana" se confirma por descripciones de casos, estudios en gemelos y comparación de los pacientes con controles.

2. ESTRÉS, ANSIEDAD Y DEPRESIÓN

El estrés mata neuronas y empeora o provoca la enfermedad de Parkinson. Además, ataca nuestro sistema inmune y produce trastornos digestivos y cardiovasculares[i].

El daño a las neuronas y al sistema inmune es mayor con estrés crónico y depende, muy especialmente, de la forma de interiorizarlo.[209,210,213.713,770]

Un individuo con mala respuesta al estrés segrega demasiados corticoides, glutamato y otros tóxicos en el diencéfalo y sistema límbico y eso forma una cascada degenerativa de envejecimiento que favorece la muerte neuronal.[749,750,1097] En los que fueron prisioneros de guerra con graves privaciones no hay más Parkinson ni Alzheimer. Más que el estrés es la forma individual de enfrentarse al conflicto.[379]

Los parkinsonianos perciben el estrés con mayor intensidad e interiorizan más sentimientos negativos ante acontecimientos vitales.[207,782]

La respuesta al estrés depende en gran medida de la primeras etapas[749,750] de vida.[ii] Las primeras experiencias (fundamentalmente el cuidado materno) provocan cambios hormonales y celulares definitivos en el hipocampo, la amígdala y otras estructuras límbicas con especial afectación de circuitos colinérgicos, dopaminérgicos y serotoninérgicos. Esto cambiará el modo en que el adulto responde al estrés, su tendencia a adicciones y las capacidades cognitivas.[31, 118,148,149,150,369,669,751,1228]

Los parkinsonianos tienen malas estrategias para enfrentarse al estrés.[370] La ansiedad es una respuesta desproporcionada ante el estrés. En momentos de estrés o ansiedad se acentúa los bloqueos o aumenta el periodo "off" .[728,735,988] De cada tres parkinsonianos, uno está deprimido,[1092] y esos son los que más rápido se deterioran en su capacidad motora y cognitiva.[139,1052]

---

[i] El sistema inmune y el nervioso están intenconectados y el estrés afecta a ambos.[9,936] La psiconeuroinmunología estudia cómo el estrés, la depresión y los sentimientos negativos atacan nuestro sistema inmune[54,211,460] y predisponen a infecciones,[200,208,209] trastornos digestivos, cardiovascularese incluso al cancer.[200,208,209]

[ii] Las crías de ratas a las que se acaricia responden mejor al estrés cuando son adultas y cuando envejecen pierden menos neuronas.[749,750]

La psicoterapia debe intervenir sobre el modo en que los pacientes responden a los conflictos, con técnicas de relajación y programas de educación emocional, de reforzamiento de autoestima y evitación de ansiedad.[728]

3. HIGIENE EMOCIONAL

Las emociones[i] ejercen un efecto poderoso en el cerebro, en el sistema nervioso autónomo, en las hormonas que producimos y en nuestro sistema inmunológico.[407]

En los parkinsonianos hay trastornos del procesamiento emocional como se observan en la hipercinesia paradójica[ii] y esto se atribuye a que existen trastornos en los núcleos y circuítos subyacentes.[1159] La amígdala cerebral modula las respuestas emocionales y con resonancia magnética funcional se comprueba que su captación de dopamina es muy deficitaria cuando a los parkinsonianos se les retira la medicación doce horas, y se normaliza al tomar levodopa.[1159]

Las situaciones emocionales adversas o los pensamientos negativos aumentan el bloqueo motor y mejora al relajarse.[687]

Algunos parkinsonianos se convierten en ludópatas y de todos los juegos tienen preferencia especial por las máquinas tragaperras. Curiosamente, esta desviación emocional o de comportamiento sólo les ocurre en fase "on" y sería de origen yatrógeno (es preciso que estén con levodopa para que aparezca) actuando sobre circuítos previamente dañados.[781]

Por todo ello es muy importante que la psicoterapia oriente hacia una buena higiene emocional con programas para eliminar sentimientos negativos y olvidar ideas hostiles o actitudes inflexibles. Deben

[i] La experiencia emocional incluye varias dimensiones (valoración, grado de excitación, activación motora) suministrada por una red modular que incluye estructras corticales, amígdala y otras estructuras límbicas, de los ganglios basales, diencéfalo y mesencéfalo.

[ii] En la hipercinesia paradójica un parkinsoniano bloqueado responde con hiperactividad motora ante una súbita emoción. Y cuando se le pregunta por experiencias antiguas emocionantes su relato es más largo y con más palabras que los controles; es una especia de hipercinesia paradójica verbal por evocación emocional.

comprender que la cólera y la intolerancia les perjudica y que el buen humor forma parte de su tratamiento.

4. HEDONISMO Y SEXO

El hedonismo es el gusto o capacidad de disfrutar de los placeres y depende de circuitos nerviosos de dopamina (mesolímbicos y mesocorticales) que intervienen también en los mecanismos psicológicos de de recompensa y refuerzos.[349,767,769] Precisamente son esas zonas las que van degenerando en los parkinsonianos por lo que se explica su tendencia a la anhedonia (no disfrutan las alegrías y placeres de la vida), a la apatía[919] o a la depresión.[349]

Los neurolépticos además de parkinsonismo provocan anhedonia.[1252]

En el Parkinson idiopático el tono hedónico está disminuído,[919] obteniendo en el test del metilfenidato[i] una respuesta hedónica escasa o nula. Usando escalas de percepción de placer se ha demostrado que algunos fármacos mejora la capacidad hedónica de los parkinsonianos: el pramipexol (un agonista dopaminérgico)[952] y la reboxetina (un antidepresivo noradrenérgico).[636]

La psicoterapia debe favorecer un cambio de actitud personal del parkinsoniano, aumentando su autoestima y promoviendo conductas hedónicas (de disfrute y placer).[775] El placer y la actividad dirigida mejoran a los pacientes con enfermedad de Parkinson: basta con disfrutar de un videojuego para que aumente la liberación de dopamina en el estriado, y eso se ha demostrado en estudios en los que se utilizó PET (tomografía por emisión de positrones).[590]

La ilusión y el placer mejoran la sustantia nigra.[409] Y la psicoterapia más placentera e ilusionante es el sexo (y, si fuera posible, el amor). La

[i] El test del metilfenidato mide la capacidad hedónica: esta anfetamina (en vena) estimula las terminaciones dopaminérgicas límbicas del tegmento ventral y suele provocar una reacción eufórica que falta en los parkinsonianos y depresivos.[156]

experiencia sexual y especialmente el orgasmo provocan la activación de numerosos e importantes circuítos nerviosos de las estructuras profundas.

Hay quien ha comparado el orgasmo a una crisis epiléptica focal (de hipotálamo y regiones límbicas), a una especie de electroshock limitado y mucho más placentero o a un fenómeno fisiológico con importantes funciones equilibradoras[i].

5. APOYO FAMILIAR Y SOCIAL

Ya se admite la importancia de los factores psicológicos y psicosociales en la intensidad de los síntomas en la enfermedad de Parkinson[424] y posiblemente también en su patogenia.

Un mal matrimonio empeora el Parkinson.[423] Los cónyuges afligidos o estresantes exacerban los síntomas[ii] con planteamientos negativos.[423] Lo mismo ocurre con otros parientes. La expresión de los síntomas parkinsonianos (y de otras enfermedades crónicas) se ve influenciada por los modos de itnteracción familiar. Se ha visto cómo la hipocinesia fluctúa según el entorno familiar.[491]

Es importantísima la psicoterapia (al paciente y sus familiares) para modificar la estrategia de interacción de la pareja y de toda la familia, oponiéndose a los efectos negativos emocionales y estresantes.[311]

Los parkinsonianos que van mal son los que no toman conciencia de las posibilidades de apoyo social y familiar, y los que enfrentan la situación de un modo excesivamente beligerante ("en plan de lucha"), con actitud depresiva (de abandono o derrota) o en plan evasivo.[56,441]

La psicoterapia tiene aquí mucho que hacer: la actitud psicológica ante la enfermedad determina la evolución clínica de los parkinsonianos. Es imprescindible la intervención psico-social, sobre todo al comienzo de la enfermedad: en grupos de apoyo y con los familiares y amigos cercanos

---

[i] Estas teorías no están comprobadas pero pueden estudiarse en *"La función del orgasmo"*, un controvertido libro que el psiquiatra Wilhem Reich, más freudiano que Freud, escribió antes de acabar él mismo en el manicomio.

[ii] Se ha demostrado que la movilidad facial de los parkinsonianos varía según la calidad de su relación matrimonial. En casos concretos se observó cómo los síntomas parkinsonianos empeoraban según discurría la conversación con la esposa.[424]

para reforzar la autoestima y disminuir el estrés y ansiedad.[311] Los pacientes pueden además comprometerse en labores creativas y de cooperación con los miembros de la asociación y tomar actitudes motivadoras e ilusionantes.

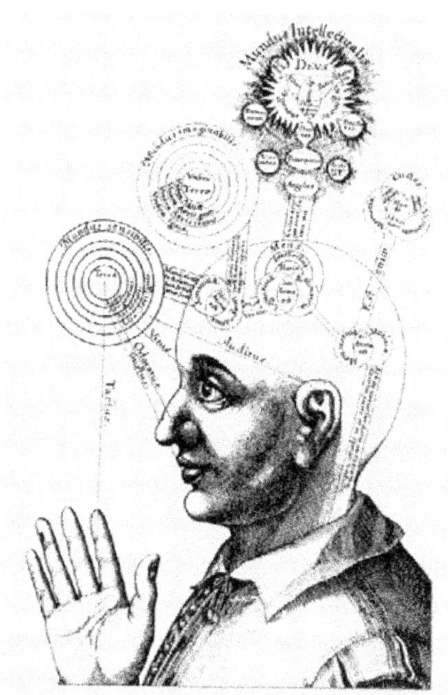
Mundus Intellectualis
Deus
Mundus sensibilis
Terra
Mens
Visus
Auditus
Tactus

19. Terapias cognitivas

La clave en estas terapias es modificar los procesos cognitivos o intelectuales (los más elaborados y relacionados con la corteza cerebral). Con ello se pretende mejorar las disfunciones emocionales y de conducta aunque algunos[1070] discrepan[i].

No entraremos en esa polémica. Bajo el título de terapias cognitivas describiremos actuaciones, ejercicios o incluso "trucos" en los que intervienen procesos mentales o cognitivos que, de un modo u otro, pueden ayudar a los parkinsonianos a mejorar su memoria, su marcha o otras funciones.

1. ENTRENAMIENTO COGNITIVO

Los movimientos lentos (bradicinesia) de los parkinsonianos se deben en parte a una lentitud de ejecución y programación de base cognitiva (bradifrenia). Con rehabilitación y entrenamiento cognitivo se consigue mejorar la ejecución de tareas y la actividad motora.[927]

Al parkinsoniano se le entrenará para que "piense" o reflexione en la postura que adopta o el movimiento que hace, y en las fases en que lo ejecuta. Él mismo, espontáneamente, hace aprendizaje cognitivo: en su marcha cautelosa está muy pendiente de cómo da los pasos para no caerse, está compensando con reflexión la carencia de sus reflejos posturales (*"No me distraigas que me caigo"*, dice con razón).

Con entrenamiento cognitivo los parkinsonianos mejoran el control postural, el inicio de movimientos y su ejecución.[799] Resulta especialmente útil para salir de los bloqueos: debe entrenarse a relajarse primero y a tomar luego claves visuales y cognitivas.[75,239] Primero imagina

---

[i] Muchos creen que las terapias cognitivas son limitadas. La neurobiología demuestra que se puede sentir emociones sin interpretaciones corticales de los estímulos, y hay pruebas clínicas de que las experiencias se almacenan como fragmentos afectivos aislados que luego distorsiona la cognición.[1070]

el movimiento que va a hacer, luego cuenta números o se repite "uno/dos" mientras da los pasos.[687]

Hacer que el paciente salga a la calle es otra actuación cognitiva que combina dieta sensorial. Recomendaremos al parkinsoniano que se aventure, que salga a la calle; y le convenceremos de que sus síntomas empeoran si se queda en casa en un ambiente rutinario, con sus familiares y con las mismas cosas de siempre.[219]

2. CLAVES SENSORIALES

En el entrenamiento cognitivo se incluye aprender a usar trucos o claves sensoriales, muy útiles para iniciar la marcha, caminar o darse la vuelta.[239,392]

Contra el fallo de inicio[i] de marcha y los bloqueos sirven las claves visuales[ii]: hacer **marcas en el suelo** (pintadas o con cinta adhesiva), o, simplemente mostrarse atento a las zonas del suelo de color más oscuro. El **bastón invertido** es otra clave sensorial para inicio y continuidad de la marcha.[409] Más moderno y útil es el uso de **punteros láser**. Se entrena a los pacientes para que, al aparecer el bloqueo, dirijan la luz del puntero láser medio metro por delante de sus pies e intenten dar el paso hasta la luz del suelo.[1303]

El equilibrio mejora con un **bastón clásico** (de cayado) que debe ser corto, llegando a la parte más baja del balanceo del brazo. Sin embargo en parkinsonianos con marcha muy dificultada, a pasos cortos, el batón clásico puede resultar un engorro y puede sustituirse por una **vara o palo para caminar** (como los que se usaban antiguamente); si el palo tiene la altura correcta (a nivel del hombro) fuerza a caminar recto y mejora el equilibrio.[652]

El **metrónomo** deberia prescribirse a todos los parkinsonianos con bloqueos o marcha imantada. Es un dispositivo mecánico o eléctrico que

[i] Estudios animales sugieren que los ganglios basales tienen una clave interna inespecífica para desencadenar el movimiento, y que esa clave de inicio motor está dañada en parkinsonianos.[392]

[ii] Los bloqueos no responden a fármacos y sí a claves visuales que son muy eficaces en fase "off"., pero a veces no funcionan en bloqueos en "on" y hay que adaptarlas individualmente.[593]

emite sonidos con ritmo[i] regulable, empleado habitualmente por los músicos. Este simple sistema resulta útil para parkinsonianos a los que "se les pegan los pies al suelo": mejorando[ii] la cadencia de marcha y la longitud de la zancada por lo que la estimulación auditiva pulsátil con metrónomo es muy recomendable aunque requiere entrenamiento.[373,747,1163]

Un avance técnico es el **metrónomo asociado a computador**. Incluye un programa educativo con esquemas rítmicos básicos sobre los que se añaden otros que se "aprenden" con la experiencia. Luego pueden variarse las cadencias, secuencias y ritmos, que quedan registrados. Lleva un protocolo específico para parkinsonianos y se vende por Internet.[1351] También existe un **metrónomo portátil** con ritmo especial que controla el babeo al facilitar que el paciente trague voluntariamente.[710]

3. ACTIVIDAD MENTAL E INTELECTUAL

El entrenamiento mental puede aumentar la dopamina cerebral. Según algunos estudios, mantenerse mentalmente en forma bien puede ser tan importante para el parkinsoniano como su buen estado físico.

Hay que seleccionar aficiones que requieran actividad mental (lectura, crucigramas, ajedrez, etc) y destrezas manuales dentro de las posibilidades de cada uno. La actividad física, mental e intelectual también aumenta de modo similar los factores neurotróficos y la neurogénesis.[733]

4. VISUALIZACIÓN Y EVOCACIÓN DE IMÁGENES

La visualización e imaginación son armas curativas que se han desaprovechado en Occidente. Todo lo que hacemos el cerebro lo procesa como imágenes.

---

[i] Hay una misteriosa conexión entre ritmicidad y funciones cerebrales, especialmente motoras.[1161] Los parkinsonianos cambian su ciclo de marcha con música rítmica e incluso basta el estímulo auditivo rítmico del metrónomo para que caminen mejor.[747,1162,1163]

[ii] Con metrónomo (96 pulsos/minuto, ritmo *"midde andante"*) en test de 4 kilómetros, mejora[320,1162] la marcha: aumenta la velocidad (un 25 %) y longitud de la zancada (12 %), se reduce el tiempo y número de pasos, y hay menos bloqueos. Es más eficaz que estímulos musicales con marchas militares y que el estímulo tactil (golpes repetidos en el hombro) que puede incluso ser negativo.[320]

La visualización[i] es el uso de la imaginación para crear imágenes de situaciones y condiciones deseadas. Con cualquier técnica de visualización, cuanto más poderosa y completa es la imagen, más grande será la respuesta. Si uno piensa que se siente bien, se encontrará mejor.[1345]

La visualización consciente de imágenes positivas es una poderosa herramienta para combatir el estrés, la tensión y la ansiedad, o la fatiga. Uno puede imaginarse relajado y tranquilo o bien pletórico, lleno de energía, y esa evocación mental facilita la disposición corporal. Se ha demostrado que la visualización de imágenes mientras se escucha música clásica cambia los niveles de beta-endorfinas.[748]

Un estudio realizado en Yale demuestra que los depresivos mejoran cuando se imaginan que les alaba alguien a quien ellos admiran. Las imaginaciones guiadas se usan en atletas o líderes empresariales[ii] para reforzar su rendimiento y convicciones. Cualquier persona puede mejorar con visualizaciones guiadas. Es cuestión de entrenamiento y paciencia, como cuando se aprende a tocar un instrumetno.

Un parkinsoniano puede imaginarse que su zancada aumenta, que su pie derecho avanza (¿no es esto lo que le saca del bloqueo en ocasiones?) y mejorar su marcha con esas imágenes evocadas. Hay una técnica de marcha guiada por visualizaciones.

El paciente debe visualizar escenas en las que camina por la casa, por la calle o por el campo. Las imágenes no son sólo visuales; también se evocan sonidos, olores o sabores. Imaginar determi-nados aromas o sabores antes de comer puede mejorar el apetito.[1345] El hedonismo, la capacidad de disfrute y placer, tan necesarias en los parkin-sonianos, aumentan con visualizaciones agradables en las que recrearse.

Inversamente, las imágenes negativas, que evocan aspectos dañinos de la situación pueden aumentar los síntomas. Algunos pacientes tienen una visión intensa y vívida de la enfermedad y hasta se detienen en esa evocación tan perjudicial. Deberán evitarse.

---

[i] La visualización de imágenes es, a la vez, una modalidad terapéutica específica y un componente de otras técnicas mentales como la meditación, hipnosis, autohiponosis y *feed-back*.

[ii] Un futbolista tira mejor los penaltis si previamente imagina el movimiento que efectúa, el impulso que le da al balón y la dirección que tomará. La ambición de un ejecutivo o su capacidad de liderazgo pueden aumentarse con visualizaciones previas de su actuación en la oficina.

5. REALIDAD VIRTUAL

La realidad virtual puede resolver o mejorar los problemas de movilidad. Hay proyectos europeos para incluirla en los programas de rehabilitación, con equipos adaptados a los más modernos conceptos ergonómicos.[989]

En parkinsonianos se emplean **sistemas de realidad virtual** para el entrenamiento y control muscular: un guante con sensores en un dedo que detectan el movimiento de las falanges y la presión de la punta. Las señales de electromiografía y desplazamiento se traducen en una imagen virtual del dedo que puede ver el paciente. Este sistema[i] mejora claramente el control muscular en el Parkinson y otros trastornos neuromotores.[989]

Los parkinsonianos crean estrategias motoras utilizando claves externas para facilitar sus movimientos. La realidad virtual que reproduce actividades cotidianas como comer o bañarse actuaría como un estímulo externo.[20]

Las **"baldosas virtuales"** es la novedad. Un aparato se acopla en una esquina de las gafas y crea una representación virtual de un suelo con baldosas a las distancias correctas para la marcha del paciente. El parkinsoniano va dando pasos sobre esas "baldosas virtuales" que viendo de reojo con lo que mejora su marcha. Pero hay más: la representación visual puede cambiar, se autoalimenta y va modificando la posición del suelo y de las baldosas conforme "aprende" de las respuesta motoras del paciente mientras camina. Se vende en Internet.[1335]

Para los parkinsonianos que manejan ordenadores u otras máquinas existen **filtros digitales con ecualizadores** que suprimen el efecto del temblor al manejar el joystick o el tablero.[408] Por Internet se pueden comprar otros muchos artilugios de realidad virtual para personas con problemas de movimiento. Hay también complejos módulos de **entornos virtuales informatizados** diseñados específicamente para la rehabilitación de enfermos de Parkinson o distonía. De momento, su precio sólo es asequible a hospitales o clínicas.[973]

---

[i] Sin embargo, parece que el control visual no sirve para las discinesias que empeoran si el paciente tiene constancia de cómo las realiza.[670]

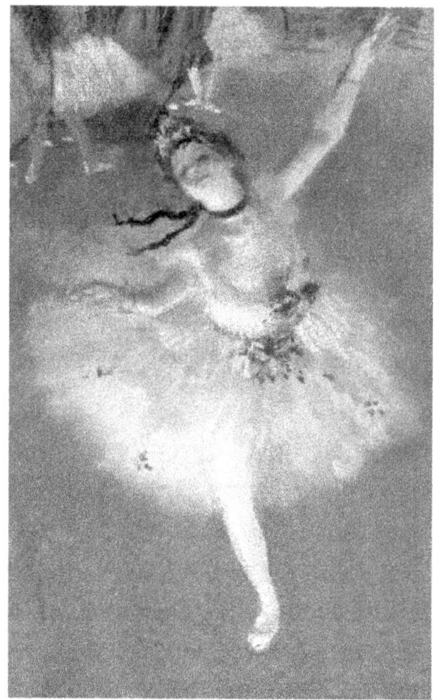

20. Arteterapia: música y danza

El tratamiento a través del arte se descubrió en los manicomios a mediados del siglo XX. Los psiquiatras observaron que los enfermos que pintaban o dibujaban se comunicaban mejor, y que sus obras "artísticas" revelaban sentimientos y emociones útiles para comprender sus problemas psíquicos.[1322]

La arteterapia es un lenguaje para mostrar lo que no se puede expresar con palabras. Todo tratamiento a través de las artes es catártico: con el arte accedemos al subconsciente como hace el psicoanálisis con los sueños. Esa comunicación se consigue fácilmente con la música o la danza pero también sirve el teatro (la dramatización), la pintura (un desahogo para pre-psicóticos) o la escritura (que alivia las neurosis). Los sentimientos que se experimentan al representar una obra de teatro, al pintar un cuadro o escribir un diario reflejan partes de nuestro subconsciente, y eso es saludable.

Actualmente se hace arteterapia en hospitales y residencias de mayores. Los pacientes desarrollan su creatividad y se comunican al pintar, modelar con arcilla o hacer fotografías. Según las características individuales se escoge una técnica específica y los temas o motivos adecuados.

1. PINTURA Y ESCULTURA

La simple contemplación de cuadros o esculturas artísticas es ya un medio de relajación y expansión espiritual.

Practicar las artes manuales están indicado en los que se sienten amenazados por relaciones asfixiantes o ven limitado su horizonte vital como ocurre en los que se acaba de diagnosticar una enfermedad crónica como es el Parkinson.

Hay programas especiales de **pintura** para parkinsonianos.[1169] Dicen que el pintor se extasia mientras hace una acuarela aplicando colores claros rítmicamente, con pinceladas amplias sobre el papel mojado. Ese movimiento le absorbe y su mente se olvida de la enfermedad en un proceso de ensimismamiento o meditación placentera.

El proceso creativo ayuda a curar las emociones y los colores se hacen cada vez más claros y brillantes.[1169] Otras veces, las oscilaciones de ánimo del paciente le llevan a escoger temas y colores más tristes y oscuros. Las obras artísticas de los parkinsonianos suelen reflejar estos bruscos cambios en paralelo con sus altibajos emocionales.[1169]

En algunas asociaciones de parkinsonianos, como la de Sao Paulo (Brasil),[1375] las clases de pintura hacen que disminuya el temblor y producen una relajación física y mental. Realizar **figuras con arcilla** u otros elementos plásticos, además de relajante e ilusionante ayuda a controlar los movimientos.

2. LITERATURA Y TEATRO

Yo no sé cómo hay gente que puede pasarse sin escribir, decía –creo recordar- García Márquez. Y es que escritor no es el que vende muchos libros ni siquiera el que publica con sus ahorros su pequeña obrita. Escritor (o pintor) es el que siente la necesidad de escribir (o pintar), de volcar sus sentimientos en el papel (o el lienzo) como si soñase despierto. Eso le alivia y le da salud: el arte cura.

La **lectura** es beneficiosa pero mucho más la escritura. El parkinsoniano debe **escribir** cuentos o pequeños relatos, llevar un diario personal o, lo más simple, hacer una lista de preocupaciones e ilusiones. Algún beneficio se obtiene siempre.

La **dramaterapia** mejora las relaciones de pareja, con los parientes cercanos o con los amigos íntimos. La representación o dramatización de papeles resulta asertiva, auto-afirmativa y puede ser recomendada a algunos pacientes.

3. MÚSICA

"El mundo sin música es un error", dijo Nietzsche. La música modifica el estado de ánimo, controla conductas, favorece la motricidad y ayuda al bienestar de los seres humanos. Desde la antigüedad las medicinas tradicionales usan la música como tratamiento[i].

Actualmente, la músicoterapia es una ciencia reconocida.[724,725]

CAMBIOS FISIOLÓGICOS CON LA MÚSICA

La música afecta la fisiología humana: produce cambios en la respiración, ritmo cardiaco y tensión arterial, baja el cortisol (que sube con el estrés) y aumenta las endorfinas (las hormonas naturales de "bienestar").

El cerebro, y en especial las funciones motoras, son muy sensibles a la música y a cualquier tipo de ritmo, y eso debe aprovecharse para rehabilitar a pacientes con trastornos del movimiento.[1161]

No todo tipo de música tiene la misma influencia sobre el cerebro. La música clásica mejora la cognición[168] posiblemente debido a su estructura rítmica, y cuando se escucha a Mozart sube la puntuación en los test de inteligencia

EFICACIA CLÍNICA

La músicoterapia favorece la comunicación en esquizofrénicos y autistas.[810] También alivia la depresión y la ansiedad y tiene efectos analgésicos: se usa música con intenciones terapéuticas en unidades de cuidados intensivos, en la sala de espera de los dentistas o mientras se realiza una gastroscopia.[562,810]

La música es capaz de reorganizar funciones cerebrales dañadas por lo que resulta muy útil en el Parkinson y otros problemas neurológicos.[1005] Cada hospital o institución sanitaria debería disponer de un experto en

---

[i] En la Biblia aparece una de las primeras descripciones: *"Cuando Saúl estaba enfermo por el espíritu del diablo David tomó el arpa y la tocó con sus manos de modo que Saúl se recuperó y el espíritu del diablo se fue de él* (Samuel 1, 16:23). Los árabes desarrollaron un sistema musical específico para tratar muchas enfermedades, desde la demencia a la sífilis.

musicoterapia[1005] (que es algo más que poner discos en la sala de los pacientes).

La música se tolera[i] bien, no cuesta dinero, es bien asumida y no tiene efectos colaterales.[810]

Se ha demostrado que la música puede aliviar los síntomas y mejorar la marcha y la capacidad funcional global de pacientes con Parkinson, y también con ictus, traumatismos craneales, Alzheimer y otras demencias.[810,867,868,1299]

Con el ritmo de la música se sincronizan sus movimientos musculares y se regularizan y se hacen más eficientes sus capacidades motoras. Con otro tipo de música[ii] se relajan los músculos y la mente y se distraen los pensamientos negativos.

MUSICOTERAPIA EN EL PARKINSON

En el Parkinson la música actúa como estímulo para obtener respuestas motoras y emocionales al combinar movimiento y activar diferentes vías sensitivas.

La terapia musical (canto coral, ejercicios de voz, movimientos corporales libres y rítmicos, y música activa con improvisaciones colectivas) resulta muy beneficiosa para los parklinsonianos. Se produce un mayor rendimiento motor global, apreciándose especialmente que disminuyen la hipocinesia y bradicinesia (UPDRS). También se consigue una clara mejoría emocional, observándose, en las escalas correspondientes, un ascenso significativo de los parámetros que miden la alegría y el bienestar subjetivo).[867,868]

Un aspecto muy importantes para los parkinsonianos es que las sesiones de música mejoran el grado de satisfacción personal, con incremento muy significativo en las escalas de actividades cotidianas y en la calidad de vida.[867,868]

---

[i] Hay que tomar ciertas precauciones: algunas personas se agitan con la música, otros no responden y los ritmos muy rápidos se desaconsejan si hay problemas cardiovasculares graves.

[ii] No toda música es buena para todos. Es imprescindible que le guste al paciente. Según las necesidades y gustos personales se selecciona el tipo de música: clásica, *New Age*, jazz, rock o también canciones tradicionales o "rancias" que alivian a los dementes agitados porque las reconocen y recuerdan su pasado.

4. DANZA

Muchos parkinsonianos que apenas pueden caminar bailan maravillosamente. Los parkinsonianos bailan mejor que caminan, y eso hay que aprovecharlo[i].

El baile de salón mejora la salud en general y ayuda de modos diversos: ejercicio muscular, movimientos de desplazamiento y diversión. La danza, aumenta el volumen muscular de las extremidades[612] lo que resulta obvio. Además, y esto es menos conocido, mejora el equilibrio[ii] en cualquier persona porque pone en marcha las vías propioceptivas[628] y eso sería útil a los parkinsonianos.

LA MELODÍA DEL MOVIMIENTO

En los parkinsonianos no hay parálisis sino que sus movimientos son escasos y lentos. Tienen dificultad para ejecutar y coordinar el movimiento, los pasos sucesivos de las diversas contracciones musculares, el "programa" o "ritmo interno" de cada movimiento.

Sus acciones, además de lentas y escasas, parecen automatizadas, estereotipadas, como un robot. A estos pacientes les falta lo que llamamos, muy significativamente, "melodía" cinética, la melodía o ritmo del movimiento.

Hace mucho que se sabe que los parkinsonianos aprenden "trucos" para andar cuando se sienten "parados" : andan marcando el paso mentalmente, dan los pasos sobre objetos de referencia (el bastón o marcas en el pavimento), se aprovechan para caminar de una música que está sonando (mejor si es rápida, tipo "marcha militar") o utilizan otras tretas. Es como si los parkinsonianos, para moverse, tomaran "prestado", de fuera, el ritmo que a ellos les falta.

Eso es lo que hace la música y el baile con estos pacientes : les proporciona un ritmo, la base "melódica" del programa de movimiento que

---

[i] El sentido común adivina las diferencias entre un parkinsoniano que no hace ejercicio, que se queda en casa, triste y sin relacionarse, y otro que encuentra aliciente en un grupo de amigos que se dedican a salir y bailar. Aunque sólo fuera como rehabilitación física, psicológica y social, el baile les mejora.

[ii] Los hombres y mujeres que hacen ballet tienen más estabilidad en las pueblas de equilibrio sobre plataformas especiales informatizadas.[628] Esto parece lógico pues el baile supone un caudal de aferencias propioceptivas y un entrenamiento de los sistemas que intervienen en el movimiento y equilibrio.

a su cerebro le falta. Los parkinsonianos mejoran mucho con el baile pero es fundamental que se les haga un control cardiológico y tener mucho cuidado con las caídas.

5. BIODANZA

La biodanza combina diversas modalidades de baile que se asocian con otros ejercicios rítmicos y el terapeuta presta atención especial a determinados síntomas, los más importantes del paciente o sobre los que se quiere actuar en concreto.

EL BAILE VARÍA SEGÚN EL PACIENTE

Mientras se sigue la música, el baile se acompaña o alterna con ejercicios de paseos rítmicos y sinérgico (para la hipocinesia), se usan bailes que motivan emocionalmente (para el temblor), se hace una danza "libre" combinando ejercicios fluidos (contra la rigidez).

En los pacientes con dificultad para iniciar movimientos se ejecutan bailes lentos y expresivos. Si el problema son las secuencias motoras complejas se hacen cambios bruscos de ritmo (de una samba se pasa al jazz o al tango), y en trastornos de lenguaje se combina la danza con canto suave adecuado al paciente.

Para los pacientes poco expresivos se utilizan danzas creativas, ricas en movimientos originales. En personas tímidas y en los que tienen una baja autoestima se programan bailes en los que se requiere contacto próximo y frecuente con otros y en los que hay que marcar los pasos con determinación. El baile sirve para todos y además puede personalizarse según las características del paciente. [1364]

6. CANTO

Se han descrito claras mejorías en los parkinsonianos que entran a cantar en grupos corales.[643] Hay protocoles específicos para ellos con terapia musical de la voz que incluyen ejercicios de canto y vocalización.

En los pacientes con problemas de lenguaje se consigue que el habla se haga más inteligible, apreciándose que aumenta su intensidad, la frecuencia de base y la variabilidad tonal.[443]

Cuando el problema principal es la hipofonía resulta muy eficaz un método de tratamiento (denominado sistema Lee Silverman)[i] que mejora la intensidad de voz.

[i] Con PET y estudios de flujo cerebral regional se ha observado que, previamente, los parkinsonianos al intentar hablar tenían una mayor activación de las áreas premotoras y motoras (asociadas con esfuerzos voluntarios), y que tras seguir el tratamiento, se reorganizan las áreas activas durante el habla, dependiendo más de circuitos más automáticos (ganglios de la base, insula anterior) como ocurre en personas sanas.[664]

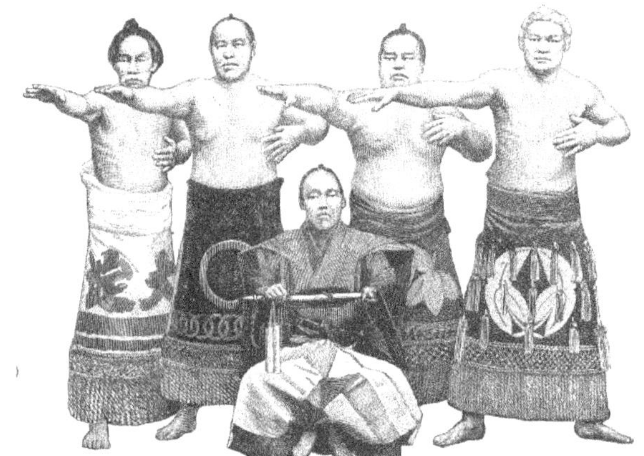

21. Artes marciales

Algunas de las artes marciales orientales se basan en posturas y ejercicios físicos que combinan con meditación y coordinación global del cuerpo. Equivalen a mezclar, coordinadamente, una rehabilitación física y cognitiva que mejora el estado anímico, la fuerza y el equilibrio. Y eso puede resultar muy útil a los parkinsonianos.

1. TAI-CHI

Es un arte marcial[i] sin armas o instrumentos que incluye meditación y ejercicios. Desde el siglo III, se usa en China para promover y reforzar la salud de un modo global. Simplicando, el ***Tai-Chi*** es una "meditación del movimiento": pensar y concentrarse en los movimientos que se hacen hasta conseguir un control máximo.

Los ejercicios están diseñados para facilitar la relajación, controlar el cuerpo y armonizar los principios activos *(yang)* y pasivo *(yin)*. Usa movimientos fluídos, rítmicos, deliberados, con posiciones y posturas cuidadosamente formuladas, recordando a veces el boxeo.

Hay varias modalidades. El más popular es el estilo ***Yang***: postura de miembros abiertos, lento, fuerte, rítmico y fluído. El ***Chen*** (muy variable, con constantes cambios de ritmo y pasos bruscos de rápido a lento, se emplea más en competiciones. Un tercer estilo ***Wu*** es vigoroso pero más lento, destacando las posturas de ataque y defesa (se parece al *"kung-fu"*); es el menos popular. (HAIN 2001). Es la persona la que adapta su propio estilo o una mezcla de ellos.[116] En personas mayores[ii] con

---

[i] *"La enorme grulla intentaba comerse una pequeña serpiente pero ésta burlaba al gran pájaro, esquivando y repeliendo cada ataque con inusitada rapidez y pericia".* Les observaba un monje taoista, Chang San Feng, experto en artes marciales, que quedó tan impresionado por la flexibilidad y gracia natural de los movimientos del reptil que los copió para mejorar su sistema de defensa y ataque. Había nacido el *Tai-Chi* en la China de hace tres mil años.

[ii] Las 108 formas en que se enseña clásicamente el *Tai Chi* se han reducido a 10 para aplicarlas en la práctica a personas mayores en Occidente.[1255]

limitaciones físicas o parkinsonianos avanzados se realiza una forma simplificada, ***Tai Chi Chih***, que es asequible para cualquiera.[1357]

Hay mucha gente que hace ejercicio (paseo, carrera, gimnasio, natación, aerobic) pero el Tai Chi es algo más que quemar calorías. La actividad mental y el aprendizaje mediante relajación y concentración en los movimientos activan los lóbulos frontales. Es la mente la que aprende a controlar los movimientos corporales.[49,300]

El Tai-Chi mejora la estabilidad postural y reduce el riesgo de caídas en parkinsonianos y en personas mayores, mucho más que otros ejercicios. Nadie lo discute: es un hecho científicamente comprobado[i] (usando equilibradores informatizados entre otros) y avalado por numerosos estudios.[231,567,818,819,930,1139,1254,1256,1257,1258,1263,1264,1315]

2. QIGONG

El *Qigong* es un antiguo sistema de entrenamiento chino similar al Tai-Chi pero más profundo, asociando los movimientos corporales y respiratorios con la meditación. Se practica desde hace milenios para mejorarla salud y promover la longevidad.[204] En China hay muchas clínicas de Qigong y en algunos hospitales se integra con la medicina tradicional china y con la occidental.[1012]

Sus principios básicos integran la meditación, la toma de conciencia, el movimiento y la respiración. El Qi gong es más que una terapia mente-cuerpo, es introducir la mente en el cuerpo, usa visualizaciones y ejercicios para dirigir la atención mental a zonas específicas del cuerpo y al control de movimientos con la consiguiente mejoría.[566,858,1011,1013] Es más tranquilo que el Tai-Chi por lo que se prefiere para personas cardiópatas o muy limitadas.

---

[i] Estudios de laboratorio que incluyen equilibradores y controles informatizados confirman que los que practican Tai Chi mejoran en todos los parámetros de marcha, en fuerza física, en estabilidad, disminución de estrés y en rendimiento funcional global.[1263] También es útil en rehabilitación cardiaca[175,648,1151] y reduce la osteoporosis.[457,934]

Durante la práctica del Qigong (al igual que en otras técnicas de meditación) cambia el electroencefalograma[i] que es totalmente distinto al de reposo (potenciación alfa); también se modifican otras funciones neurofisiológicas con cambios apreciables mediante potenciales evocados, sonografía Doppler transcraneal, espectroscopía y otros sistemas de medición.[632,666,667,879,1302,1305]

Uno de los hallazgos más significativos es que el entrenamiento con Qigong modula el sistema nervioso autónomo. Aumentar el tono parasimpático con disminución de la frecuencia cardiaca,[633] estabilizar el simpático y es eficaz contral la hipertensión esencial.[634]

Los estudios científicos demuestran que el Qigong mejora la salud general y psicosocial en personas mayores.[173,743,1179] Es eficaz en la depresión[1179] y para diversas patologías neurológicas[1011,1012,1013] : en la recuperación de hemiplejias y paraplejias, en problemas de columna vertebral,[668] reduce el dolor rebelde[1265] y aliviar los problemas respiratorios de la distrofia miotónica.[840]

El Qigong ha demostrado su eficacia en parkinsoniansos, especialmente para el temblor y se han hecho estudios controlados comparándolo con el Tai-Chi y otros ejercicios.[300]

3. OTRAS ARTES MARCIALES

Beneficios similares en equilibrio, fuerza y disimnución de caídas, aunque algo menos evidentes se han observado con otras artes marciales como el *Tae-Kwon-do.*[125]

---

[i] Estos cambios electroencefalográficos se hacen permanentes conforme pasan los meses, con mayor tendencia a la sincronización. Eso indica que la activicad cerebral pasa de una situación activa a otra más "armónica" y tranquila, y que ese proceso se va ajustando gradualmente (son evidentes tras un año de entrenamiento).[1272]

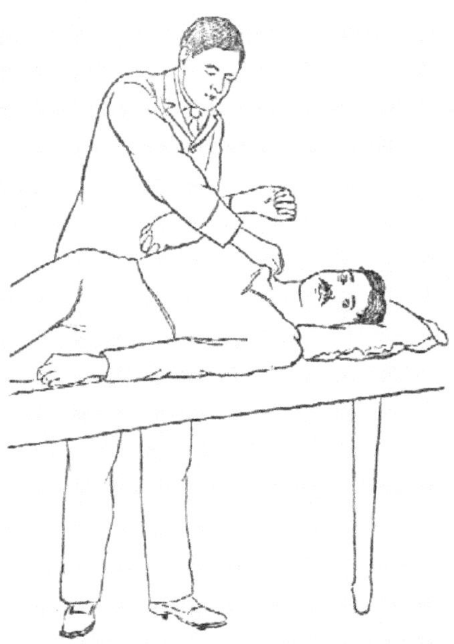

22. Técnicas de Alexander y Trager

En estas dos técnicas el individuo "toma conciencia" de la posición de su cuerpo, de cómo dipone sus miembros, tronco y cabeza, y del modo en que se mueve, para poder influir mentalmente sobre esas situaciones. Así pues son métodos de intervención cognitiva sobre la postura y el movimiento. La técnica de Alexander es básicamente una reeducación postural mientras la de Trager es un adiestramiento psicomotriz.

1. TÉCNICA DE ALEXANDER

F.M. Alexander, nació prematuro en 1869. Fue un niño enfermizo con problemas de columna y dificultad para hablar, con carraspeo y ronquera. Observándose ante un espejo se dio cuenta de que su voz empeoraba cuando adoptaba ciertas posturas, precisamente las más habituales en él. Ensayó a cambiar posturas y movimientos y progresivamente aprendió a "usar" mejor la musculatura del cuerpo hasta que recobró el control de su voz.[1168] Luego, perfeccionó su método y lo aplicó a tratar a otras personas[i].

La técnica Alexander es un método práctico de reeducación corporal que ayuda a detectar y reducir el exceso de tensión en el que muchas veces no reparamos, pero que origina muchos de los problemas de dolor, postura, equilibrio y rigidez del cuerpo. Mejora el "uso que hacemos de nosotros mismos" en las actividades de la vida diaria, en casa, en el trabajo, en el deporte, etc., relajando la musculatura y mejorando la coordinación, la fluidez en el movimiento, el equilibrio y la respiración.[862] El

[i] Alexander se había dado cuenta de que sus problemas se debían al mal uso de su propio cuerpo, y que lo mismo le ocurría a otras personas: la mayoría están de pie, se sientan y se mueven de manera defectuosa. Y para ayudarles desarrolló y sistematizó las técnicas para el buen uso de su musculatura. Gradualmente descubrió que podía aliviar muchas enfermedades somáticas y mentales.

tratamiento Alexander es una sofisticada forma de rehabilitación[i], o mejor dicho de reorganización de todo el equipo muscular y a través de este de muchos otros órganos.[1168] Puede aliviar diversos tipos de dolencias tanto físicas como psíquicas, a veces hasta niveles sorprendentes, al enseñar al paciente a usar su musculatura de una forma diferente.[1168]

EN EL PARKINSON

El éxito de la técnica Alexander está perfectamente documentado y ha sido motivo de diversos estudios científicos que avalan su efectividad y desde 1996 está incluída en la Seguridad Social británica. Esta reeducación postural y psicomotriz desarrolla la atención y el control del movimiento por lo que está especialmente indicada como terapia complementaria en la enfermedad de Parkinson.[845,1121]

Las investigaciones confirman que esa técnica ayuda de modo duradero a los parkinsonianos mejorando su capacidad física, y también su ánimo.[1122,1123] En estudios controlados y randomizados con tres grupos de parkinsonianos, uno recibió 24 sesiones de técnica Alexander y otro de masaje y un tercer grupo nada. A los seis meses, los pacientes del grupo de técnica de Alexander fueron los que más mejoraron en posturas y movilidad y estado de ánimo.[1123]

2. TÉCNICA TRAGER

La técnica Trager es una aproximación psico-somática para mejorar la postura y el movimiento. Trata de liberar el cuerpo y la mente mediante el tacto y la educación del movimiento y el método ha sido desarrollado durante 65 años por el doctor Milton Trager.

---

[i] Estas palabras son de Tiembergen en el discurso de aceptación del Nobel de Fisiología y Medicina de 1973, en el que se deshizo en elogios sobre esta técnica: *"Lo que Alexander ha descubierto es que el mal uso de los músculos del cuerpo durante toda una vida (causado por ejemplo por estar demasiado tiempo sentado y poco tiempo andando) puede hacer que todo el sistema vaya mal. Como consecuencia, informes de que "todo está correcto" son recibidos por el cerebro (o quizás interpretados como correctos) cuando de verdad todo está muy mal. Por ejemplo una persona puede sentirse "a gusto" derrumbada ante el televisor, cuando de hecho está maltratando toscamente a su cuerpo".*[1168]

Una sesión tiene dos fases, pasiva y activa. En la primera el trabajo se realiza sobre una mesa. No se usan aceites ni lociones y el paciente permanece vestido con ropa ligera, confortablemente acostado sobre una mesa acolchada. Usando movimientos naturales, suaves, no intrusivos, el terapeuta ayuda a liberar esquemas físicos y mentales antiguos que se produjeron como respuesta a accidentes, enfermedades o cualquier trauma físico o emocional, incluyendo el estrés cotidiano. De esa forma se facilita la relajación profunda, la movilidad física y la claridad mental. Los movimientos nunca son forzados de modo que no se produce dolor ni molestias.

En la fase activa el profesor enseña al paciente movimientos simples, activos, que apenas requieren esfuerzo y que luego podrá él mismo realizar en casa o en el trabajo. Estos movimientos que luego el paciente efectúa a su albedrío durante las actividades cotidianas se llaman "mentáticos" y su objetivo es mantener y reforzar los beneficios obtenidos durante las sesiones, continuando la relajación de los esquemas corporales profundamente alojados.[1368] Los efectos de la técnica Trager son acumulativos y la mejoría se advierte con el paso del tiempo.

EFICACIA CLÍNICA

Toda persona que desee mantenerse en forma o reencontrarla tras una situación difícil puede beneficiarse de la técnica Trager: alivia las tensiones corporales, los problemas de estrés, las posturas anormales y la movilidad reducida. Es útil en gerontología y en personas con lesiones medulares, distrofia muscular, esclerosis múltiple y trastornos del movimiento.[196,297,616,1368]

La técnica Trager está específicamente indicada en la enfermedad de Parkinson.[296,616] Mejora la rigidez, hasta el 80 % después de una sesión de veinte minutos (estudio realizado en 30 parkinsonianos con escala UPDRS y electromiografía).[616] Se ha demostrado que la terapia Trager inhibe el reflejo de estiramiento y esa sería la causa de que se reduzca la rigidez muscular.[296]

Hay en marcha un estudio prospectivo para investigar más profundamente los resultados de la técnica de Trager específicamente en el Parkinson.[616]

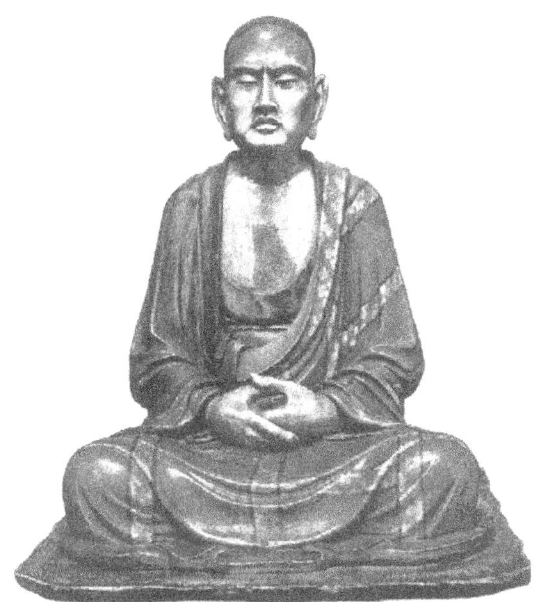

23. Meditación y relajación

Es inevitable el solapamiento. Hay muchas técnicas, desde la acupuntura al hipnotismo, desde el método Alexander al Tai-Chi que usan la meditación y la relajación, procedimientos estos que, a su vez, son variantes de terapias cognitivas y pensamiento dirigido. Tienen una base común, la integración cuerpo-mente en diferentes modalidades, unas hacen más énfasis en el cuerpo (las ya estudiadas) y otras (las que ahora veremos) en la mente: meditación, entrenamiento autogénico, bio-feedback, hipnoterapia y yoga.

1. MEDITACIÓN

Es una antigua técnica para tranquilizarse y concentrarse mentalmente. Es independiente de la religión, aunque todas las grandes religiones tienen formas de meditar.[614]

Con la meditación se consigue un estado de conciencia saludable, que frena ciertas tendencias mentales negativas y proporciona una estrategia adecuada para enfrentarse al entorno.[406] El que medita debe evitar pensamientos indeseados y los inevitables "ruidos" mentales; para ello dirige la atención a algún objeto físico o a una imagen visual, o bien se concentra en uno modo de respirar, en una postura especial (los asanas del yoga) o en movimientos estereotipados (como en el Tai-Chi).[614]

NEUROFISIOLOGÍA DE LA MEDITACIÓN

Hay una base neurológica de la meditación: se atenúan las eferencias (pasividad motora) a la vez que se inhiben las aferencias (aislamiento sensorial) lo que lleva a una "reestructuración cognitiva" en la que se replantean los procesos mentales que requieren atención preferente. Las áreas asociativas de la corteza cerebral quedan "desconectadas" en mayor o menor grado (depende del tipo y profundidad de la meditación) en un proceso que dirige el tálamo u otras estructuras reticulares filogenéticamente antiguas.[249]

CAMBIOS FISIOLÓGICOS GENERALES

La meditación es una tarea mental compleja que incluye modificaciones fisiológicas y neuroquímicas[831,832]: cambia el ritmo respiratorio, la frecuencia cardiaca, la conductancia de la piel[1175] y el metabolismo[i] basal.[86] También refuerza el tono gaba-érgico del hipotálamo (lo mismo que hace el Valium y otras benzodiacepinas) lo que tiene efecto ansiolítico y tranquilizante.[309,310] (un fenómeno parecido a las endorfinas de los que practican *"footing"*) [309,310] y aumenta la melatonina plasmática.[1172] La meditación repetida mejora el sistema inmune (se producen más anticuerpos tras la vacuna de la gripe).[245]

El electroencefalograma de la meditación u otros estados de concentración y relajación (Zen, yoga) muestra cambios específicos[ii] y diferentes de los del sueño profundo.[641] También cambian los potenciales evocados de tronco[1156] y se retrasan o dispersan los potenciales somestésicos (por menor reactividad cerebral a las aferencias sensitivas).[671]

APLICACIONES EN EL PARKINSON Y OTROS PROCESOS

Durante la meditación aumenta la actividad del cerebro como demuestra el aumento de flujo sanguíneo en tálamo y ciertas zonas de la corteza, según se objetiva con SPECT (en monjes budistas)[831] y reoencefalografía.[519] La Resonancia magnética funcional[626] y la PET[679] demuestran que se activa estructuras neuronales implicadas en la atención y en el control del sistema nervioso autónomo.[604] También mejora las funciones ejecutivas, con mayor atención al realizar tareas[1177] y produce mejorías cognitivas y afectivas por lo que se usa la rehabilitación de los traumatismos craneales[74] y se ha propuesto como terapia complementaria en epilepsia[1275] y demencias.

---

[i] En monjes budistas del monasterio de Rumtek (India) el metabolismo de reposo (VO2) durante la meditación tiene grandes variaciones: desde subir el 61 % a bajar un 64 %.[86]

[ii] Hay mayor sincronización y amplitud[568,635,1176] e incremento de la actividad alfa.[856] Cuando la atención se internaliza y genera la experiencia de "paz interior" aumenta la sincronización theta frontal media.[10,11] En los que meditan habitualmente el EEG es diferente aunque no se concentren, con diferentes grados de activación alfa y theta.[256]

En el Parkinson la meditación tiene tres ventajas: en el plano mental favorece las funciones cognitivas; en cuanto a la motilidad mejora la ejecución de tareas; y, en la vertiente anímica, puede aprovecharse su efecto gabaérgicotranquilizar, relajar, y aliviar el temblor y otros síntomas relacionado con el estrés.[614]

2. HIPNOTERAPIA

Los druidas (siglo I-II aC) ya utilizaban una especie de hipnosis ("sueño mágico") con fines curativos, pero fue en el el siglo XIX cuando se desarrolló el hipnotismo actual con técnicas capaces de capturar por completo la concentración de una persona mirándole a los ojos y diciendo palabras sugerentes. La Asociación Médica Británica (en 1955) y la Asociación Médica Americana (1958) aprobaron la hipnosis como técnica terapéutica (hipnoterapia) que, desde entonces, ha aumentando su nivel profesional y sus aplicaciones clínicas.[702,1089]

La hipnoterapia usa el poder de la mente para aliviar problemas físicos y emocionales. Ayuda a que el paciente descubra las causas psíquicas y afectivas de sus dolencias. En la hipnoterapia hay más interacción entre el terapeuta y el paciente que en la simple hipnosis..[1322]

TÉCNICAS DE HIPNOSIS

El paciente se relaja en una silla o cama confortable mientras el terapeuta, con voz firme pero monótona le induce un estado hipnótico (ni sueño ni vigilia). Se le pide que se relaje y que respire profunda y lentamente. Luego intenta extraer información subconsciente sobre las causas del problema, preguntando sobre sucesos recientes o lejanos, incluso de la infancia y hace sugerencias al respecto. El paciente sale del estado hipnótico con una sensación de energía, calma y bienestar.1323 Puede continuar el tratamiento en casa con cintas de audio para autohipnosis. También hay programas informáticos (*"NEURO-HYPNOSYS"*) con mensajes subliminales que se reproducen periódicamente mientras se induce una hipnosis superficial. El contenido de los mensajes lo decide previamente el sujeto para auto-convencerse de dejar el tabaco, perder peso o... estar menos rígido y tembloroso (en el caso de un parkinsoniano).

CAMBIOS FISIOLÓGICOS

La hipnosis lleva a un estado de concentración con intensa atención interior[442] y produce cambios fisiológicos cerebrales y corporales. El electroencefalograma muestra cambios (con incremento de ritmo alfa) diferentes a la simple relajación o adormecimineto (incremento theta).[1246] Las personas varían en sus niveles de atención y eso influye en su predisposición[i] a ser hipnotizados y a la profundidad de hipnosis que alcanza.

EFICACIA CLÍNICA

En medicina general, los estudios clínicos controlados demuestran que la hipnoterapia puede ser eficaz en multitud de situaciones clínicas[ii]. En paciente psiquiátricos es un tratamiento eficaz y de bajo riesgo,[1041] con buenos resultados en diveros tipos de fobias,[445,841,1109] neurosis de guerra,[1227] contracturas musculares de base funcional,[487] ansiedad y estrés postraumático,[1101] insomnio crónico,[73] bruximo nocturno,[199] fibromialgia,[433] depresión reactiva a cancer o patologías crónicas.[1150]

Hay neurólogos expertos en hipnoterapia.[442] Resulta útil en migraña[730] y cefaleas crónicas no vasculares,[432] en la distrofia refleja autonómica[377] y en la hiperhidrosis psicógena (modula la respuesta autónoma).[1297]

HIPNOTERAPIA EN EL PARKINSON

En el Parkinson puede mejorar el temblor parkinsoniano.[1217] Sesiones diarias (tres a cuatro) de hipnosis (seguidas de autohipnosis en la casa), son un buen remedio para los parkinsonianos, y la mejoría del temblor se demuestra con electromiografía.[1297] También alivia algunos de síntomas generales de los parkinsonianos: dolores crónicos, trastornos del sueño, alteraciones neurovegetativas, etc.

---

[i] Esas diferencias individuales a la hipnosis pueden medirse en escalas[258,259] y se objetivan con el electroencefalograma: los más fácilmente hipnotizables tienen mas actividad de la banda theta-2 (5.5-7.5 hertzios) y de la banda rápida (40 herzios).[257,427] Dicen que esa susceptibilidad depende de la capacidad de inhibición del lóbulo frontal pero los mecansimos son más complejos.[545,546]

[ii] La hipnoterapia mejora la dispepsia,[152,341] colon irritable,[627,1119] enfermedad de Cronn, dispareunia,[549] disfagia,[595] reflejo nauseoso exagerado,[841] disnea crónica,[26] tinnitus idiopático,[99] dermatitis atópica,[1129] vómitos del embarazo,[1173] ansiedad,[1124] y dolor.[500, 827] Dicen que aumenta la fecundidad[920] o disminuye las verrugas.[327] Para adelgazar[24,1131] y dejar el tabaco,[4,1243] los resultados son limitados.

3. ENTRENAMIENTO AUTÓGENO

Lo de autógeno es porque lo puede realizar uno mismo. Se trata de adiestrar a una persona para que sea capaz de alcanzar un estado de relajación y enfrentarse a una situación estresante sin necesidad de un terapeuta a su lado. Es una técnica de relajación profunda con ejercicios mentales que realiza el propio sujeto. Se le ha comparado a la autohipnosis pero está más cerca de la meditación.[116]

Todo empezó poco después de 1880 en el Instituto Neurobiológico de Berlín. Oskar Vogt observó que algunos pacientes eran capaces, por sí solos, de provocarse un estado auto-hipnótico que parecía beneficioso para su recuperación. Luego Johannes Schultz, psiquiatra y neurólogo, experimentó con variantes de estas técnicas de auto-hipnosis y encontró que se aliviaban muchos síntomas y enfermedades relacionadas con el estrés, sentando las bases de lo que se conoció como entrenamiento autogénico.

TÉCNICAS EMPLEADAS

En muchas investigaciones actuales sobre entrenamiento autogénico se habla de bio-feedback (retroalimentación) porque, para valorar sus efectos se recurre a equipos y sistemas técnicos capaces de registrar los parámetros de estrés: miden el ritmo repiratorio, el pulso, la tensión arterial y la temperatura de la piel. El objetivo de la terapia autogénica es que el cuerpo sea capaz de autoregularse y los ejercicios se enfocan a los miembros, pulmones, corazón, diafragma y cabeza. Se obtiene una respuesta fisiológica: los músculos se relajan, aumenta el flujo sanguíneo periférico, disminuye la frecuencia cardiaca y la tensión arterial, la respiración se hace lenta y profunda y se consume menos oxígeno.

APLICACIONES CLÍNICAS

Se puede aplicar a la mayoría de las patologías relacionadas con el estrés.[121] Es eficaz en adolescentes con problemas emocionales y de comportamiento,[403] en cefaleas primarias (disminuye la frecuencia y consumen menos medicación),[1314] en ansiedad, depresión y en tratornos del sueño, en cuidadores de enfermos[778] y en pacientes geriátricos que conserven facultades mentales.[576]

El entrenamiento autogénico se emplea en pacientes geriátricos tutorados por personal de enfermería, con buenos resultados en la enfermedad de Parkinson y en otros trastornos neuropsiquiátricos. Es más evidente la mejoría de síntomas como la inquietud y trastornos del sueño.[1127] Como terapia complementaria mejora a los parkinsonianos cuando lo aprenden y realizan.[1127]

4. BIOFEEDBACK (RETROALIMENTACIÓN)

En español no hay un término adecuado para *"bio-feedback"*: lo más parecido es retroalimentación o retroacción pero se usan menos. El *bio-feedback* es una técnica terapéutica mediante la cual una persona aprende, ayudada por un sistema de registro y transformación auditiva o visual, a reconocer y controlar un parámetro fisiológico.

Por ejemplo, para controlar la tensión muscular o el ritmo cardiaco se usan sensores de superficie (sobre la piel del músuclo o del corazón) que recogen leves modificaciones eléctricas; se amplifican en un aparato que las transforma en señales acústicas o visuales (o ambas) para que el paciente pueda verlas. De ese modo, al estar continuamente informado (retro-alimentado) de la situación de sus músculos o de su ritmo cardiaco aprende a controlarlo.[745]

TÉCNICAS DE BIOFEEDBACK

Las técnicas de biofeedback (registro y visualización/audición) más utilizadas son sensores[i] para electromiograma, temperatura de la piel, conductancia cutánea, tensión arterial, ritmo cardiaco y ondas electroencefalográficas.[745]

Si queremos que disminuya la tensión muscular, aumentamos el volumen de la señal acústica y la intensidad de la luz del registro con lo que el paciente tiende (y aprende así) a relajarse para evitar esas molestias.[745]

---

[i] El electromiograma registra la contracción muscular con electrodos de superficie o aguja. Los sensores térmicos miden la temperatura de la piel que depende de los cambios de flujo sanguíneo en las arteriolas subcutáneas (se ponen en el dedo medio de las manos). La conductancia cutánea refleja la actividad de las glándulas sudoríparas bajo los sensores. Los sensores de ritmo cardiaco y tensión arterial informan sobre sus modificaciones. Las ondas del electroencefalograma traducen la actividad de áreas o el modelo global de actividad (alerta, vigilia, somnolencia, sueño).[745] Los parámetros que se decide medir dependen del trastorno que se quiere valorar y tratar.

CAMBIOS FISIOLÓGICOS

El *biofeedback* parte del concepto de que tenemos la capacidad innata de influir en las funciones habitualmente automáticas de nuestro cuerpo, a través de la voluntad y la mente.

Al poder observar cómo y cuando se contraen nuestros músculos o cómo cambia la temperatura de la piel o los latidos del corazón se puede aprender a controlar esos fenómenos fisiológicos que normalmente serían involuntarios (ritmo cardiaco o tensión arterial) que suben con el estrés.

La máquina registra los resultados de nuestro esfuerzo y podemos así conocerlos y aprender a controlarlos.Con *neuro-feedback* se consige reducir la hipertensión arterial, la contracción muscular y hasta las jaquecas o síncopes neurocardiogénicos.[746] Usando bio-feedback con electroencefalograma se puede controlar en parte la actividad eléctrica cortical[303,304,1206] y modular funciones cognitivas con lo que mejora la atención, concentración y relajación.[303,304]

BIO-FEEDBACK EN EL PARKINSON

El bio-feedback es eficaz en trastornos neurológicos[745] y, en concreto, en la enfermedad de Parkinson[705] son muchos los síntomas que puede aliciar: temblor, rigidez o tensión muscular excesiva, trastornos del sistema neurovegetativo, problemas de sueño y dificultad al hablar).

El entrenamiento en relajación mejora el temblor, tanto en el parkinsoniano como el esencial.[1995] También con retroalimentación puede mejorar[284,992] el lenguaje[i] y la contracción muscular[ii] de los parkinsonianos.

---

[i] Se les graba cuando leen un texto en voz alta o su lenguaje espontáneo y luego se les reproduce en un ordenador que, junto al sonido, desplaza imágenes de sus cambios de intensidad y frecuencia. De ese modo corrigen mejor su lenguaje, no sólo en la clínica sino también con un ordenador portátil o un disquete para reproducirlo en casa.[992]

[ii] Se les entrena para esfuerzos en los que mantienen constante una presión débil, media y máxima (por ejemplo, se les pide que aprieten su pulgar contra el índice). Unos electrodos de superficie sobre los músculos reflejan en una pantalla una imagen del grado de contracción que realizan.[1189]

5. YOGA

El yoga[i] es un tradicional método psico-filosófico-cultural de la India para dirigir la propia vida, aliviar el estrés, inducir relajación y promover la salud. Es un método de control de la mente que une la energía individual latente con la energía del Universo.[1275] Las técnicas más practicadas son Pranamaya (respiración profunda), Asanas (posturas físicas) y Dhyana (meditación) que se mezclan en proporciones diferentes según las escuelas.[1275]

No hay que creer ni asumir los principios filosóficos del yoga sino los recursos que pueden aplicarse a mejorar nuestra salud: esto es lo que se conoce como terapia por yoga o yoga terapéutico. Hay muchos tipos de yoga (asanas, meditación, ...) y modos de realizarlo que se ajustarán por un profesor según las características del paciente y el problema a tratar.

CAMBIOS FISIOLÓGICOS Y APLICACIONES

El yoga y otras formas de meditación producen cambios cerebrales que se traducen en modificaciones psicológicas, del sistema nervioso autónomo y de los sistemas de sueño y vigilia[ii], y que cambian la bioquímica cerebral (efecto gabaérgico) y el electroencefalograma.

El consumo de glucosa aumenta en el cociente fronto-occipital como se objetiva con PET.[464] En sangre disminuye el cortisol[548] y aumenta la melatonina.[1172] El yoga se usa como terapia comple-mentaria para tratar[1275] la epilepsia[iii], la parálisis facial[1268] y la depresión.[512]

YOGA EN EL PARKINSON

Los parkinsonianos pueden beneficiarse del yoga en varias formas. Hay que luchar contra la rigidez y se escogerá un tipo de yoga con la máxima

[i] La palabra yoga viene del sáncrito "unión" o "unir". Significa unir o integrar el cuerpo con la mente o espíritu. Esa integración es un concepto o pensamiento cuya importancia siempre se ha reconocido en Oriente y, en los últimos tiempos, se extiende a Occidente.

[ii] El yoga modifica los ciclos vigilia-sueño (que tienen una evolución filogenética y ontogenética) y hay posibilidades de que consiga controlar de algún modo los sueños.[641]

[iii] En epilépticos la práctica de meditación (Sahana Yoga) produce una clara mejoría en la sensibilidad al contraste visual y cambios en las latencias de los potenciales evocados auditivos.[880]

amplitud de movimientos. Eso es muy importante también para las articulaciones.

En el Parkinson, una aproximación como el *hatha-yoga* (el yoga del cuepo) es particularmente interesante porque pone el acento en el equilibrio y la flexibilidad del cuerpo además de favorecer la relajación mental (y eso disminuye los temblores, tan dependientes del estrés).

El parkinsoniano tiene una respiración muy superficial (aún más que la mayoría de las personas), que le predispone a infecciones pumonares, especialmente en fases avanzadas. Con los ejercicios de yoga respiratorio pueden fortalecer los pulmones y expandir la caja torácica. Hay posturas y ejercicios respiratorios del yoga especialmente indicados que limpian el exceso de secreciones.[638]

Por otro lado, la respiración puede usar vías automáticas o conscientes y con algunos ejercicios se aprende a integrar ambos aspectos. Eso beneficia el estado emocional ya que, según la modalidad de respiración, se conslgue una mayor o menor relajación y tranquilidad, tan importante también para los parkinsonianos.[638]

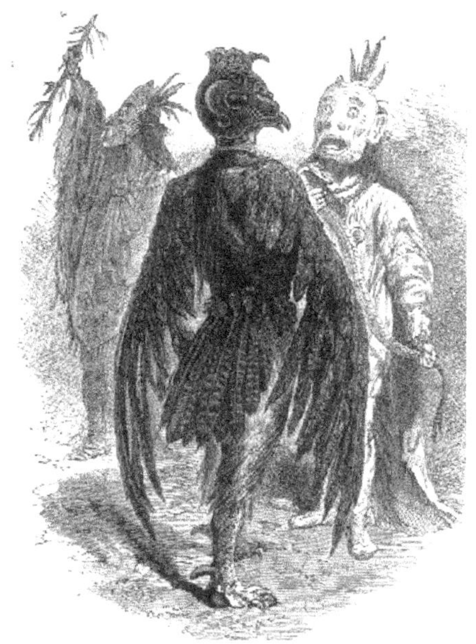

24. Placebos y nocebos

El placebo[i] cura. Eso está tan claro que los ensayos clínicos deben tenerlo en cuenta: un porcentaje de la mejoría de los pacientes se debe al efecto placebo. Y si el placebo cura, ¿por qué no usarlo para curar? Si alivio mi jaqueca con un producto inocuo, por qué continuar con dolor de cabeza o tomar pastillas con efectos tóxicos.

El **placebo** está relacionado con los mecanismos de placer y recompensa y tiene una base neurobioquímica: la descarga de dopamina[ii] en el estriado.[251,254] Con PET (tomografía por emisión de positrones) se ha demostrado que al tomar placebo se descarga dopamina en el estriado ventral (núcleo accumbens)[251,253,254]. El placebo es muy potente en los parkinsonianos y activa el sistema dopaminérgico nigroestriatal dañado.[252,253]

El efecto placebo viene mediado por mecanismos placer-recompensa[253]: es la expectativa de una recompensa (en este caso el beneficio clínico) lo que desencadena la respuesta placebo.[253] Y lo hace por dos mecanismos: hay un condicionamiento inconsciente (de base hormonal) y otro consciente (cognitivos, que dependen de la expectación desencadenada verbalmente, según lo que se dijo que ocurrirá).[82,253] La marcha de los parkinsonianos mejora con placebos verbales: palabras que les alientan a caminar bien.[82]

---

[i] El propio diccionario de la RAE reconoce que mejoran los síntomas con *PLACEBO*: m. Med. Sustancia inocua que carece de valor terapéutico directo, pero se administra a los enfermos por su efecto sugestivo benéfico: algunos enfermos necesitan un placebo para superar sus síntomas. Más precisos son los diccionarios médicos: *PLACEBO*: m. Sustancia que no posee efectos farmacológicos, pero que puede ejercer un efecto psicológico o psicofisiológico debido a las expectativas que tiene el receptor sobre su tratamiento activo.

[ii] Los placebos también aumentan los opioides endógenos lo que tiene efecto analgésico que es reversible con naloxona (antagonista opiáceo) lo que demuestra su base neuroquímica.[79]

Eso se ha visto en pacientes a los que se aplicó estimulación transcraneal magnética y obtuvieron una gran mejoría tanto objetiva (escala motora UPDRS y de depresión de Hamilton) como subjetiva.[849] Podría pensarse que el magnetismo es bueno para el Parkinson si no fuese porque... el grupo control, al que se le aplicaron electrodos y se realizaron maniobras similares pero sin magnetismo, tuvo una mejoría idéntica.[849] El placebo cura, y en los parkinsonianos muy evidente[i]. Al fin y al cabo el placebo reproduce los esquemas de recompensa y placer que se ven en las adicciones y que parece que faltan o escasean en los parkinsonianos. También se ha visto en los que se hace tratamiento quirúrgico del Parkinson: la expectación (más o menos optimista) condiciona los resultados de la implantación de estimuladores en subtálamo.[922]

En ensayos clínicos con medicación oral también se ha demostrado lo importante que es el efecto placebo en parkinsonianos[ii]. Revisando todos los estudios que se han realizado durante 27 años (desde 1969 a 1996) se ha podido comprobar que la respuesta placebo es muy importante en la totalidad de ellos.[1073]

Y lo mismo ocurre con el **nocebo**[iii]: si suponemos que algo es dañino termina perjudicándonos.[437] Un diagnóstico mal fundamentado o explicado puede producir efectos devastadores en algunos pacientes.[552] Uno de los nocebos más frecuentes son las grandes indemnizaciones que se pueden obtener con síndrome de latigazo cervical y otras secuelas de tráfico[76]: el paciente cree y quiere hacer creer que está muy mal, y termina siendo casi verdad.

Placebo y nocebo son reflejos condicionados (como los que Pavlov describía en sus perros) que se activan, respectivamente, por la esperanza de la curación o por el temor de un daño que se avecina.[542]

---

[i] Quizá por eso el placebo (y todas las terapias que lo promueven) pueden ser beneficiosas en los parkinsonianos, incluso más que en otros pacientes: la liberación de dopamina que provoca les hace a ellos más falta.

[ii] Siendo muy rigurosos para definir el placebo, con mediciones muy estrictas y aceptando como beneficio mejorías superiores al 50 %, se ha demostrado que el 17 % tiene efecto placebo, y que esa mejoría con placebo se mantiene estable 6 meses, en todas las visitas (entre el 7 y 10 %).[400]

[iii] Según el origen latino, el término placebo equivale a "me agradará" y su antónimo "nocebo" significa "me hará daño". El término nocebo aparece en 1961.[565]

Las falsas creencias (como el mal de ojo) se comportan como nocebos que provocan perjuicios reales en la salud[i] y, en su forma extrema, en sociedades primitivas con rituales como el vudú, el individuo puede llegar a morir.[542]

Sin llegar a esos extremos, en nuestro medio, muchos pacientes experimentan efectos secundarios que no se deben al medicamento (nocebo). Se relacionan con la expectativa de que aparecerán reacciones adversas, con que asocian espontáneamente cualquier síntoma con el nuevo fármaco y suelen verse en individuos con personalidad depresiva o tendencia a somatizar.[67] Los que realizamos ensayos clínicos en parkinsonianos vemos reacciones adversas significativas en pacientes-control (que sólo toman cápsulas inertes) cuando alguno de ellos, por cualquier causa, ha desconfiado de lo que se le da.

[i] El efecto nocebo provoca aumento del cortisol plasmático, un fenómeno relacionado con el estrés y, ciertamente, perjudicial.[534]

- **25. Café, té, mate y chocolate**
- **26. Alcohol y tabaco**
- **27. Drogas ilegales**
- **28. Fármacos tránsfugas**

Parte IV.
DROGAS Y FÁRMACOS

En esta última parte, titulada drogas y fármacos, estudiamos cuatro apartados peculiares.

El capítulo 25 se dedica a café, té, mate y chocolate, sustancias que podrían considerarse naturales pero con cierto componente adictivo. A continuación, veremos las drogas propiamente dichas, unas aceptadas socialmente (tabaco y alcohol) y otras más o menos perseguidas legalmente (marihuana, cocaina, etc.). El último capítulo trata de fármacos "transfugas": medicamentos que se aplican convencionalmente para diversas enfermedades y en los que lo heterodoxo es su cambio de indicación.

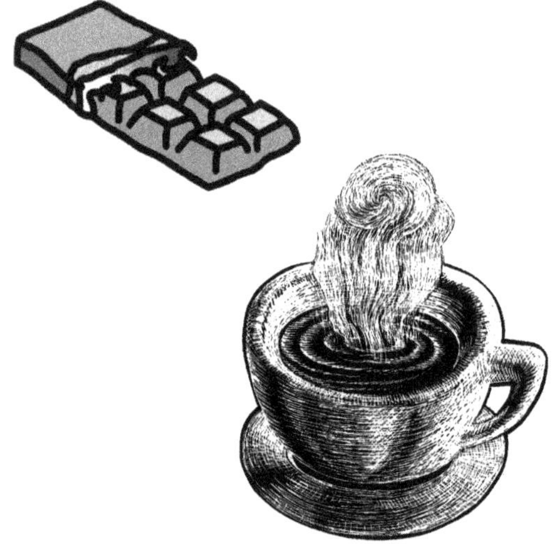

25. Café, té mate y chocolate

Son drogas muy suaves y admitidas socialmente, pero tienen sus efectos, buenos y malos, y nunca deben tomarse en exceso. Parece que influyen en la enfermedad de Parkinson.

1. CAFÉ

El café es un líquido estimulante, tónico y energético: favorece la digestión, estimula el sistema nervioso y cardiovascular, ayuda a la memoria y disminuye la fatiga. La mayor parte de sus efectos se deben a la cafeína[i], un alcaloide que es la sustancia psicoestimulante[ii] más utilizada en el mundo: además de en el café se encuentra en otras bebidas[iii] (té, mate, cola, etc.), y en medicamentos. Cada individuo, según su edad, salud y hábitos reacciona diferente a la cafeína: nadie debe tomar más de tres tazas de café diarias.[1353]

CAFEÍNA Y NEUROPROTECCIÓN

La cafeína es neuroprotectora, entre otras razones, porque frena los receptores de adenosina[iv] en el estriado y esto aumenta la producción de dopamina. Los antagonistas de la adenosina como la cafeína y la teofilina (del té) pueden ser neuroprotectores en el Parkinson y el Alzheimer.[699,965,987,1058,1224] Precisamente ésa es una novedosa línea de

---

[i] La cafeína produce taquicardia, sube ligeramente la tensión arterial y las catecolaminas en plasma, aumenta la diuresis y la secreción gástrica; también modificael EEG, el estado de ánimo y el sueño.[232] El consumo crónico de cafeína no se asocia con infartos, cáncer o teratogenicidad.[232]

[ii] Actúa en el cerebro sobre los receptores de adenosina (como antagonista) y monoaminérgicos (es un IMAO-B, como la selegilina)[187]: de ahí su efecto psicoactivo y la posibilidad de adicción.[434]

[iii] Una taza (150 ml) de café de infusión contiene 100-150 mg. de cafeína, el instantáneo 40-110 mg. y descafeinado 1-5 mg.; una lata de cola (330 ml) lleva 30- 60 mg, y una taza de té 10-50 mg.

[iv] La adenosina modula neuronas y libera neurotransmisores: en general, frena la dopamina.

tratamiento en parkinsonianos avanzados: la levodopa ya apenas sirve y se usan antagonistas de la adenosina[i], cada vez más específicos.[693]

CAFEÍNA Y PARKINSON

En animales parkinsonizados con MPTP la cafeína atenúa el daño de vías dopaminérgicas,[188] aumenta la dopamina y la actividad motora,[345] mejora la memoria y la capacidad cognitiva,[395] y potencia la acción de levodopa y agonistas, prolongando[ii] su efecto.[345,551]

Otra utilidad del café en los parkinsonianos es que mejora los "mareos" o lipotimias por hipotensión después de las comidas.[447] Y no hay que temer por el temblor: en contra de lo que se piensa, la cafeína no lo aumenta.[591]

Los que toman café con frecuencia tienen menos riesgo (entre el 20 y 70 % menos) de padecer enfermedad de Parkinson,[44,184,323,420,461,870,985,987,1106] aunque ese efecto protector es menos claro en mujeres.[43,44] También hay parkinsonianos que beben café, pero les aparece más tarde[80] la enfermedad: a los 72 años en lugar de a los 64. Entre los hombres que nunca beben café hay cinco veces más parkinsonianos[iii].

2. TÉ

Después del agua, el té es la bebida más consumida en el mundo. Hay varios tipos[iv] de té según la parte de la planta *(Camellia sinensis)* utilizada utilizada y su elaboración. En occidente se bebe más té negro pero los orientales prefieren el té verde (más beneficioso). También existe el té blanco y el *oolong*.

---

[i] El KW-6002 es un fármaco sintético que bloquea los receptores adenosina A2A: mejora mucho el temblor, rigidez e hipocinesia,[729] previene discinesias[371] y frena la progresión del Parkinson.[1058]

[ii] Tomar café con los agonistas dopaminérgico sería útil para los parkinsonianos porque se evita la tolerancia y se prolongaría la eficacia motora.[345]

[iii] La causa es la cafeína y no a otros constituyentes del café[985] Algunos creen que contribuye la niacina, que abunda en café y bebidas alcohólicas.[454] El café descafeinado no protege.[44]

[iv] El té verde no ha sido "transformado" (las hojas se tratan al vapor y se secan) y tiene más taninos y teínas. En el té negro las hojas se fermentan y ennegrecen, y a veces se aromatizan con maderas, frutos secos, flores (jazmín) o esencias (bergamoto en el Earl Grey). El té "Oolong" se fermenta sólo parcialmente. El té blanco se obtiene de brotes y de hojitas jóvenes, y se seca meticulosamente.[1369]

TEÍNA, FLAVONOIDES, TEOFILINA, POLIFENOLES

Cada taza de té contiene, según la variedad, 10 a 80 mg de teína, un alcaloide equivalente a cafeína, de efecto algo más duradero. Al tomarlo, aumenta la alerta mental, con un tiempo de reacción más corto.[295,469,515,656] El té, especialmente el verde, contiene además otras sustancias beneficiosas: flavonoides, teofilina y polifenoles.

Los flavonoides previenen las enfermedades cardiovasculares.[1066] La teofilina es un antagonista de los receptores de adenosina (A2a) que mejora significativamente el temblor y la capacidad motora de los parkinsonianos[692] con aumento del periodo "on" en fases avanzadas.[601] La teofilina se ha propuesto como tratamiento rutinario de la enfermedad de Parkinson, [691,692] pues compensa el temblor y potencia el efecto de la levodopa.[i].

Los polifenoles,[ii] que abundan en el té, son potentes antioxidantes, retrasan el envejecimiento neuronal y, recientemente, se ha demostrado que protegen de la enfermedad de Parkinson y de la de Alzheimer.[877,878,1234]

TÉ Y PARKINSON

Los extractos de té verde y de té negro son neuroprotectores. En cultivos celulares disminuyen la toxicidad por hidroxidopamina[644,646,1230] y atenúan el parkinsonismo por MPTP en roedores.[193,426,836,978,877,1286,1290] Los polifenoles bloquean los transportadores que "devuelven" la dopamina a la sustancia nigra impidiendo que actúe en el estriado.[877,878]

Con dos tazas de té diarias el riesgo de padecer Parkinson disminuye más de la mitad[44,174,184,517,985,987] y en las regiones donde se consume té verde hay menos parkinsonianos.[878]

3. YERBA MATE

Charles Darwin llamó al mate la bebida perfecta.[1329] Es una antiguo brebaje indio, de hojas secas de la yerba mate[i] o mate *(Ilex*

---

[i] En animales, el bloqueo de los receptores de adenosina A2a potencia la levodopa. Con nivel estable de teofilina en sangre se prolonga la duración del efecto de levodopa en parkinsonianos.[610]

[ii] El principal polifenol es el epigalocatecín-galato Frena la producción de beta-amiloide[644] además de sus efectos anti-oxidantes, quelantes del hierro, inhibidor de apoptosis y otros[15,645,646,647,836,837,1230]

paraguariensis) que sigue siendo muy popular en Sudamérica (el té paraguayo).

La infusión[ii] es una bebida verdosa y amarga que se usa como estimulante nervioso y muscular, para mejorar el apetito y reducir la fatiga.

EFECTOS DE LA YERBA-MATE

El efecto estimulante se debe a que las hojas del mate contiene alcaloides tipo xantina (cafeína, teobromina, teofilina). También contienen tanino, polinenoles, saponinas,[717] aminoácidos, minerales y vitaminas.[1149,1200]

En Occidente el mate se usa para perder peso (aunque mejora el apetito es lipolítica: elimina las grasas),[718] como diurético, para mejorar el ánimo y contra la fatiga mental y física; [1149] también baja el colesterol, favorece la secreción de bilis y protege el hígado.[352,1149]

CONTRA ENVEJECIMIENTO, DEPRESIÓN Y PARKINSON

Está demostrada su capacidad antioxidante[7] por lo que previene los efectos del envejecimiento y las neurodegeneraciones. También inhibe la monoamino-oxidasa (IMAO) (la frena en un 40-50 %), como la selegilina, por lo que piensan que puede ser útil en depresión y en la enfermedad de Parkinson.[1247] Tiene acción vasoconstrictora periférica[718] por lo que podría ser útil en algunos parkinsonianos con hipotensión ortostática.

4. CHOCOLATE

El chocolate se obtiene a partir del fruto del árbol del cacao que ya lo cultivaban hace más de dos mil años los indios mayas y aztecas. Hervían en agua los granos de cacao molidos y lo mezclaban con harina de maíz, diversas especias o miel y obtenían el *xocolatl*, una bebida de fuerte sabor que producía una gran energía y vitalidad.

---

[i] El mate es de la familia del acebo (la planta navideña con bolitas rojas) y crece como árbol silvestre en Paraguay y sur de Brasil. Los misioneros jesuítas la cultivaron obteniendo un pequeño arbusto ramificado que mejora la calidad de la bebida.[1149] Los métodos de secado varían.

[ii] Las hojas secas (yerba) se colocan en calabazas secas huecas (llamadas matés o culhas) y se cu-bren con agua hirviendo. La infusión se sorbe con una "bombilla", un tubo de unos quince centímetros, generalmente de plata, con un colador en su punta (para que los trozos de hoja no suban a la boca).

Para los aztecas, el cacao *(Theobroma cacao)* era el alimento de los Dioses (*Theo-* es dios y *broma* alimento) y Monctezuma se lo ofreció a Hernán Cortés pensando que era una divinidad. Los monjes llevaron el chocolate a España y su consumo se extendió por toda Europa.

NUTRIENTES Y SUSTANCIAS ACTIVAS

El chocolate es una valiosa fuente de energía rápida, rico en carbohidratos, grasas, proteínas, vitaminas y oligoelementos. También contiene otras sustancias beneficiosas. El ácido graso esteárico neutraliza el colesterol [1126] y previene enfermedades cardiovasculares.

Los flavonoides[i] del cacao tienen gran capacidad antioxidante y son beneficiosos contra las enfermedades degenerativas, pero su absorción disminuye con la leche por lo que es preferible el chocolate negro.[1062]

El chocolate contiene varios componentes activos biológicamente como metil-xantinas (teobromina), aminas biógenas y ácidos grasos de acción similar al cannabis porque inhiben la destrucción natural de nuestros endocannabionoides naturales.[130,1184]

También el chocolate es rico en salsolinol,[ii] una sustancia dopaminérgica D2-D3, psicoactiva, que puede ser responsable de la adicción al chocolate.[756]

EL CHOCOLATE COMO DROGA

El chocolate tiene muchas característas de droga.[130] Puede desencadenar en personas suceptibles reacciones psico-farmacológicas, alteraciones afectivas y conductas adictivas similares al etilismo, las tóxicomanías o a los adictos al sexo.[130,1183]

En la necesidad de tomar chocolate hay un componente hedónico o placentero asociado a su aroma, textura y al contenido en azúcar, grasa y otras sustancias. [130]

---

[i] Los principales flavonoides del cacao (flavan-3-ols) y sus derivados procianidinas tienen acciones beneficiosas, incluyendo protección antioxidante y modulación de la homeostasis vascular.[1126]

[ii] El salsolinol lo produce también el organismo. Su eliminación por la orina es baja en parkinsonianos y aumenta si se les trata con levodopa.[1205] Pero algunos creen que es neurotóxico.[17,540,721,722,723]

CHOCOLATE Y ESTADO DE ÁNIMO

Algunos nutrientes u otras sustancias activas de las comidas influyen directamente en el estado anímico[863] y esto es muy claro en el chocolate.[686] Hay personas que apetecen chocolate y lo toman inconscientemente como "automedicación", para compensar deficiencias de su dieta (por ejemplo, falta de magnesio) o para equilibrar sus bajos niveles de ciertos neurotransmisores (serotonina y dopamina)[i] que regulan el estado de ánimo, el apetido y las conductas compulsivas.[783]

La depresión aumenta la apetencia por chocolate y otras recompensas dulces.[1242] El deseo de tomar chocolate suele ser episódico y cambia según las modificaciones hormonales (las mujeres lo toman con más frecuencia justo antes de la regla)[130,769] y esa apetencia disminuye tras la menopausia.[891]

ADICCIÓN, HEDONISMO Y PARKINSON

El reclamo hedónico del chocolate (su aroma, su textura y su contenido en azúcar, grasa) promueve la adicción[ii]. Las cápsulas de cacao apenas si producen efecto porque no "recompensa" suficientemente,[768] la motivación es sensorial.[990]

Se discute si existen personalidades adictivas y su relación con la cantidad de dopamina cerebral[991] pero parece que existe menos riesgo de Parkinson entre los que muestran tendencia a las "drogas o novedades".

El chocolate puede ser una "droga blanda" adecuada para los parkinsonianos: es un lujo para los sentidos, casi un pecado, que les da una pequeña recompensa a la vista, al olfato y al gusto (siempre que no tengan diabetes o sobrepeso).

El chocolate es una peculiar mezcla de estímulos sensoriales que hacen que nos sintamos bien, activa nuestros centros de placer en el cerebro, por respuestas innatas o adquiridas, o bien por reflejar expectativa y

---

[i] En la depresión perimenstrual y en trastornos afectivos estacionales, al comer chocolate, aumenta el cociente de triptófano y eso incrementa la síntesis de serotonina (como se ha comprobado en ratas).[783]

[ii] La dependencia del chocolate recuerda a la de nicotina y otras drogas, con activación de corteza pre-frontal.[1054] Es muy frecuente (78 %) que los alcohólicos rehabilitados desvíen su adicción a chocolate, café, tabaco u otras sustancias que estimulan los sistemas neurales de recompensa y placer.[541]

anticipación (deseo) basado en nuestras previas experiencias de recompensa emocional.[865]

Y, además, una forma de que el Sinemet haga efecto más rápido es tomarlo con carbohidratos que aumentan la absorción: para salir del bloqueo rápido, una pastilla con un bombón de chocolate.

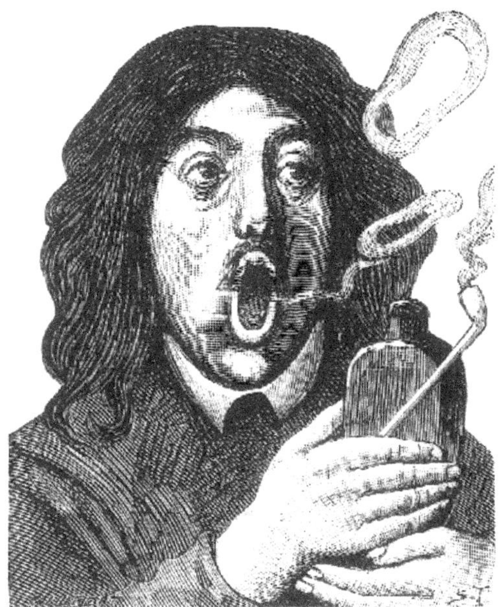

26. Alcohol y tabaco

Son dos drogas fuertes que provocan muchos perjuicios al organismo y que deben evitarse. Sin embargo, parece que disminuyen el riesgo de padecer enfermedad de Parkinson. Por supuesto que no los recomendamos pero describiremos algunos de sus curiosos efectos.

1. ALCOHOL

¿Cuántos parkinsonianos alcohólicos conoce usted? Yo apenas recuerdo alguno. Es raro que coexistan alcohol y Parkinson y algunos tratan de explicarlo por el salsolilol[i], una compleja sustancia que produce nuestro organismo a partir de la dopamina y que también se encuentra en el chocolate y otros alimentos y bebidas.

Hay menos parkinsonianos en los que toman vino, cerveza y licores y algunos piensan que se debe a su alto contenido en vitamina B3 (niacina)[332,453,454] o a la personalidad adictiva ("dopaminérgica") de los bebedores. Por las causas que sean, los que beben más de 50 gramos de alcohol al día tienen menos riesgo de desarrollar la enfermedad.[526]

PARKINSONISMO AL DEJAR LA BEBIDA

Lo que sí que se ve es parkinsonismos agudos en alcohólicos rehabilitados: no el típico temblor por dejar de beber sino un verdadero parkinsonismo con hipocinesia y rigidez que suele mejorar poco a poco sin medicación específica.[681] En ocasiones, al retirar el alcohol se produce una disfunción transitoria de los ganglios de la base y aparece un

[i] El salsolinol tiene actividad opioide (que se relaciona con la adicción al alcohol) y también es un dopaminérgico. Los parkinsonianos excretan poco salsolinol en la orina, pero aumenta cuando se les trata con levodopa y también en personas sanas cuando toman alcohol.[1205] Otros creen que el salsolinol es neurotóxico.[17,540,721,722,723,]

parkinsonismo que dura varios meses[161,824,1071] que se debe a una alteración completamente reversible de la transmisión nigroestriada.[1068]

2. TABACO Y NICOTINA

El tabaco es una planta natural de America central y meridional. Su propagaciòn en el Mundo Viejo empezó en el siglo XVI cuando los marineros trajeron hojas y semillas y su difusión oficial se atribuye a Jean Nicot (de ahí nace el término nicotina), embajador francés en Portugal, que lo recomendó a Caterina de' Medici para alivar sus dolores y se popularizó entre los nobles por sus supuestas virtudes medicinales.

En el siglo XVII empieza a perseguirse[i]. Luego se suceden periodos de tolerancia, monopolios estatales, el invento del cigarrillo y nuevas prohibiciones hasta la difusiòn del tabaco que se produjo entre las dos guerras mundiales, llegando a mitificarse. En 1964 la Sanidad americana lanza la primera señal de alarma sobre los riesgos y, desde 1986, la OMS declara que la utilizaciòn del tabaco es incompatible con la salud, la nicotina provoca dependencia y el cigarrillo es un instrumento de muerte.

MENOS PARKINSON EN FUMADORES

El tabaco es muy malo pero los fumadores tienen menos riesgo de enfermedad de Parkinson.[58,461,526] Hay una relación inversa y lineal ente tabaco y Parkinson[ii] tanto en hombres como en mujeres. Hay menos riesgo según el número de años de fumador y el total de cigarrillos consumidos en todo ese tiempo pero si dejan de fumar el riesgo de fumar vuelve a aumentar progresivamente.[184,420,462]

En pacientes psiquiátricos tratados con haloperidol y otros neurolépticos se produce con frecuencia un parkinsonismo yatrógeno; pero es más leve o inaparente en los que fuman.[248]

---

[i] En el Imperio Otomano los fumadores eran conducidos en la picota por las calles de la ciudad. En Irán se les cortaba nariz y orejas, en Rusia se les daba de latigazos, en China se les decapitaba y en 1642 todos los fumadores fueron excomulgados por el Papa Urbano VIII.

[ii] Según meta-análisis de diversos estudios, en comparación con los no fumadores, el riesgo de Parkinson en los fumadores es 0.39 (menos del 40 %) mientras que también hay menos posibilidades en los ex-fumadores (riesgo 0.8).[461,462] Esto es significativo cuando fuman más de 10 cigarrillos/día.[526]

LA NICOTINA ES UNA SUSTANCIA INTERESANTE

La nicotina del tabaco es un alcaloide que refuerza la neurotransmisión dopaminérgica central.[248] No se trata de inducir a nadie a fumar, ya sabemos que el tabaco es dañino.

Pero la nicotina (que no se ha demostrado que provoque cáncer) es un principio activo terapéuticamente interesante: actúa sobre los receptores colinérgicos (nicotínicos) que sabemos están escasos en el Parkinson y en el Alzheimer y también estimula la liberación de dopamina.[102]

UN IMAO EN EL TABACO

El tabaco también contiene un inhibidor de la monoamino-oxidasa[i] que protegería del Parkinson (la trimethil-1,4-naftoquinona) como se ha comprobado en ratas.[170]

Esta sustancia del tabaco actúa de modo muy parecido a la selegilina (Plurimen) ese fármaco que damos a los pacientes para evitar que progrese la enfermedad y que también es un inhibidor de la mono-amino-oxidasa (tipo B). Otros estudios en ratas sugieren que el humo del tabaco protege de la enfermedad de Parkinson porque reacciona con unos precursores de neurotoxinas (tetra-hidro-isoquinolina y tetra-hidro-beta-carbolina) e impide que se acumulen en el cerebro.[1111]

EL GEMELO FUMADOR TIENE MENOS PARKINSON

El argumento definitivo sobre que el tabaco es neuroprotector lo da el estudio en 93 parejas de gemelos o mellizos (43 idénticos y 50 no idénticos) en que al menos uno tenía Parkinson. En 10 gemelos verdaderos y 10 no idénticos los dos tenían Parkinson. Entre los gemelos que fumaban hubo menos Parkinson, y estaba relacionado con la cantidad de cigarrillos y años de fumador.[1145] Esta relación era aún más clara en gemelos idénticos. Como los gemelos verdaderos son genéticamdente idénticos, es altamente improbable que hayan influído otros factores.[1145]

---

[i] La monoaminooxidasa es una enzima cerebral que metaboliza o destruye a la dopamina, serotonina y noradrenalina. Los fumadores tienen menos monoaminooxidasa en el cerebro y se relaciona con su menor riesgo de Parkinson.

CHICLES Y PARCHES DE NICOTINA

Los chicles de nicotina se han propuesto como tratamiento en la enfermedad de Parkinson de inicio precoz.[776] Y precisamente va mejor en los parkinsonianos que antes fumaban en los que la escala motora mejoró más de un 10 % y, caso curioso, disminuye la latencia de P300 en potenciales evocados (eso se interpreta como que produce mejoría cognitiva).[776] Este aumento en la capacidad de cognición que produce la nicotina se ha demostrado en un interesante trabajo con simuladores de vuelo: los que tomaban chicles de nicotina mejoraban significativamente la ejecución y destreza de las tareas.[803]

Sin embargo, los parches de nicotina (liberando 17.5 mg diarios la primera semana y 35 mg la segunda) no mejoran suficientemente, a medio plazo, la hipocinesia y rigidez[i] de los parkinsonianos.[1207]

AGONISTAS NICOTÍNICOS PARA EL PARKINSON

El cerebro tiene sistemas neuronales que funcionan con nicotina, y son muy importantes como estructura básica de la atención y de la memoria de trabajo.

Los agonistas nicotínicos (sustancias con efectos similares a la nicotina, procedan o no del tabaco) son un horizonte terapéutico para el Parkinson y otras enfermedades neurodegenerativas (como el Alzheimer) debiendo buscarse su inocuidad, su efecto selectivo y que el beneficio producido sea duradero.[833,999]

---

[i] Se ha descrito efecto paradójico en algunos parkinsonianos cuya motricidad empeoró tras aplicarles un parche de nicotina. Creen que se debe a que un subgrupo de receptores de dopamina del estriado tienen respuesta negativa si la estimulación dopaminérgica es por debajo de cierto umbral.[299]

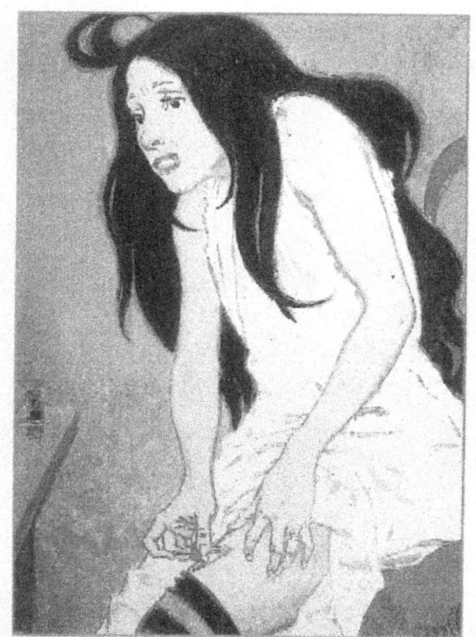

27. Drogas ilegales

No estoy recomendando drogas para la enfermedad de Parkinson. Sólo quiero destacar algunos de sus mecanismos de acción que pueden inspirar líneas de tratamiento nuevas y, posiblemente, futuros fármacos útiles en la enfermedad de Parkinson. Hay investigadores con hipótesis muy diversas y, en ocasiones, enfrentadas.

Si a los esquizofrénicos se les trata con neurolépticos les mejora la psicosis pero se parkinsonizan. Si a los parkinsonianos se les dan muchos dopaminérgicos les mejora la movilidad pero aparecen psicosis. Se diría que al parkinsonianos le falta dopamina y al psicótico le sobra. La dopamina se asocia a la actividad motora y a la creatividad (desbordadas ambas en el psicótico, contenidas en los parkinsonianos). Las drogas psicodélicas producen efectos similiares a las psicosis y, algunas, parecen mejorar el Parkinson.

1. MARIHUANA Y CANNABIS

La marihuana es una droga que se fuma o mastica, mezcla de hojas, tallos y flores de la planta del cáñamo *(Cannabis sativa)*. El ingrediente psicoactivo de la marihuana, el tetrahidrocannabinol (THC), se concentra en el centro de las flores. El hachís, un extracto de la resina de la planta, tiene una concentración de THC ocho veces superior a la marihuana.[96]

La marihuana se conocía en Asia Central y en China desde el año 3000 a.C., donde se utilizaba en la medicina. En las décadas de 1960 y 1970 se extendió su uso entre la juventud de la época. La marihuana no produce adicción física y su abandono no produce síndrome de abstinencia, pero produce dependencia psicológica. Sus consumidores describen dos fases en los efectos: primero estimulación, mareo y euforia, y después sedación y tranquilidad placentera. Los cambios de humor a menudo se acompañan de alteración en las percepciones de tiempo, espacio y dimensiones del propio cuerpo. Muchos consumidores refieren aumento del apetito, aumento de la percepción sensorial y sensación de placer. Los efectos negativos incluyen confusión, ataques de ansiedad, miedo, sensación de desamparo y desinhibición o pérdida de autocontrol.[96]

SISTEMA CANNABINOIDE DEL CEREBRO

Al igual que existe un sistema dopaminérgico o colinérgico nuestro cerebro dispone de un sistema cannabinérgico, que funciona con sustancias parecidas al cannabis (cannabinoides).[859,967] En los mamíferos actúa sobre el movimiento, la memoria, el dolor y la contractidad muscular.[314]

Los cannabinoides modulan a los otros neurotransmisores de los ganglios de la base: son gabaérgicos (acción inhibidora), actúan sobre la absorción de dopamina[176,800] e inhiben el glutamato (que es tóxico, por lo que son neuroprotectores).[712] Igual que el organismo produce sus propias "morfinas" (endorfinas), también dispone de "endocannabioides" (sustancias cerebrales con efecto similar a la marihuana)[314,875] como la anandamida que en sánscrito, significa "felicidad interna", aludiendo al bienestar que produce.[1241]

El tetra-hidro-cannabinol de la marihuana activa receptores cannabinoides[i] centrales y periféricos y también receptores cerebrales de dopamina (que ponen en marcha en el sistema límbico respuestas cerebrales de «recompensa»)[ii]. Produce cambios cognitivos, de la memoria y de la percepción,[336] relajación y sensación de bienestar;[842] también modula los centros del apetito y del vómito, tiene efecto analgésico,[967] modifica las respuestas inmune e inflamatoria[176] y el rendimiento motor[336] (generalmente disminuye la motilidad pero los efectos pueden ser bifásicos).[176]

MARIHUANA EN FARMACIAS

El descubrimiendo de que nuestro cuerpo produce sus propios cannabinoides abre nuevos horizontes terapéuticos. La cannabis y sus derivados se usan en pacientes con quimioterapia (alivia las náuseas),

---

[i] Los receptores cannabinoides en cerebro son CB1. En la periferia hay receptores CB2 (y algunos CB1) principalmente en células inmunitarias y aparato cardiocirculatorio.[613] Sobre ellos actúan, ademas de los cannabinoides exógenos, los endógenos (anandaminda y araquidonil-glicerol).[842]

[ii] Los cannabinoides, propios o exógenos, activan el sistema mesolímbico dopaminérgico.[25]

dolores crónicos,[967] en enfermedades inmunes, en migraña,[995] epilepsia y esclerosis múltiple.[753]

Desde 1985 existe un medicamento, el marinol, derivado sintético del tetrahidrocanabinol, que se usa contra las náuseas y anorexia en pacientes oncológicos. En Holanda, desde el verano de 2003, la marihuana se dispensa en las farmacias. En el Reino Unido se comercializa ya un spray sublingual de tetrahidro-cannabinol.

Actualmente, en vez de marihuana o cannabis debemos hablar de cannabinérgicos[i] que están ampliando los tratamientos en el campo del dolor, la inmunosupresión, la sedación, la neuroprotección[752] y los trastornos del movimiento,[275,712,914] incluyendo distonías y enfermedad de Parkinson.[417]

CANNABIS Y PARKINSON

Los cannabinoides modulan la dopamina cerebral y la actividad motora en varios sentidos (pueden disminuirla lo que beneficia el temblor y las discinesias o pueden provocar hipocinesia). Estos efectos hace que los cannabinoides (o sus antagonistas selectivos, según los casos) puede ser útil para tratar diversos síntomas de la enfermedad de Parkinson y otros trastornos del movimiento.[800,982,1067,1087,1088] Ya hay pruebas de que los derivados de la cannabis son eficaces en el tratamiento de las discinesias por levodopa, de los tics, del temblor y de ciertos tipos de distonías.[793,800] También modulan los estados emocionales y sería una innovativa terapia contra la ansiedad.[554,752]

Las discinesias por levodopa mejoran en ratas tratadas con marihuana[1085] o hachís.[ii] En parkinsonianos podría emplearse la metanandamida, un análogo al endocannaboide anandamina de acción más rápida (10 minutos) y duradera (más de tres horas)[981] por lo que serviría para controlar las discinesias y movimientos coreiformes por levodopoterapia crónica.[123,981]

---

[i] El tetrahidrocarbinol es agonista CB1 y CB2.[176] Ya hay agonistas específicos CB1, pero no CB2.[176]

[ii] Esas discinesias se deben a la hiperactividad de la parte lateral del globus pallidus y al tomar marihuana (o un agonista sintético como el nabilone) se estimulan allí los receptores cannabinoides lo que aumenta la transmisión del GABA (inhibidor) y se frenan las indeseables discinesias.[1085]

Los derivados del cannabis o fármacos sintéticos son neuroprotectores por su efecto antioxidante[1067] y porque disminuyen la liberación de glutamato (tóxico) en el estriado y modulan sus funciones.[393] Podrían disminuir la progresión de la enfermedad de Parkinson.

2. AJENJO Y ABSENTA

El ajenjo y el licor que de él se extrae, la absenta, no sólo no son tratamiento del Parkinson sino que están contraindicados. Sin embargo, es interesante el mecanismo de acción de uno de sus componentes, la tuyona, que es agonista cannabinoide y antagonista del GABA, y podría explicar algunas aspectos de las neurodegeneraciones.

El ajenjo *(Artemisia absinthium)* es un hierba vivaz cuyas hojas y flores contienen tuyona, una substancia aromática, amarga y tóxica, usada desde la antigüedad en la elaboración del licor absenta. Hipócrates recomendaba los extractos de ajenjo contra la pérdida de memoria.

EL "HADA VERDE" DE LOS ARTISTAS

La absenta es la famosa bebida color esmeralda (el "hada verde") de bohemios y artistas en la Francia del siglo XIX, inmortalizada en cuadros de Degas o en los poemas de Wilde. Se suponía que ese licor es excitante, afrodisiaco y estimula la creatividad,[381] dejando "una mente sana en un cuerpo enfermo", algo muy al estilo de los artistas[i] de la época.

La absenta es ilegal[ii] en muchos países pero aún se fabrica en España y en la República Checa, aunque con mucha menor proporción de ajenjo (se limita la tuyona a diez partes por millón, treinta veces menos que el antiguo licor). El licor ha vuelto a ponerse de moda y algunos fuman la

[i] La absenta era un licor de artistas: Maupassant, Degas, Toulousse-Lautrec, Gauguin, Manet, Picasso, van Gogh.[40] Decían que aumenta la actividad del cerebro, desarrolla nuevas ideas y expande la imaginación. Oscar Wilde escribió sobre la absenta: *"Después del primer vaso ves las cosas como te gustaría que fueran; después del segundo ves las cosas como no son. Al final ves la cosas como realmente son, y eso es lo más horrible del mundo"*.

[ii] La absenta se prohibió a principios del siglo XX. Se desarrollaron bebidas sustitutos que tienen sabor similar pero menos alcohol y sin tuyona: Pernod, anis Ricard, pastis, ouzo, etc. También se usa ajenjo para elaborar vermouth y tónicos estomacales.

hierba de ajenjo para recobrar su uso como agente "inspirador" (dicen que atraía a las musas) al ser un sustituto fumable legal.

LAS TUYONAS BLOQUEAN EL GABA

La tuyona (alfa y beta) tiene estructura molecular similar al mentol, eucaliptol, alcanfor y otros monoterpenos. Es un potente estimulante cerebral y puede provocar excitación, alucinaciones, convulsiones y daño cerebral permanente.[381] Se creía que sus efectos psicoactivos se debían a su débil afinidad por receptores cannabinoides (como la marihuana)[255,766] pero se ha descartado. Los efectos de las tuyonas se deben a que bloquean el sistema GABA (habitualmente inhibitorio)[i] lo que provoca una "liberación" de las neuronas que se excitan en exceso (como en la epilepsia o las alucinaciones). La tuyona es pues un analéptico cerebral de gran potencia que combian un fuerte antagonismo GABA y défil agonismo cannabinoide, aunque las posibilidades terapéuticas de esta sustancia o sus derivados están por determinar.

3. COCAÍNA

La coca es un arbusto de los Andes *(Erythroxylon coca)* cuyas hojas mascan los nativos para aliviar los rigores de aquellas altas regiones. De ella se aisló en 1850 la cocaína,[994] un anestésico que mató a muchos enfermos y perju-dicó a numerosos médicos[ii] que se volvieron adictos.[994]

También se fuma la coca (*crack* o *rock*) o se absorbe cocaína por la nariz (*"esnifar"* una raya)

ANESTESIA EL NERVIO Y ESTIMULA EL CEREBRO

La cocaína es anestésica para el nervio periférico (bloquea el potencial de membrana) y estimulante cerebral porque refuerza los efectos de

---

[i] Las tuyonas (alfa y beta) antagonizan los receptores GABA tipo A[479] con efecto contrario al diacepán y luminal: de hecho la intoxicación por ajenjo se trata con estos fármacos que son tranquilizantes y anticonvulsivantes. A la larga, bloquear al regulador conduce a la muerte de neuronas.

[ii] La cocaína estuvo de moda a finales del XIX: Freud la tomó de escribir "La interpretación de los sue-ños", por eso dicen que el psicoanálisis es hijo de la cocaína.[629] También la usaba Sherlock Holmes, el personaje de Conan Doyle, para escapar de la vulgaridad y aumentar su "trabajo cerebral".[215]

dopamina y noradrenalina. Eso provoca[i] euforia y adicción, y activa el sistema neuro-vegetativo simpático (midriasis, hipertensión, taquicardia, arritmias, etc.).[1359]

COCAÍNA Y PARKINSON

En los cocainómanos las neuronas dopaminérgicas acumulan alfa-sinucleína (un tóxico celular) por lo que tienen más riesgo de Parkinson.[727] Sin embargo, dosis bajas de cocaína (que es dopaminérgica) mejorarían en principio los síntomas parkinsonianos; aunque, a la larga, las terminales nerviosas quedan exhaustas y sin dopamina. Esa carencia de dopamina cuando falta la cocaína contribuye a la disforia (irritabilidad, cambios de humor) y a los comportamientos compulsivos.[1359]

La cocaína puede producir mioclonias y opsoclonus o, en la fase de retirada, reacciones distónicas (probablemente por la deficiencia relativa en dopamina). Una simple inhalación de coca puede empeorar mucho los tics posiblemente por hipersensibilidad a la transmisión dopaminérgica. Los potentes efectos de la coca y cocaína sobre la neurotransmisión cerebral y la activación motora que provoca podrían aprecharse terapéuticamente si surgen derivados o sustancias más selectivas.

4. ANFETAMINAS

La anfetamina y cocaína tienen efectos similares sobre el cerebro y sistema neurovegetativo simpático: ambas aumentan la disponibilidad de dopamina (y noradrenalina) en la sinapsis. Pero mientras la cocaína lo hace impidiendo su recaptación las anfetaminas ayudan a liberar más dopamina.

En realidad alguno de los fármacos antiparkinsonianos se metaboliza como metanfetamina: la selegilina. Para tratar la hiperactividad de los niños con disfunción cerebral se usa, paradojicamente, otra anfetamina, el metilfenidato: esos niños no están "nerviosos" sino que su hiperactividad

---

[i] Los efectos agudos incluyen efusividad, hiperactividad psicomotora y disminución de fatiga. Con más dosis, la motricidad se exagera, hay taquicardia e hipertensión y puede terminar en convulsiones, hipertermia, coma y muerte. El uso crónico produce trastornos neuropsiquiátricos (paranoida, agresividad, alucinaciones, etc.).[1359]

es debida una incapacidad para concentrarse, y la anfetamina (y también la cafeína) les ayuda a controlarse.

ÉXTASIS Y PARKINSON

El éxtasis (MDMA: 3,4-metil-n-dioxi-metanfetamina), desgraciadamente tan usado como droga festiva, es otra anfetamina que eleva la serotonina y la dopamina del cerebro y provoca efectos muy curiosos. Un parkinsoniano, Tim Lawrence probó éxtasis en la discoteca y, cuarenta minutos después, se sintió "resucitar": la hipocinesia y el temblor desaparecieron y comenzó a hacer acrobacias (como las que hacía, años antes, trabajando como doble en películas).[707] Que la droga fue eficaz se confirmó por neurimagen en la universidad de Manchester pero mucho más llamativo fue el video (retransmitido por televisión) con sus espectaculares saltos y movimientos.[707]

El éxtasis mejora, al menos transitoriamente, los síntomas parkinsonianos, y esa mejoría es muy evidente en ratas tratadas con haloperidol.[1050] A la larga sin embargo, el éxtasis provoca Parkinson[i] (lo mismo ocurre con las anfetaminas y la cocaína). Esperemos que se descubran derivados más selectivos y con menos efectos secundarios.

[i] Según una investigación que luego se refutó con escándalo el éxtasis es una neurotoxina que daña las células dopaminérgicas y serotoninérgicas de los monos.[966] Pero este estudio está invalidado porque hubo un problema de etiquetado y lo que se usó no fue éxtasis sino un tóxico potente.

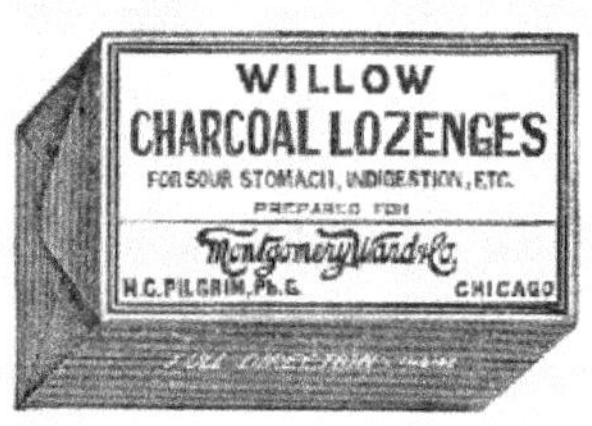
WILLOW
CHARCOAL LOZENGES
FOR SOUR STOMACH, INDIGESTION, ETC.
PREPARED FOR
Montgomery Ward & Co.
H.C. PILGRIM, Ph.G.
CHICAGO

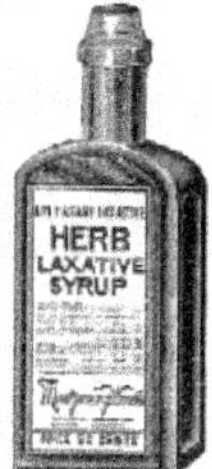
HERB
LAXATIVE
SYRUP

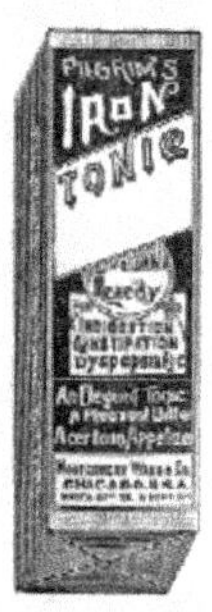
PILGRIM'S
IRON
TONIC
INDIGESTION
CONSTIPATION
Dyspepsia
An Elegant Tonic

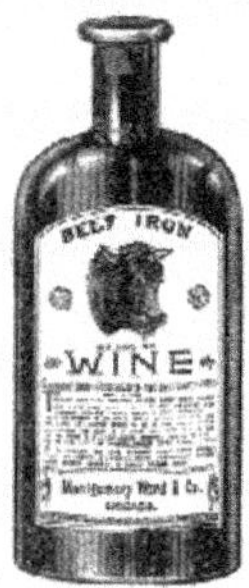
BEEF IRON
WINE
Montgomery Ward & Co.

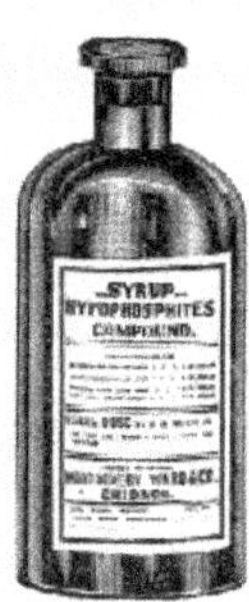
SYRUP
HYPOPHOSPHITES
COMPOUND.

28. Fármacos tránsfugas

Hay fármacos que fueron concebidos para tratar una enfermedad y luego encuentran aplicación en otra. La aspirina, remedio clásico contra fiebre y dolores resultó ser un magnífico antiagregante que ha evitado muchos infartos. La carbamacepina salió al mercado como antiepiléptico y ahora es el tratamiento básico de las neuralgias. El propanolol se usó mucho en cardiópatas y luego se comprobó que evita las jaquecas y alivia el temblor. Son fármacos tránsfugas, que cambian o, mejor, que incrementan sus indicaciones, cuando el médico lo aplica de un modo no habitual (heteredoxo) que el acierto consagrará como ortodoxo o clásico.

El tratamiento principal de la enfermedad de Parkinson es levodopa y agonistas dopaminérgicos, pero hay más y, sobre todo, habrá más. Cuando aparecen las complicaciones motoras y las psicosis o cuando la levodopa deja de ser eficaz, la estrategia terapéutica se orienta a los sistemas que funcionan con glutamato, serotonina o noradrenalina.[795] Esos fármacos nacieron con otras indicaciones pero progresivamente se incorporan a nuestro arsenal contra la enfermedad de Parkinson. Se pueden usar medicamentos que antes se emplearon contra epilepsia, demencia, miastenia, glaucoma o narcolepsia. Y también hormonas, opioides, antidepresivos, hipnóticos, afrodisiacos, vasoactivos, antibióticos, antinflamatorios y hasta inyecciones de toxina botulínica en la parótida.

1. HORMONAS

Veremos las que podrían tener relación con la enfermedad de Parkinson.

MELATONINA.

Ya no está tan de moda como hace unos años pero se siguen vendiendo millones de unidades. Es una sustancia hormonal fisiológica que todos producimos naturalmente en la glándula pineal del cerebro. Es la "hormona del ritmo", la que marca o interviene en los ciclos vitales, concretamente en la alternancia sueño/vigila. Se dice que la melatonina en comprimidos benefician el sueño, mejora el ánimo, la memoria, la potencia sexual, el tono vital... Una verdadera panacea. Los estudios clínicos han rebajado tantas expectativas pero demuestran algunas ventajas para los parkinsonianos.

La melatonina es neuroprotectora en animales y cultivos celulares[i]. Como apenas tiene efectos secundarios se ha propuesto como terapia del Parkinson.[32,39,189,742,1142] Tiene efecto analgésico (actúa sobre receptores opioides) y alivia las molestias sensitivas tan frecuentes en parkinsonianos.[1029] Sin embargo, la melatonina puede empeorar algunos síntomas motores[ii] porque inhibe la dopamina en algunas zonas del estriado. Por eso sería muy eficaz en discinesias por levodopa o yatrógenas.[1313]

También regula los ritmos circadianos de los parkinsonianos, que tienen un sueño irregular y fluctuaciones de sus funciones vegetativas (variaciones de tensión arterial, hipotensión potpandrial) y de parámetros bioquímicos (cortisol, catecolaminas, etc.).[126] El sueño de los parkinsonianos mejora con dosis muy bajas de melatonina (5mg cuando lo habitual es 50 mg).[1379]

ESTRÓGENOS.

Las parkinsonianas tuvieron la primera regla algo más tarde (aunque dentro de límites normales), sufrieron más histerectomías y, en la menopausia, usaron menos hormonas sustitutivas.[81,715] Por eso algunos defienden tratamiento en mujeres con enfermedad de Parkinson y otras neurodegeneraciones.[269]

Los datos clínicos son contradictorios. Algunos piensan que los estrógenos son protectores cerebrales[iii] y que modulan los neurotransmisores mejorando la cognición y el estado anímico.[233,1072] Las parkinsonianas postmenopáusicas con fluctuaciones motoras mejoran con

[i] En ratas parkinsonizados protege las neuronas de sustantia nigra[8,32,187,235,537] e hipocampo.[1142] En cultivos celulares aumenta los factores neurotróficos[39] [y]previene la apoptosis y muerte neuronal.[741, 742,861] También es un potente antioxidante y elimina radicales libres.[463,957,1142]

[ii] La melatonina empeora la capacidad motora y cognitiva de ratas parkinsonizadas con MPTP mientras que mejoran al extirparles la pineal o exponerlas a luz constante.[1248]

[iii] En roedores protegen las vías dopaminérgicas[640] pero de duda de su eficacia en la práctica.[1035]

estrógenos a dosis bajas.[1178] Se propone usar fármacos sintéticos como raloxifeno y genisteína que modulan los receptores estrogénicos y son neuroprotectores sin los inconvenientes de las hormonas.[1038]

TESTOSTERONA.

En los parkinsonianos no se sabe si el déficit de testosterona es una comorbidad o si interviene en la patogénesis de la enfermedad.[850] En ratones parkinsonizados la testosterona tiene efecto neuroprotector (DLUZEN 1994).

En parkinsonianos con bajos niveles[i] de testosterona y síntomas no motores (falta de alegría vital, apatía, impotencia o disminución de libido, depresión) infructuosamente tratados con antidepresivos, ansiolíticos y dopaminérgicos, la testosterona mejora significativamente.[851] Lo más utilizado son los parches dérmicos de gel de testosterona.[850,851]

2. ANTIEPILÉPTICOS

Los que podrían usarse en el Parkinson son gabapentina, topiramato, lamotrigina e hidroxibutirato.

GABAPENTINA

Este antiepiléptico se usa para tratar todo tipo[ii] de temblores[677,708,857] y también mejora la rigidez y la bradicinesia en el Parkinson y los parkinsonismos.[857]

TOPIRAMATO.

Otro antiepiléptico que se ha empleado con éxito en el temblor esencial[210] y que podría ensayarse en parkinsonianos.

---

[i] No está indicada en varones con niveles normales de la hormona pues podría provocar problemas de próstata o cardiacos. Uno de cada cuatro hombres mayores de 60 tienen valores bajos.

[ii] La gabapentina mejora el temblor parkinsoniano, esencial o de otra causa, de modo prolongado (después del año) y es más eficaz en varones y en los temblores de corta duración.[677] El grado de benefico varía según los estudios y el mejor indicador es la opinión subjetiva del paciente.[339]

LAMOTRIGINA

Sola no sirve para nada pero sí beneficia a los parkinsonianos que toman levodopa porque potencia sus efectos.

En ratones parkinsonizados por MPTP la lamotrigina[i] es neuroprotectora[536] y potencia los efectos de la levodopa[372,556] y de los agonistas dopaminérgicos (D2).[556]

D-BETA-HIDROXIBUTIRATO

Lo produce el organismo cuando se sigue una dieta cetogénica[ii]. Esa dieta estuvo de moda en la primera mitad del siglo XX para tratar la epilepsia rebelde. Luego se supo que su beneficio dependía de la elevación en sangre de d-beta-hidroxibutirato.

Esta sustancia no sólo sirve como antiepiléptico sino que también protege a las neuronas del mesencéfalo en la enfermedad de Parkinson y a las del hipocampo en la de Alzheimer.[553] Recientemente se ha confirmado en ratas parkinsonizadas con MPTP.[1166] Por sus escasos efectos secundarios, el d-beta-hidroxibutirato, un antiepiléptico que es un producto natural producido al comer una dieta rica en grasas, puede resultar útil a los parkinsonianos.

3. ANTICOLINESTERÁSICOS

La Sanidad Pública sólo financia los anticolinestérasicos[iii] para la demencia de Alzheimer, pero los neurólogos sabemos que tienen otras aplicaciones: en el Parkinson (especialmente con deterioro cognitivo o alucinaciones), en psicosis y en otras enfermedades neuro-degenerativas o psiquiátricas.[582,1237] Actualmente se usan donepezilo, rivastigmina y galantamina.

---

[i] El efecto de lamotrigina se debe a que inhibe el glutamato[1310,1311] y potencia los receptores D2.

[ii] En esa dieta se comen muchas grasas y pocos carbohidratos y proteínas. Para obtener energía hay que quemar grasas lo que eleva los cuerpos cetónicos en sangre y orina (provoca cetosis).

[iii] Los anticolinesterásicos aumentan la acetilcolina cerebral porque frenan la enzima que la destruye (la colinesterasa) y se usan en la demencia de Alzheimer. Pero aumentar la disponibilidad de acetilcolina en el cerebro sirve para otras muchas enfermedades, incluído el Parkinson.

DONEPEZILO

Mejora la memoria y otras funciones superiores en parkinsonianos con deterioro intelectual[i] sin que empeoren los síntomas motores.[1] Resulta especialmente útil para las frecuentes ilusiones ópticas o alucinaciones visuales de los parkinsonianos[328] y para los que desarrollan episodios psicóticos.[92] El donepezilo también sirve en la enfermedad de de cuerpos de Lewis, que combina demencia y parkinsonismo.[38,790]

RIVASTIGMINA

Otro anticolinesterásico para tratar la la demencia de Alzheimer y la enfermedad de cuerpos de Lewy[790] y que se ha demostrado que puede mejorar a los parkinsonianos,[1116,1171] especialmente a los que tienen deterioro mental[ii] o alucinaciones visuales.[136] Mejora el rendimiento cognitivo, disminuye las alucinaciones, regula el sueño y alivia el estrés del cuidador.[949]

GALANTAMINA

Además de anticolinesterásico modula los receptores nicotínicos. Se usa en el Alzheimer y también mejora a los parkinsonianos con deterioro cognitivo.[582] Eso ya lo dijeron los rusos en 1985, cuando emplearon galantamina con metamizil (un fármaco que afecta a receptores m-colinérgicos) y encontraron mejorías que relacionan con complejas interacciones entre los sistemas de dopamina, acetilcolina y noradrenalina y serotonina.[678]

4. GLUTAMATO: ANTAGONISTAS NMDA

¿Qué tienen en común las antiguas pastillas contra la tos del Dr. Andreu con el más moderno tratamiento del Alzheimer? Los dos llevan

---

[i] Es raro pero posible que al dar donepezilo a un parkinsoniano aparezca un "síndrome de Pisa" (se inclina a un lado mientras camina o está de pie). La causa es una distonía del tronco porque al mezclar los tratamientos se descompensa en exceso la acetilcolina respecto a la dopamina.[1210]

[ii] El declinar cognitivo de los parkinsonianos se debe fundamentalmente a que degeneran las neuronas colinérgicas del núcleo basal de Meynert.[596]

antagonistas del glutamato y los dos benefician a los parkinsonianos. El glutamato (NMDA) es un excitador del sistema nervioso que resulta tóxico para las neuronas, y los fármacos que lo antagonizan son neuroprotectores: dextrometorfano, memantina, budipina, amantadina, remacemida y felbamato.[874] Los antagonistas del glutamato mejoran los síntomas de los parkinsonianos[619,620] porque frenan las vías del glutamato que en ellos están hiperactivas[i]. Son especialmente útiles en la acinesia grave.[619]

DEXTROMETORFANO

Este fármaco, comúnmemente empleado contra la tos, mejora las discinesias[ii] y las fluctuaciones[764,787,1202,1204] en pacientes con levodopoterapia crónica, y su efecto es aún más llamativo en los que las complicaciones motoras son más graves.[1203]

RILUZOLE.

Es el tratamiento principal de la esclerosis lateral amiotrófica (que afecta principalmente a la vía piramidal) y en teoría evitaría la progresión del Parkinson. El riluzole es neuroprotector de los circuítos dopaminérgicas de ratones manipulados genéticamente,[283] y en ratas,[64] ratones[108] y primates[77,94,846] parkinsonizados con MPTP. Sin embargo no ha dado resultado práctico en humanos en los que la mejoría del parkinsonismo fue nula o muy discreta.[513,947,1236]

AMANTADINA Y MEMANTINA

La amantadina es un fármaco clásico en el tratamiento de la enfermedad de Parkinson (aunque empezó a comercializarse como antigripal) y la memantina es el fármaco de moda para las demencias de Alzheimer. Las dos se parecen estructural y funcionalmente: son aminoadamantanas e inhibidores del glutamato. Y ambas son neuroprotectoras y potencian el

---

[i] En el Parkinson los ganglios basales están inhibidos por hiperactividad del sistema del glutamato, especialmente en núcleo subtalámico y pálido, las dos zonas diana del tratamiento quirúrgico y sobre las que actúan los antagonistas del glutamato.[619]

[ii] Las discinesias por levodopa se relacionan en parte con hiperactividad glutamatérgica por lo que mejoran mucho con antagonistas como el dextrometorfano. En ratones normales el dextrometorfano aumenta la movilidad[555] y en ratas parkinsonizadas mejora la respuesta a levodopa.[522]

efecto de la levodopa en animales parkinsonizados[238,605,1094] y en pacientes con Parkinson[i]. La memantina mejora significativamente la función motora motora en la escala unificada ($p<0.003$), tanto en fase "off" como "on", sin aumento de discinesias (que sí aparece con amantadina).[763,941]

BUDIPINA

Es un fármaco[ii] polivalente.[317,511,580,933] La budipina inhibe el glutamato, es dopaminérgica[97] pero además, tiene un efecto antimuscarínico como el biperideno lo que le hace especialmente indicada para el temblor de los parkinsonianos[510,511] porque tiene menos efectos secundarios que los anticolinérgicos clásicos.[1117,1118]

Los ensayos clínicos confirman que la budipina reduce el temblor y mejora la hipocinesia y rigidez.[932,933] Los beneficios tardan en aparecer 4-6 semanas y puede añadirse a todos los fármacos antiparkinsonianos, y se ha confirmado en 2532 pacientes que es segura y se tolera bien.[931] Puede emplearse en monoterapia para retrasar el inicio de la levodopoterapia.[698,933]

REMACEMIDA.

Tiene poco efecto por sí sola[886] pero potencia la levodopa mejorando los síntomas y las escalas motoras en parkinsonianos,[198,1042] especialmente los de fases avanzadas con fluctuaciones y discinesias.[198,887,888]

5. OPIOIDES: AGONISTAS Y ANTAGONISTAS

Los sistemas opiodies están implicados en el movimiento y en el Parkinson pueden ser útiles los agonistas como la enadolina (aumentan la motilidad) y los antagonistas como naloxona (contra las discinesias por levodopa)

---

[i] Esto no es nuevo. Desde 1977 se sabe que la memantina beneficia a los parkinsonianos mejorando el temblor, la rigidez y la capacidad motora.[354,1047,1239]

[ii] Es antagonista del glutamato (débil), aumenta indirectamente la dopamina, inhibe el GABA, tiene ligero efecto anticolinérgico[1117] y aumenta noradrenalina, serotonina, dopamina e histamina en ratas parkinsonizadas con reserpina.[933] También reduce la toxicidad por MPTP en ratones.[933]

AGONISTAS OPIÁCEOS: ENADOLINA

Con los agonistas opiáceos del tipo kappa (enadolina, U69,593) no cambia la actividad de ratas normales pero sí que se mueven más las ratas y monos[i] parkinsonizados con reserpina.[496] Otros fármacos que activan los receptores opioides-delta (por ejemplo el SNC-80) puede ser útiles en parkinsonianos.[468]

ANTAGONISTAS OPIÁCEOS: NALOXONA

Los sistemas opioides están implicados en las discinesias por levodopa y pueden ser útiles los antagonistas opiáceos como naloxona, naltridol y naltrexona.[458] En monos y ratas parkinsonizados a los que se les da levodopa se producen intensas discinesias que mejoran con naloxona sin que disminuya la movilidad normal.[162,579] En humanos hay discrepancias entre los que no encuentran mejorías[700,946] y los que creen que la naloxona es una opción para controlar las discinesias.[458]

6. ANTIDEPRESIVOS

La depresión es un componente más de la enfermedad de Parkinson y debe tratarse con psicoterapia y con fármacos.[21]

Los tricíclicos clásicos se usan poco y están contraindicados si hay déficit cognitivo, estreñimiento o prostatismo. Pero a veces resulta útil la amitriptilina porque, además de suprimir la ansiedad, favorece el sueño y se pueden aprovechar sus efectos secundarios anticolinérgicos para mejorar el temblor (en lugar de recurrir al Akinetón o Artane). Se ha dicho que la imipramina, otro tricíclico, activa la neurogénesis.

Los antidepresivos más útiles son los inhibidores de la recaptación de la serotonina que mejoran la depresión sin empeoramiento motor o cognitivo del Parkinson.[21,337,1158] Cualquiera es bueno: sertralina, paroxetina, fluoxetina, fluvoxamina y citalopram, pero, aparte del efecto depresivo añaden ventajas diferenciadas.

---

[i] Probablemente porque se reduce la excesiva liberación presináptica de glutamato en ganglios basales.[496] La mejoría se potencia si al agonista opiáceo se añade agonista adrenérgico (clonidina).[467]

El citalopram mejora la bradicinesia cuando se administra con levodopa.[944] La fluoxetina mejora de paso la hipotensión ortostática.[786] La reboxetina es noradrenérgica, tiene efecto "motivador" y va muy bien en par-kinsonianos "apáticos".[636] La mirtazapina es la que más mejora el temblor.[869]

7. HIPNÓTICOS

El zolpidem, un conocido hipnótico, mejora además el temblor en jóvenes con parkinsonismo yatrógeno.

8. AFRODISIACOS

Aparte de su acción específica para aumentar libido tienen otros efectos.

YOHIMBINA

La yohimbina se usó antiguamente como afrodisiaco y en parkinsonianos se ha usado como tratamiento de la hipotensión ortostática porque es un agonista alfa-1-adrenérgico.

SILDENAFILO (VIAGRA)

Tomar Viagra puede ser el mejor antidepresivo para un parkinsoniano. El sildenafilo no sólo les mejora la erección[i] sino que tiene un favorable efecto indirecto sobre la depresión que mejora en el 75 % de los casos.[937,1301] Algunos dicen que también mejora las discinesias.[1138]

Antes de prescribir Viagra a un parkinsoniano hay que tomar la tensión (acostado y luego sentado) para descartar hipotensión ortostática que empeoraría, sobre todo en parkinsonismos con atrofia multisistémica.[498]

9. VASOACTIVOS Y TENSIÓN ARTERIAL

Aquí revisamos fármacos vasoactivos incluyendo agonistas adrenérgicos e hipotensores que tienen alguna relación con el Parkinson.

---

[i] En parkinsonianos la función sexual es muy importante; en relación a su edad, disminuye la actividad sexual (68 %) y la libido (26 %);[137,592,618] y el problema se agrava en pacientes jóvenes.[1238]

MIDODRINE

Un nuevo agonista alfa-1-adrenérgico, selectivo, que produce una constricción de las pequeñas arterias evitando las caídas de tensión arterial.

Puede resultar muy útil en los parkinsonianos que sufren, por la propia enfermedad o por los fármacos que toman, episodios de hipotensión ortostática. Es seguro, se tolera bien y sirve para otras hipotensiones neurogénicas (Parkinson Plus, neuropatía diabética autonómica, etc.).[396]

CLONIDINA

Es un agonista adrenérgico alfa-2 selectivo muy útil contra el babeo de los parkinsonianos evitando recurrir a los anticolinérgicos.[1063]

PERINDOPRIL Y ANGIOTENSINA

Los sistemas de dopamina y angiotensina están relacionados.[950] Las neuronas dopaminérgicas pueden verse afectadas por algunos hipotensores que inhiben la enzima de conversión de la angiotensina (I a II)[i] y son capaces de atravesar la barrera hematoencefálica.

Eso ocurre con el perindopril (Coversyl) que aumenta la dopamina en el estriado de ratas parkinsonizadas con MPTP[518] y que también mejora a parkinsonianos con fluctuaciones motoras y discinesias.[950] Se ha abierto un nuevo horizonte terapéutico cuya eficacia práctica habrá de comprobarse en los próximos años.

DIHIDROERGOCRISTINA

Es la clásica Hydergina tanto tiempo tachada de ineficaz y que parece mejorar a los parkinsonianos en fase inicial.[89] Su acción recuerda a los agonistas dopaminérgicos D2 (al fin y al cabo también es derivado del cornezuelo del centeno).[714,773,829] Y dicen que tiene efectos clínicos comparables al lisuride tanto en reducir la dosis de levodopa como en menor número de complicaciones motoras.[69,113] Es neuroprotectora en ratones parkinsonizados.[216]

---

[i] Nuestras neuronas dopaminérgicas de la sustantia nigra y estriado tienen también receptores tipo 1 de angiotensina, que disminuyen en los parkinsonianos.

10. ANTIBIÓTICOS

Hace 20 años hubiesen descalificado a quien defendiera curar la úlcera de estómago con antibióticos y hoy se usan en muchos casos. Lo mismo defienden algunos para el Parkinson: la minociclina, un antibiótico semisintético del grupo de la tetraciclina es neuroprotectora en modelos animales de isquemia y en ratones parkinsonizados con MPTP.[288] Se han propuesto para disminuir la progresión de la enfermedad de Parkinson.[288]

11. ANTINFLAMATORIOS

En personas que usan antinflamatorios no esteroideos el riesgo de Parkinson es la mitad. La ciclo-oxigenasa tipo 2 (COX-2) es una neurotoxina que influye en la progresión de la enfermedad de Parkinson.[1155] Se ha demostrado en ratones parkinsonizados con MPTP que se les protege y disminuye la deplección de dopamina cuando se inhibe selectivamente la COX-2 con los modernos antinflamatorios como el meloxicam[1154] o el Rofecoxib,[1155] o con la clásica aspirina (que inhibe tanto la COX-1 como la COX-2).[1154]

12. CONTRA LA NARCOLEPSIA

El tratamiento específico de la narcolepsia es el modafinilo, un simpático-mimético de acción central que puede usarse en parkinsonianos para disminuir la somnolencia diurna.[477] Resulta especialmente útil cuando la somnolencia impide subir agonistas[i] dopaminérgicos.[838] En ratones se ha demostrado que el modafinilo es neuroprotector.[14]

13. COLIRIOS DE ATROPINA

En los parkinsonianos es muy frecuente y molesta la sialorrea ("babeo" por excesiva producción de saliva o por falta de automatismos de deglución) que además, responde poco a la medicación. En pacientes

---

[i] En un estudio con 10 parkinsonianos, la mayoría toleró el fármco y pudo subirse la dosis de agonistas lo que antes no podía hacerse por la somnolencia, pero en tres hubo de retirarse; en un caso hubo alucinaciones y en otros cefaleas y parestesias.[838]

seleccionados se pueden utilizar colirios de atropina (de los que habitualmente se usan en los ojos) pero aplicándolos debajo de la lengua, pero en muy pequeña cantidad para evitar que el efecto anticolinérgico se generalice (podría dar alucinaciones). Siempre bajo dirección médica puede ser un modo simple y barato de tratar el babeo.

14. TOXINA BOTULÍNICA

También se ha descrito la inyección de toxina botulínica en ambas parótidas para reducir la cantidad de saliva producida.[710] En dos tercios de los pacientes los resultados son muy positivos.[872]

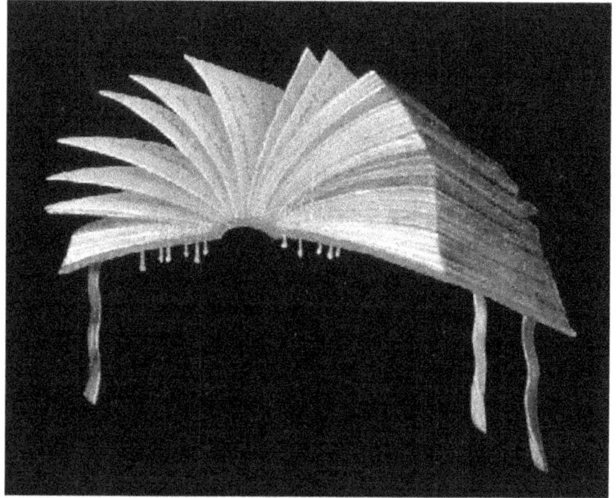

BIBLIOGRAFÍA

1. Aarsland D, Laake K, Larsen JP, Janvin C. Donepezil for cognitive impairment in Parkinson's disease: a randomised controlled study. J Neurol Neurosurg Psychiatry 2002; 72:708-712.

2. Abbott RA, Cox M, Markus H, Tomkins A. Diet, body size and micronutrient status in Parkin-son's disease. Eur J Clin Nutr 1992; 46:879-884.

3. Abbott RD, Ross GW, White LR, Nelson JS, Masaki KH, Tanner CM, Curb JD, Blanchette PL, Popper JS, Petrovitch H. Midlife adiposity and the future risk of Parkinson's disease. Neurology 2002; 59:1051-1057.

4. Abbot NC, Stead LF, White AR, Barnes J, Ernst E. Hypnotherapy for smoking cessation. Cochrane Database Syst Rev 2000; 2:CD001008.

5. Acolet D, Modi N, Giannakoulopoulos X, Bond C, Weg W, Clow A, Glover V. Changes in plasma cortisol and catecholamine concentrations in response to mas-sage in preterm infants. Arch Dis Child 1993; 68:29-31.

6. Acosta MT, Leon-Sarmiento FE. Repetitive transcranial magnetic stimulation (rTMS): new tool, new therapy and new hope for ADHD. Curr Med Res Opin 2003; 19:125-130.

7. Actis-Goretta L, Mackenzie GG, Oteiza PI, Fraga CG. Comparative study on the antioxidant capacity of wines and other plant-derived bevera-ges. Ann N Y Acad Sci 2002; 957:279-283.

8. Acuna-Castroviejo D, Coto-Montes A, Gaia Monti M, Ortiz GG, Reiter RJ. Melatonin is protective against MPTP-induced striatal and hippocampal lesions. Life Sci 1997; 60:PL23-29

9. Ader R, Felten D, Cohen N. Interactions between the brain and the immune system. Annu Rev Pharmacol Toxicol 1990; 30:561-602.

10. Aftanas LI, Golocheikine SA. Human anterior and frontal midline theta and lower alpha reflect emotionally positive state and internalized attention: high-resolution EEG investigation of meditation. Neurosci Lett 2001; 310:57-60.

11. Aftanas LI, Golocheikine SA. Non-linear dynamic complexity of the human EEG during meditation. Neurosci Lett 2002; 330:143-146.

12. Agnoli A, Ruggieri S, Casacchia M. Restatement and prospectives of ergot alkaloids in clinical neurology and psychiatry. Pharmacology 1978; 16(Sup1):174-188.

13. Aguilar MV, Jimenez-Jimenez FJ, Molina JA, Meseguer I, Mateos-Vega CJ, Gonzalez-Munoz MJ, de Bustos F, Gomez-Escalonilla C, Ort-Pareja M, Zurdo M, Martinez-Para MC. Cerebrospinal fluid selenium and chromium levels in patients with Parkinson's disease. J Neural Transm 1998; 105:1245-1251.

14. Aguirre JA, Cintra A, Hillion J, Narvaez JA, Jansson A, Antonelli T, Ferraro L, Rambert FA, Fuxe K. A stereological study on the neuropro-tective actions of acute modafinil treatment on 1-methyl-4-phenyl-1,2,3,6-tetrahydropyridine indu-ced nigral lesions of the male black mouse. Neurosci Lett 1999; 275:215-218.

15. Ahmed I, John A, Vijayasarathy C, Robin MA, Raza H. Differential modulation of growth and glutathione metabolism in cultured rat astrocytes by 4-hydroxy-nonenal and green tea polyphenol, epigallocatechin-3-gallate. Neurotoxicology 2002; 23:289-300.

16. Airola P. How to get well. Health Plus Publishers, Phoenix 1988.

17. Akao Y, Maruyama W, Shimizu S, Yi H, Nakagawa Y, Shamoto-Nagai M, Youdim MB, Tsujimoto Y, Naoi M. Mitochondrial permeability transition mediates apop-tosis induced by N-me-thyl(R)salsolinol, an endogenous neurotoxin, and is inhibited by Bcl-2 and rasagiline, N-propargyl-1(R)-aminoindan. J Neurochem 2002; 82: 913-923.

18. Akhondzadeh S, Naghavi HR, Vazirian M, Shayeganpour A, Rashidi H, Khani M. Passionflower in the treatment of generalized anxiety: a pilot double-blind randomized controlled trial with oxazepam. J Clin Pharm Ther 2001; 26:363-367.

19. Akhondzadeh S, Noroozian M, Mohammadi M, Ohadinia S, Jamshidi AH, Khani M. Melissa officinalis extract in the treatment of patients with mild to moderate Alzheimer's disease: a double blind, randomised, placebo controlled trial. J Neurol Neurosurg Psychiatry 2003; 74:863-866.

20. Albani G, Pignatti R, Bertella L, Priano L, Semenza C, Molinari E, Riva G, Mauro A. Common daily activities in the virtual environment: a preliminary study in parkin-sonian patients. Neurol Sci 2002; 23 (Sup2):S49-50.

21. Allain H, Schuck S, Mauduit N. Depression in Parkinson's disease. BMJ 2000; 320:1287-1288.

22. Allain P, Le Bouil A, Cordillet E, Le Quay L, Bagheri H, Montastruc JL. Sulfate and cysteine levels in the plasma of patients with Parkinson's disease. Neurotoxicology 1995; 16:527-529.

23. Alix ME, Bates DK. A proposed etiology of cervicogenic headache: the neurophysiologic basis and anatomic relationship between the dura mater and the rectus posterior capitis minor muscle. J Manipulative Physiol Ther 1999; 22:534-539.

24. Allison DB, Faith MS. Hypnosis as an adjunct to cognitive-behavioral psychotherapy for obesity: a meta-analytic reappraisal. J Consult Clin Psychol 1996; 64:513-516.

25. Ameri A. The effects of cannabinoids on the brain. Prog Neurobiol 1999; 58:315-348

26. Anbar RD. Self-hypnosis for management of chronic dyspnea in pediatric patients. Pediatrics 2001; 107:E21.

27. Andersen JK. Do alterations in glutathione and iron levels contribute to pathology associated with Parkinson's disease? Novartis Found Symp 2001; 235:11-20; discussion 20-25.

28. Anderson C, Checkoway H, Franklin GM, Beresford S, Smith-Weller T, Swanson PD. Dietary factors in Parkinson's disease: the role of food groups and specific foods. Mov Disord 1999; 14:21-27.

29. Andres K, Bellwald L, Brenner HD. [Empirical study of physically orientated therapy with schizophrenic patients]. Z Klin Psychol Psycopathol Psychother 1993; 41:159-169

30. Andriola MR, Vitale SA. Vagus Nerve Stimulation in the Developmentally Disabled. Epilepsy Behav. 2001; 2:129-134.

31. Anisman H, Zaharia MD, Meaney MJ, Merali Z. Do early-life events permanently alter behavioral and hormonal responses to stressors? Int J Dev Neurosci 1998; 16:149-164.

32. Antolín I, Mayo JC, Sainz RM, del Brio Mde L, Herrera F, Martin V, Rodriguez C. Protective effect of melatonin in a chronic experimental model of Parkinson's disease. Brain Res 2002; 943:163-173.

33. Aloisi AM, Ceccarelli I, Masi F, Scaramuzzino A. Effects of the essential oil from citrus lemon in male and female rats exposed to a persistent painful stimulation. Behav Brain Res 2002; 136:127-135

34. Alonso Fernández -Checa JF. Diccionario de Alqui-mia, Cábala y Simbología. Trigo Ediciones, Soria 1995.

35. Anca JM, Lamela M, Cadavid I, Calleja JM. Effects of Himanthalia elongata on the central nervous system of mice. J Ethnopharmacol 1990; 29:225-231.

36. Anderson C, Checkoway H, Franklin GM, Beresford S, Smith-Weller T, Swanson PD. Dietary factors in Parkinson's disease: the role of food groups and specific foods. Mov Disord 1999; 14:21-27.

37. Apaydin H, Ertan S, Ozekmekci S. Broad bean (Vicia faba)--a natural source of L-dopa--prolongs "on" periods in patients with Parkinson's disease who have "on-off" fluctuations. Mov Disord 2000; 15:164-166.

38. Arahata H, Ohyagi Y, Matsumoto S, Furuya H, Murai H, Kuwabara Y, Nakagawa M, Yamada T, Kira J. [A patient with probable dementia with Lewy bodies, who showed improvement of dementia and parkinsonism by the administratim of donepezil]. Rinsho Shinkeigaku 2001; 41:402-406.

39. Armstrong KJ, Niles LP. Induction of GDNF mRNA expression by melatonin in rat C6 glioma cells. Neuroreport 2002; 13:473-475

40. Arnold WN. Vincent van Gogh and the thujone connection. JAMA 1988; 260:3042-3044.

41. Artemenko AR, Levin Ial. [The phototherapy of parkinsonism patients]. Zh Nevropatol Psikhiatr Im S S Korsakova 1996; 96:63-66

42. Arthur JR. The role of selenium in thyroid hormone metabolism. Can J Physiol Pharmacol 1991; 69:1648-1652.

43. Ascherio A, Chen H, Schwarzschild MA, Zhang SM, Colditz GA, Speizer FE. Caffeine, postmenopausal estrogen, and risk of Parkinson's disease. Neurology 2003; 60:790-795.

44. Ascherio A, Zhang SM, Hernan MA, Kawachi I, Colditz GA, Speizer FE, Willett WC. Prospective study of caffeine consumption and risk of Parkinson's disease in men and women. Ann Neurol 2001; 50:56-63

45. Ashraf W, Pfeiffer RF, Park F, et al. Constipation in Parkinson's disease: objective assessment and response to psyllium. Mov Disord 1997; 12:946–51.

46. Asociación de Musicoterapia Americana (AMTA). http://www.musictherapy.org/

47. Association of Chiropractic Colleges. A position paper on chiropractic. Journal of Manipulative and Physiological Therapeutics 1997; 19:633-637.

48. Astarloa R, Mena MA, Sanchez V, de la Vega L, de Yebenes JG. Clinical and pharmacokinetic effects of a diet rich in insoluble fiber on Parkinson disease. Clin Neuropharmacol 1992; 15:375-380.

49. Astin JA, Shapiro SL, Eisenberg DM, Forys KL. Mind-body medicine: state of the science, implications for practice. J Am Board Fam Pract 2003; 16:131-147.

50. Auburger GWJ. Comunicación personal.

51. Avery A. Aromatherapy and You.Blue Heron Hill Press, Kailua, HI 1992.

52. Baatile J, Langbein WE, Weaver F, Maloney C, Jost MB. Effect of exercise on perceived quality of life of individuals with Parkinson's disease. J Rehabil Res Dev 2000; 37:529-534.

53. Babu US, Wiesenfeld PW, Collins TF, Sprando R, Flynn TJ, Black T, Olejnik N, Raybourne RB. Impact of high flaxseed diet on mitogen-induced proliferation, IL-2 production, cell subsets and fatty acid composition of spleen cells from pregnant and F1 generation Sprague-Dawley rats. Food Chem Toxicol. 2003; 41:905-915.

54. Bachen EA, Manuck SB, Cohen S, Muldoon MF, Raible R, Herbert TB, Rabin BS. Adrenergic blockade ameliorates cellular immune responses to mental stress in humans. Psychosom Med 1995; 57:366-372.

55. Bachurin SO. Tkachenko SE. Lermontova NN. Pyridine derivatives: structure-activity relationships causing parkinsonism-like symptoms. Reviews of Envi-ronmental Contamination & Toxicology 1991; 122:1-36.

56. Backer JH. Stressors, social support, coping, and health dysfunction in individuals with Parkinson's disease. J Gerontol Nurs 2000;26:6-16.

57. Badia P, et al. 1990. Responsiveness to olfactory stimuli presented in sleep. Physiol Behavior 48: 87-90.

58. Betarbet R, Sherer TB, MacKenzie G, Garcia-Osuna M, Panov AV, Greenamyre JT. Chronic systemic pesticide exposure reproduces features of Parkinson's disease. Nat Neurosci 2000; 3:1301-1306.

59. Bagchi D, Bagchi M, Stohs SJ, Das DK, Ray SD, Kuszynski CA, Joshi SS, Pruess HG. Free radicals and grape seed proanthocyanidin extract: importance in human health and disease prevention. Toxicology 2000; 148:187-197.

60. Baier H. [The physiological principles of spa treatment]. MMW Munch Med Wochenschr 1978; 120: 351-356.

61. Baker AB. Treatment of paralysis agitans with vitamin B6. JAMA 1941; 116:2484.

62. Ballard CG, O'Brien JT, Reichelt K, Perry EK. Aromatherapy as a safe and effective treatment for the management of agitation in severe dementia: the results of a double-blind, placebo-controlled trial with Melissa. J Clin Psychiatry 2002; 63:553-558.

63. Barichella M, Marczewska A, Vairo A, Canesi M, Pezzoli G. Is underweightness still a major problem in Parkinson's disease patients? Eur J Clin Nutr 2003; 57:543-547.

64. Barneoud P, Mazadier M, Miquet JM, Parmentier S, Dubedat P, Doble A, Boireau A. Neuroprotective effects of riluzole on a model of Parkinson's disease in the rat. Neuroscience 1996; 74:971-983.

65. Barnes A, Duncan R, Chisholm JA, Lindsay K, Patterson J, Wyper D. Investigation into the mechanisms of vagus nerve stimulation for the treatment of intractable epilepsy, using 99mTc-HMPAO SPET brain images. Eur J Nucl Med Mol Imaging 2003; 30:301-305. (Epub 2002 Nov 29)

66. Barrientos N, Chana P, Ramirez M, Diaz F. Terapia electroconvulsiva en la enfermedad de Parkinson. Presentación de un caso clínico. Rev Med Chil 1992; 120:59-61.

67. Barsky AJ, Saintfort R, Rogers MP, Borus JF. Nonspecific medication side effects and the nocebo phenomenon. JAMA 2002; 287:622-627.

68. Bastard J, Truelle JL, Emile J. Effectiveness of 5 hydroxy-tryptophan in Parkinson's disease. Presse Med 1976; 5:1836–1837.

69. Battistin L, Bardin PG, Ferro-Milone F, Ravenna C, Toso V, Reboldi G. Alpha-dihydroergocryptine in Parkinson's disease: a multicentre randomized double blind parallel group study. Acta Neurol Scand 1999; 99:36-42

70. Baum MK, Shor-Posner G, Lai S, Zhang G, Lai H, Fletcher MA, Sauberlich H, Page JB. High risk of HIV-related mortality is associated with selenium deficiency. J Acquir Immune Defic Syndr Hum Retrovirol 1997; 15:370-374.

71. Baumann RJ, Jameson HD, McKean HE, Haack DG, Weisberg LM. Cigarette smoking and Parkinson disease: 1. Comparison of cases with matched neighbors. Neurology 1980; 30:839-843.

72. Bayés Rusiañol A. Rehabilitación integral de la enfermedad de Parkinson y otros parkinsonismos. Ars medica, Barcelona 2002.

73. Becker PM. Chronic insomnia: outcome of hypnotherapeutic intervention in six cases. Am J Clin Hypn 1993; 36:98-105.

74. Bedard M, Felteau M, Mazmanian D, Fedyk K, Klein R, Richardson J, Parkinson W, Minthorn MB. Pilot eva-luation of a mindfulness-based intervention to improve quality of life among individuals who sustained trau-matic brain injuries. Disabil Rehabil 2003; 25:722-731.

75. Behrman, A., Teitelbaum, P., Cauraugh, J. Verbal instructional sets to normalize the temporal and spatial gait variables in parkinson's disease. J Neurol Neurosurg Psychiatry 1998; 65;580-582.

76. Bellamy R. Compensation neurosis:financial reward for illness as nocebo. Clin Orthop 1997; 336:94-106.

77. Benazzouz A, Boraud T, Dubedat P, Boireau A, Stutzmann JM, Gross C. Riluzole prevents MPTP-induced parkinsonism in the rhesus monkey: a pilot study. Eur J Pharmacol 1995; 284:299-307.

78. Bender DA, Earl CJ, Lees AJ. Niacin depletion in Parkinsonian patients treated with L-dopa, benserazide and carbidopa. Clin Sci (Lond) 1979; 56:89-93.

79. Benedetti F, Amanzio M. The neurobiology of placebo analgesia: from endogenous opioids to cholecystokinin. Prog Neurobiol 1997; 52:109-125.

80. Benedetti MD, Bower JH, Maraganore DM, McDonnell SK, Peterson BJ, Ahlskog JE, Schaid DJ, Rocca WA. Smoking, alcohol, and coffee consumption preceding Parkinson's disease: a case-control study. Neurology 2000; 55:1350-1358

81. Benedetti MD, Maraganore DM, Bower JH, McDonnell SK, Peterson BJ, Ahlskog JE, Schaid DJ, Rocca WA. Hysterectomy, menopause, and estrogen use preceding Parkinson's disease: an exploratory case-control study. Mov Disord 2001; 16:830-837.

82. Benedetti F, Pollo A, Lopiano L, Lanotte M, Vighetti S, Rainero I. Conscious expectation and unconscious conditioning in analgesic, motor, and hormonal place-bo/nocebo responses. J Neurosci 2003; 23:4315-4323.

83. Ben-Menachem E. Vagus-nerve stimulation for the treatment of epilepsy. Lancet Neurol 2002; 1:477-482.

84. Ben-Menachem E. Vagus nerve stimulation, side effects, and long-term safety. J Clin Neurophysiol 2001; 18:415-418.

85. Ben-Shachar D, Youdim MB. Intranigral iron injection induces behavioral and biochemical "parkin-sonism" in rats. J Neurochem 1991; 57:2133-2135.

86. Benson H, Malhotra MS, Goldman RF, Jacobs GD, Hopkins PJ. Three case reports of the metabolic and electroencephalographic changes during advanced Buddhist meditation techniques. Behav Med 1990; 16:90-5.

87. Benton D. Selenium intake, mood and other aspects of psychological functioning. Nutr Neurosci 2002; 5:363-374.

88. Berg D, Gerlach M, Youdim MB, Double KL, Zecca L, Riederer P, Becker G. Brain iron pathways and their relevance to Parkinson's disease. J Neurochem 2001; 79:225-236.

89. Bergamasco B, Frattola L, Muratorio A, Piccoli F, Mailland F, Parnetti L. Alpha-dihydroergocryptine in the treatment of de novo parkinsonian patients: results of a multicentre, randomized, double-blind, placebo-control-led study. Acta Neurol Scand 2000; 101:372-380

90. Bergen JL, Toole T, Elliott RG 3rd, Wallace B, Robinson K, Maitland CG. Aerobic exercise intervention improves aerobic capacity and movement initiation in Parkinson's disease patients. NeuroRehabilitation 2002; 17:161-168

91. Berger JR, Sheremata WA. Persistent neurological deficit precipitated by hot bath test in multiple sclerosis. JAMA 1983; 249:1751-1753.

92. Bergman J, Lerner V. Successful use of donepezil for the treatment of psychotic symptoms in patients with Parkinson's disease. Clin Neuropharmacol 2002; 25:107-10.

93. Berry EM, Growdon JH, Wurtman JJ, Caballero B, Wurtman RJ. A balanced carbohydrate: protein diet in the management of Parkinson's disease. Neurology 1991; 41:1295-1297.

94. Bezard E, Stutzmann JM, Imbert C, Boraud T, Boireau A, Gross CE. Riluzole delayed appearance of parkinsonian motor abnormalities in a chronic MPTP monkey model. Eur J Pharmacol 1998; 356:101-114.

95. Bharath S, Hsu M, Kaur D, Rajagopalan S, Andersen JK. Glutathione, iron and Parkinson's disease. Biochem Pharmacol 2002; 64:1037-1048.

96. Biblioteca de Consulta Microsoft Encarta 2003. 1993-2002 Microsoft Corporation *(passim)*.

97. Biggs CS, Fisher A, Starr MS. The antiparkinsonian drug budipine stimulates the activity of aromatic L-amino acid decarboxylase and enhances L-DOPA-induced dopamine release in rat substantia nigra. Synapse 1998; 30:309-317.

98. Bigos S et al. Acute low back problems in adults. Agency for Health Care Policy and Research: AHCPR 1994; publication 95-0642.

99. Billue JS. Subjective idiopathic tinnitus. Clin Excell Nurse Pract 1998; 2:73-82.

100. Birkmayer JGD. Coenzyme nicotinamide adenine dinucleotide. New therapeutic approach to improving dementia of the Alzheimers type. Ann Clin Lab Sci 1996; 26:1–9.

101. Birkmayer JGD, Vrecko C, Volc D, et al. Nicotinamide adenine dinucleotide (NAD). A new therapeutic approach to Parkinson's disease. Comparison of oral and parenteral application. Neurol Scand 1993; 87(Suppl 146):32–35.

102. Birtwistle J, Hall K. Does nicotine have beneficial effects in the treatment of certain diseases? Br J Nurs 1996; 5:1195-1202.

103. Bischot L, Van den Brink G, Porsius AJ. Vitamin E in extrapyramidal disorders. Pharm World Sci 1993; 15:146-50.

104. Bishop E, McKinnon E, Weir E, Brown DW. Reflexology in the management of encopresis and chronic constipation. Paediatr Nurs 2003; 15:20-21.

105. Black MJ, Brandt RB. Nicotinic acid or N-methyl nicotinamide prolongs elevated brain dopa and dopamine in L-dopa treatment. Biochem Med Metab Biol 1986; 36:244-251.

106. Blunt KL, Rajwani MH, Guerreiro RC. The effectiveness of chiropracti management of fibromyalgia patients: a pilot study. J Manip Physiol Ther 1997; 20:389-399.

107. Blusztajn JK, Wilson WA, Swartzwelder HS. Prenatal choline supplementation protects against postnatal neurotoxicity. J Neurosci 2002; 22:RC195.

108. Boireau A, Dubedat P, Bordier F, Imperato A, Moussaoui S. The protective effect of riluzole in the MPTP model of Parkinson's disease in mice is not due to a decrease in MPP(+) accumulation. Neuropharmacology 2000; 39:1016-1020.

109. Bolton PS. Reflex effects of vertebral subluxations: the peripheral nervous system. An update. J Manipulative Physiol Ther 2000; 23:101-103.

110. Bolwig TG. Putative common pathways in therapeutic brain stimulation for affective disorders. CNS Spectr 2003; 8:490-495.

111. Boniel T, Dannon P. [The safety of herbal medicines in the psychiatric practice] Harefuah 2001; 140:780-805.

112. Bonnefoy M, Drai J, Kostka T. [Antioxidants to slow aging, facts and perspectives]. Presse Med 2002; 31:1174-1184

113. Bonuccelli U, D'Antonio P, D'Avino C, Piccini P, Muratorio A. ihydroergocryptine in the treatment of Parkinson's disease. J Neural Transm Suppl 1995;45:239-245

114. Bottiglieri T, Hyland K, Reynolds EH. The clinical potential of ade-metionine (S-adenosylmethionine) in neurological disorders. Drugs 1994; 48:137-152.

115. Bracco F, Malesani R, Saladini M, Battistin L. Protein redistribution diet and antiparkinsonian response to levodopa. Eur Neurol 1991; 31:68-71.

116. Bradford N (ed). The Hamlyn Encyclopedia of Complementary Health. Reed International Books Ltd, London 1996.

117. Brannan T, Martinez-Tica J, Yahr MD. Effect of repeated electroconvulsive shock on striatal L-dopa and dopamine metabolism: an in vivo study. J Neural Transm Park Dis Dement Sect 1993; 6:35-44.

118. Bredy TW, Humpartzoomian RA, Cain DP, Meaney MJ. Partial reversal of the effect of maternal care on cognitive function through environmental enrichment. Neurosci 2003; 118:571-576.

119. Bridi R, Crossetti FP, Steffen VM, Henriques AT. The antioxidant activity of standardized extract of Ginkgo biloba (EGb 761) in rats. Phytother Res 2001; 15:449-451.

120. Britton TC, Thompson PD, Day BL, Rothwell JC, Findley LJ, Marsden CD. Modulation of postural wrist tremors by magnetic stimulation of the motor cortex in patients with Parkinson's disease or essential tremor and in normal subjects mimicking tremor. Ann Neurol 1993; 33: 473-479.

121. Broms C. [Free from stress by autogenic therapy. Relaxation technique yielding peace of mind and self-insight]. Lakartidningen 1999; 96:588-592.

122. Brooker DJ, Snape M, Johnson E, Ward D, Payne M. Single case evaluation of the effects of aromatherapy and massage on disturbed behaviour in severe dementia. Br J Clin Psychol 1997; 36:287-296.

123. Brotchie JM. Adjuncts to dopamine replacement: a pragmatic approach to reducing the problem of dyskinesia in Parkinson's disease. Mov Disord 1998; 13:871-876.

124. Bruce-Keller AJ, Umberger G, McFall R, Mattson MP. Food restriction reduces brain damage and improves behavioral outcome following excitotoxic and metabolic insults. Ann Neurol 1999; 45:8-15.

125. Brudnak MA, Dundero D, Van Hecke FM. Are the 'hard' martial arts, such as the Korean martial art, TaeKwon-Do, of benefit to senior citizens? Med Hypotheses 2002; 59:485-491.

126. Bruguerolle B, Simon N. Biologic rhythms and Parkinson's disease: a chronopharmacologic approach to considering fluctuations in function. Clin Neuropharmacol 2002; 25:194-201.

127. Blusztajn JK. Choline, a vital amine. Science 1998; 281:794-795.

128. Brandner C. Perinatal choline treatment modifies the effects of a visuo-spatial attractive cue upon spatial memory in naive adult rats. Brain Res 2002; 928:85-95.

129. Brefel-Courbon C, Desboeuf K, Thalamas C, Galitzky M, Senard JM, Rascol O, Montastruc JL. Clinical and economic analysis of spa therapy in Parkinson's disease. Mov Disord 2003; 18:578-584.

130. Bruinsma K, Taren DL. Chocolate: food or drug? J Am Diet Assoc 1999; 99:1249-1256.

131. Buchman AL, Awal M, Jenden D, Roch M, Kang SH. The effect of lecithin supplementation on plasma choline concentrations during a marathon. J Am Coll Nutr 2000; 19:768-770.

132. Buchman AL, Sohel M, Brown M, Jenden DJ, Ahn C, Roch M, Brawley TL. Verbal and visual memory improve after choline supplementation in long-term total parenteral nutrition: a pilot study. JPEN J Parenter Enteral Nutr 2001; 25:30-35.

133. Buckle J. The smell of relief. Psychology today 2000; 33:24.

134. Buckley J. Massage and aromatherapy massage: nursing art and science. Int J Palliat Nurs 2002; 8:276-280.

135. Budgell BS. Reflex effects of subluxation: the autonomic nervous system. J Manipulative Physiol Ther 2000; 23:104-106

136. Bullock R, Cameron A. Rivastigmine for the treatment of dementia and visual hallucinations associated with Parkinson's disease: a case series. Curr Med Res Opin 2002; 18:258-264

137. Burguera JA, Garcia Reboll L, Martinez Agullo E. Disfunción sexual en la enfermedad de Parkinson. Neurologia 1994; 9:178-181.

138. Burguera JL, Burguera M, Gallignani M, Alarcon OM, Burgueera JA. Blood serum selenium in the province of Merida, Venezuela, related to sex, cancer incidence and soil selenium content. J Trace Elem Electrolytes Health Dis 1990; 4:73-77.

139. Burn DJ. Beyond the iron mask: towards better recognition and treatment of depression associated with Parkinson's disease. Mov Disord 2002; 17:445-454.

140. Bustamante Martínez C. Historia de los remedios neurológicos en España. En: Martín Araguz A (ed). His-toria de la Neurología en España. Saned, Madrid 2002.

141. Butler RN, Davis R, Lewis CB, Nelson ME, Strauss E. Physical fitness: benefits of exercise for the older patient. 2. Geriatrics 1998; 53:46, 49-52, 61-62.

142. Butterfield PG. Valanis BG. Spencer PS. Lindeman CA. Nutt JG. Environmental antecedents of young-onset Parkinson's disease. Neurology 1993; 43:1150-1158.

143. Buttner T, Kuhn W, Klotz P, Steinberg R, Voss L, Bulgaru D, Przuntek H. Disturbance of colour perception in Parkinson's disease. J Neural Transm Park Dis Dement Sect 1993; 6:11-15

144. Buttner T, Kuhn W, Muller T, Welter FL, Federlein J, Heidbrink K, Przuntek H. Visual hallucinosis: the major clinical determinant of distorted chromatic contour perception in Parkinson's disease. J Neural Transm 1996; 103:1195-204.

145. Buttner T, Kuhn W, Patzold T, Przuntek H. L-Dopa improves colour vision in Parkinson's disease. J Neural Transm Park Dis Dement Sect 1994; 7:13-19

146. Buttner T, Kuhn W, Przuntek H. Alterations in chromatic contour perception in de novo parkinsonian patients. Eur Neurol 1995; 35:226-229.

147. Cadet JL. The potential use of vitamin E and sele-nium in parkinsonism. Med Hypotheses 1986;20:87-94.

148. Caldji C, Diorio J, Meaney MJ. Variations in maternal care in infancy regulate the development of stress reactivity. Biol Psychiatry 2000; 48:1164-74.

149. Caldji C, Diorio J, Meaney MJ. Variations in Maternal Care Alter GABA(A) Receptor Subunit Expres-sion in Brain Regions Associated with Fear. Neuro-psychopharmacology 2003 Jul 23 [Epub ahead of print].

150. Caldji C, Tannenbaum B, Sharma S, Francis D, Plotsky PM, Meaney MJ. Maternal care during infancy regulates the development of neural systems mediating the expression of fearfulness in the rat. Proc Natl Acad Sci U S A 1998; 95:5335-5340.

151. Calenda E, Weinstein S. Therapeutic massage. En: Weintraub MI (ed.) Alternative and complementary treatment in neurologic illness. Churchill Livingstone, New York 2001.

152. Calvert EL, Houghton LA, Cooper P, Morris J, Whorwell PJ. Long-term improvement in functional dyspepsia using hypnotherapy. Gastroenterology 2002; 123:1778-1785.

153. Campa A, Shor-Posner G, Indacoche F, Zhang G, Lai H, Asthana D, Scott GB, Baum MK. Mortality risk in selenium-deficient HIV-positive children. J Acquir Immune Defic Syndr Hum Retrovirol 1999;15:508-513.

154. Camu W, Billiard M, Baldy-Moulinier M. Fasting plasma and CSF amino acid levels in amyotrophic lateral sclerosis: a subtype analysis. Acta Neurol Scand 1993; 88:515-5.

155. Canals S, Casarejos MJ, de Bernardo S, Rodriguez-Martin E, Mena MA. Glutathione depletion switches nitric oxide neurotrophic effects to cell death in midbrain cultures: implications for Parkinson's disease. J Neurochem 2001; 79:1183-1195.

156. Cantello R, Aguggia M, Gilli M, Delsedime M, Chiardo Cutin I, Riccio A, Mutani R. Major depression in Parkinson's disease and the mood response to intravenous methylphenidate: possible role of the "hedonic" dopamine synapse. J Neurol Neurosurg Psychiatry 1989; 52:724-731.

157. Cantello R, Tarletti R, Civardi C. Transcranial magnetic stimulation and Parkinson's disease. Brain Res Brain Res Rev 2002; 38:309-327.

158. Cantello R, Gianelli M, Bettucci D, Civardi C, De Angelis MS, Mutani R. Parkinson's disease rigidity: magnetic motor evoked potentials in a small hand muscle. Neurology 1991; 41:1449-1456.

159. Caparros-Lefebvre D, Elbaz A. Possible relation of atypical parkinsonism in the French West Indies with consumption of tropical plants: a case-control

study. Caribbean Parkinsonism Study Group. Lancet 1999; 354:281-286.

160. Caporael LR. Ergotism: The Satan loosed in Salem? Science 1976; 192: 21-26.

161. Carlen PL, Lee MA, Jacob M, Livshits O. Parkinsonism provoked by alcoholism. Ann Neurol 1981; 9:84-86.

162. Carey RJ. Naloxone reverses L-dopa induced overstimulation effects in a Parkinson's disease animal model analogue. Life Sci 1991; 48:1303-1308.

163. Carod-Artal FJ. Síndromes neurológicos asociados con el consumo de plantas y hongos con componente tóxico (I). Síndromes neurotóxicos causados por la ingestión de plantas, semillas y frutos. Rev Neurol 2003; 36:860-871. (a)

164. Carod-Artal FJ. Síndromes neurológicos asociados con el consumo de plantas y hongos con componente tóxico (II). Hongos y plantas alucinógenos, mico-toxinas y hierbas medicinales. Rev Neurol 2003; 36:951-960. (b).

165. Carpenter DO. Effects of metals on the nervous system of humans and animals. Int J Occup Med Environ Health 2001; 14:209-218.

166. Carpenter LL, Friehs GM, Price LH. Cervical vagus nerve stimulation for treatment-resistant depression. Neurosurg Clin N Am 2003; 14:275-282.

167. Carter JH, Nutt JG, Woodward WR, Hatcher LF, Trotman TL. Amount and distribution of dietary protein affects clinical response to levodopa in Parkinson's disease. Neurology 1989; 39:552-556

168. Cash AH; el-Mallakh RS; Chamberlain K; Bratton JZ; Li R. Structure of music may influence cognition. Percept Mot Skills 1997; 84:66.

169. Caso Marasco A, Vargas Ruiz R, Salas Villagomez A, Begona Infante C. Estudio doble ciego sobre complejo multivitamínico suplementado con extracto estandarizado de Ginseng. Drugs Exp Clin Res 1996; 22: 323-329.

170. Castagnoli KP, Steyn SJ, Petzer JP, Van der Schyf CJ, Castagnoli N Jr. Neuroprotection in the MPTP Parkinsonian C57BL/6 mouse model by a compound isolated from tobacco. Chem Res Toxicol. 2001; 14:523-527.

171. Castro García A, López del Val LJ. La enfermedad de Parkinson y la vida cotidiana. Ergón, Madrid 1998.

172. Ceccarelli I, Masi F, Fiorenzani P, Aloisi AM. Sex differences in the citrus lemon essential oil-induced increase of hippocampal acetylcholine release in rats exposed to a persistent painful stimulation. Neurosci Lett 2002; 330:25-28

173. Chan C, Ho PS, Chow E. A body-mind-spirit model in health: an Eastern approach. Soc Work Health Care. 2001; 34:261-282.

174. Chan DK, Woo J, Ho SC, Pang CP, Law LK, Ng PW, Hung WT, Kwok T, Hui E, Orr K, Leung MF, Kay R. Genetic and environmental risk factors for Parkinson's disease in a Chinese population. J Neurol Neurosurg Psychiatry 1998; 65:781-784

175. Chao YF, Chen SY, Lan C, Lai JS. The cardiorespiratory response and energy expenditure of Tai-Chi-Qui-Gong. Am J Chin Med 2002;30:451-461.

176. Chaperon F, Thiebot MH. Behavioral effects of cannabinoid agents in animals. Crit Rev Neurobiol 1999; 13:243-281.

177. Chapman EH. Homeopathy. En: Weintraub MI (ed). Alternative and complementary treatment in neu-rologic illness. Churchill Livingstone, New York 2001.

178. Charlton CG. Depletion of nigrostriatal and fore-brain tyrosine hydroxylase by S-adenosylmethionine: a model that may explain the occurrence of depression in Parkinson's disease. Life Sci 1997;61:495-502.

179. Charlton CG, Crowell B Jr. Parkinson's disease-like effects of S-adenosyl-L-methionine: effects of L-do-pa. Pharmacol Biochem Behav 1992; 43:423-431.

180. Charlton CG, Crowell B Jr. Striatal dopamine depletion, tremors, and hypokinesia following the intracranial injection of S-adenosylmethionine: a possible role of hypermethylation in parkinsonism. Mol Chem Neuropathol 1995; 26:269-284.

181. Charlton CG, Mack J. Substantia nigra degeneration and tyrosine hydroxylase depletion caused by excess S-adenosylmethionine in the rat brain. Support for an excess methylation hypothesis for parkinsonism. Mol Neurobiol 1994; 9:149–161.

182. Chase TN, Ng LK, Watanabe AM. Parkinson's disease: modification by 5-hydroxytryptophan. Neurology 1972;22:479–84.

183. Cherkin DC, Sherman KJ, Deyo RA, Shekelle PG. A review of the evidence for the effectiveness, safety, and cost of acupuncture, massage therapy, and spinal manipulation for back pain. Ann Intern Med. 2003 Jun 3;138(11):898-906.

184. Checkoway H, Powers K, Smith-Weller T, Franklin GM, Longstreth WT Jr, Swanson PD. Parkinson's disease risks associated with cigarette smoking, alcohol consumption, and caffeine intake. Am J Epidemiol 2002; 155:732-738

185. Cheesman S, Christian R, Cresswell J. Exploring the value of shiatsu in palliative care day services. Int J Palliat Nurs 2001; 7:234-239.

186. Chen H, Zhang SM, Hernan MA, Willett WC, Ascherio A. Diet and Parkinson's disease: A potential role of dairy products in men. Ann Neurol 2002; 52: 793-801.

187. Chen JF, Steyn S, Staal R, Petzer JP, Xu K, Van Der Schyf CJ, Castagnoli K, Sonsalla PK, Castagnoli N Jr, Schwarzschild MA. 8-(3-Chlorostyryl) caffeine may attenuate MPTP neurotoxicity through dual actions of monoamine oxidase inhibition and A2A receptor antagonism. J Biol Chem 2002; 277:36040-36044.

188. Chen JF, Xu K, Petzer JP, Staal R, Xu YH, Beilstein M, Sonsalla PK, Castagnoli K, Castagnoli N Jr, Schwarzschild MA. Neuroprotection by caffeine and A(2A) adenosine receptor inactivation in a model of Parkinson's disease. J Neurosci 2001;21:RC143.

189. Chen ST, Chuang JI, Hong MH, Li EI. Melatonin attenuates MPP+-induced neurodegeneration and glutathione impairment in the nigrostriatal dopaminergic pathway. J Pineal Res 2002; 32:262-269.

190. Cho J, Kim YH, Kong JY, Yang CH, Park CG. Protection of cultured rat cortical neurons from excitotoxicity by asarone, a major essential oil component in the rhizomes of Acorus gramineus. Life Sci 2002; 71:591-599

191. Cho J, Joo NE, Kong JY, Jeong DY, Lee KD, Kang BS. Inhibition of excitotoxic neuronal death by methanol extract of Acori graminei rhizoma in cultured rat cortical neurons. J Ethnopharmacol 2000; 73:31-37.

192. Cho J, Kong JY, Jeong DY, Lee KD, Lee DU, Kang BS. NMDA recepter-mediated neuroprotection by essential oils from the rhizomes of Acorus gramineus. Life Sci 2001; 68:1567-1573.

193. Choi JY, Park CS, Kim DJ, Cho MH, Jin BK, Pie JE, Chung WG. Prevention of nitric oxide-mediated 1-methyl-4-phenyl-1,2,3,6-tetrahydropyridine-induced Parkinson's disease in mice by tea phenolic epigallocatechin 3-gallate. Neurotoxicology 2002; 23: 367-374

194. Choi S, Jung SY, Lee JH, Sala F, Criado M, Mulet J, Valor LM, Sala S, Engel AG, Nah SY. Effects of ginsenosides, active components of ginseng, on nicotinic acetylcholine receptors expressed in Xenopus oocytes. Eur J Pharmacol 2002; 442:37-45.

195. Chung W, Poppen R, Lundervold DA. Behavioral relaxation training for tremor disorders in older adults. Biofeedback Self Regul 1995; 20:123-135.

196. Church WH, Ward VL. Uric acid is reduced in the substantia nigra in Parkinson's disease: effect on dopamine oxidation. Brain Res Bull 1994; 33:419-425

197. Churchill JD, Gerson JL, Hinton KA, Mifek JL, Walter MJ, Winslow CL, Deyo RA. The nootropic properties of ginseng saponin Rb1 are linked to effects on anxiety. Integr Physiol Behav Sci 2002; 37:178-187.

198. Clarke CE, Cooper JA, Holdich TA; TREMOR Study Group. A randomized, double-blind, placebo-controlled, ascending-dose tolerability and safety study of remacemide as adjuvant therapy in Parkinson's disease with response fluctuations. Clin Neuro-pharmacol 2001; 24:133-138.

199. Clarke JH, Reynolds PJ. Suggestive hypnotherapy for nocturnal bruxism: a pilot study. Am J Clin Hypn 1991; 33:248-253.

200. Cohen S. Psychological stress and susceptibility to upper respiratory infections. Am J Respir Crit Care Med 1995; 152:S53-8.

201. Cohen S, Doyle WJ, Turner R, Alper CM, Skoner DP. Sociability and susceptibility to the common cold. Psychol Sci 2003; 14:389-395.

202. Cohen S, Frank E, Doyle WJ, Skoner DP, Rabin BS, Gwaltney JM Jr. Types of stressors that increase susceptibility to the common cold in healthy adults. Health Psychol 1998; 17:214-223.

203. Cohen S, Herbert TB. Health psychology: psychological factors and physical disease from the perspective of human psychoneuroimmunology. Annu Rev Psychol 1996; 47:113-42.

204. Cohen S, Line S, Manuck SB, Rabin BS, Heise ER, Kaplan JR. Chronic social stress, social status, and susceptibility to upper respiratory infections in non-human primates. Psychosom Med 1997; 59:213-221.

205. Cohen S, Miller GE, Rabin BS. Psychological stress and antibody response to immunization: a critical review of the human literature. Psychosom Med 2001; 63:7-18.

206. Cohen S, Sherrod DR, Clark MS. Social skills and the stress-protective role of social support. J Pers Soc Psychol 1986; 50:963-973.

207. Cohen S, Tyrrell DA, Smith AP. Negative life events, perceived stress, negative affect, and susceptibility to the common cold. J Pers Soc Psychol 1993; 64:131-140.

208. Cohen S, Tyrrell DA, Smith AP. Psychological stress and susceptibility to the common cold. N Engl J Med 1991; 325:606-612.

209. Cohen S, Williamson GM. Stress and infectious disease in humans. Psychol Bull 1991; 109:5-24.

210. Connor GS. A double-blind placebo-controlled trial of topiramate treatment for essential tremor. Neurology. 2002; 59:132-134.

211. Coon JT, Ernst E. Panax ginseng: a systematic review of adverse effects and drug interactions. Drug Saf 2002; 25:323-344.

212. Cohen K. The way of qigong: the art ans sciencie of Chinese energy healing. Ballantine, New York 1997.

213. Combs GF Jr, Clark LC, Turnbull BW. Reduction of cancer risk with an oral supplement of selenium. Biomed Environ Sci 1997;10:227-34.

214. Combs GF Jr, Gray WP. Chemopreventive agents: Selenium. Pharmacol Ther 1998; 79:179-92.

215. Conan Doyle A. El signo de los cuatro. Aventuras de Sherlock Holmes. ++

216. Coppi G. Neuroprotective activity of alpha-dihydroergocryptine in animal models. J Neural Transm Suppl 1995;45:307-18

217. Corominas J. Breve diccionario etimológico de la lengua castellana. Gredos, Madrid 1997. *(passim)*

218. Corvilain B, Contempre B, Longombe AO, Goyens P, Gervy-Decoster C, Lamy F, Vanderpas JB, Dumont JE. Selenium and the thyroid: How the relationship was established. Am J Clin Nutr 1993;57(Sup 2):244-248S.

219. Cote L. Depression: impact and management by the patient and family. Neurology 1999;52(Sup 3):S7-9.

220. Cotzias GC, Lawrence WH, Papavasiliou PS, Duby SE. Nicotinamide ineffective in parkinsonism. N Engl J Med 1972;287:147.

221. Coulter I et al. The Appropriateness of manipulation and mobilization of the Cervical Spine. RAND 1996:18-43.

222. Coutcher JB, Cawley G, Wecker L. Dietary choline supplementation increases the density of nicotine binding sites in rat brain. J Pharmacol Exp Ther 1992; 262:1128-1132.

223. Cowell IM, Phillips DR. Effectiveness of manipulative physiotherapy for the treatment of a neu-rogenic cervicobrachial pain syndrome: a single case study- experimental design. Man Ther 2002; 7:31-38.

224. Cox PA, Sacks OW. Cycad neurotoxins, consumption of flying foxes, and ALS-PDC disease in Guam. Neurology 2002; 58: 956-9.

225. Crompton DE, Chinnery PF, Fey C, Curtis AR, Mo-rris CM, Kierstan J, Burt A, Young F, Coulthard A, Cur-tis A, Ince PG, Bates D, Jackson MJ, Burn J. Neuro-ferritinopathy: a window on the role of iron in neuro-degeneration. Blood Cells Mol Dis 2002; 29:522-531.

226. Crook, T.H., Tinklenberg, J., Yesavage, J., Effects of phosphatidylserine in age-associated memory impairment. Neurology 41:644-49, 1991.

227. Crowell BG Jr, Benson R, Shockley D, Charlton CG. S-adenosyl-L-methionine decreases motor activity in the rat: similarity to Parkinson's disease-like symptoms. Behav Neural Biol 1993; 59:186-193.

228. Crucian GP, Huang L, Barrett AM, Schwartz RL, Cibula JE, Anderson JM, Triggs WJ, Bowers D, Friedman WA, Greer M, Heilman KM. Emotional conversations in Parkinson's disease. Neurology 2001; 56:159-165

229. Cullen L, Barlow J. 'Kiss, cuddle, squeeze': the experiences and meaning of touch among parents of children with autism attending a Touch Therapy Programme. J Child Health Care 2002; 6:171-181.

230. Culpeper N. The complete herbal and english phy-sician Enlarged (1653). Wordsworth, Chatham 1995.

231. Cumming RG. Intervention strategies and risk-factor modification for falls prevention. A review of recent intervention studies. Clin Geriatr Med 2002; 18:175-89.

232. Curatolo PW, Robertson D. The health consequences of caffeine. Ann Intern Med 1983; 98:641-53.

233. Cyr M, Calon F, Morissette M, Di Paolo T. Estrogenic modulation of brain activity: implications for schizophrenia and Parkinson's disease. J Psychiatry Neurosci 2002; 27:12-27.

234. Cyriax J. Textbook of Orthopedic Medicine. London: Cassell, 1955.

235. Dabbeni-Sala F, Di Santo S, Franceschini D, Ska-per SD, Giusti P. Melatonin protects against 6-OHDA-induced neurotoxicity in rats: a role for mitochondrial complex I activity. FASEB J 2001; 15:164-170.

236. d'Alfonso AA, Aleman A, Kessels RP, Schouten EA, Postma A, van Der Linden JA, Cahn W, Greene Y, de Haan EH, Kahn RS. Transcranial magnetic stimula-tion of left auditory cortex in patients with schizophrenia: effects on hallucinations and neurocognition. J Neuro-psychiatry Clin Neurosci 2002; 14:77-79.

237. Damier P, Hirsch EC, Zhang P, Agid Y, Javoy-Agid F. Glutathione peroxidase, glial cells and Parkinson's disease. Neuroscience 1993; 52:1-6.

238. Danysz W, Parsons CG, Kornhuber J, Schmidt WJ, Quack G. Aminoadamantanes as NMDA receptor antagonists and antiparkinsonian agents--preclinical studies. Neurosci Biobehav Rev 1997;21:455-468.

239. Darmon A, Azulay JP, Pouget J, Blin O. [Posture and gait modulation using sensory or attentional cues in Parkinson's disease. A possible approach to the mechanism of episodic freezing]. Rev Neurol (Paris) 1999; 155:1047-1056.

240. Daskalakis ZJ, Christensen BK, Fitzgerald PB, Chen R. Transcranial magnetic stimulation: a new investigational and treatment tool in psychiatry. J Neuropsychiatry Clin Neurosci 2002; 14:406-415.

241. Davidson J, Fisher P, van Haselen R, Woodbury M, Connor K. Do constitutional types really exist? A

further study using grade of membership analysis. Br Homeopath J 2001; 90:138-147.

242. Davidson JR, Gaylord S. Homeopathic and psychiatric perspectives on grief. Altern Ther Health Med 1998; 4:30-35.

243. Davidson JR, Gaylord S. Meeting of minds in psychiatry and homeopathy: an example in social phobia. Altern Ther Health Med 1995; 1:36-43.

244. Davidson JR, Morrison RM, Shore J, Davidson RT, Bedayn G. Homeopathic treatment of depression and anxiety. Altern Ther Health Med 1997; 3:46-49.

245. Davidson RJ, Kabat-Zinn J, Schumacher J, Rosenkranz M, Muller D, Santorelli SF, Urbanowski F, Harrington A, Bonus K, Sheridan JF. Alterations in brain and immune function produced by mindfulness meditation. Psychosom Med 2003; 65:564-570.

246. Davis JW, Grandinetti A, Waslien CI, Ross GW, White LR, Morens DM. Observations on serum uric acid levels and the risk of idiopathic Parkinson's disease. Am J Epidemiol 1996; 144:480-484

247. De Bruin NM, Kiliaan AJ, De Wilde MC, Broersen LM. Combined uridine and choline administration improves cognitive deficits in spontaneously hyper-tensive rats. Neurobiol Learn Mem 2003; 80:63-79.

248. Decina P, Caracci G, Sandik R, Berman W, Mukherjee S, Scapicchio P. Cigarette smoking and neuroleptic-induced parkinsonism. Biol Psychiatry 1990; 28:502-508.

249. Deepak KK. Neurophysiological mechanisms of induction of meditation: a hypothetico-deductive approach. Indian J Physiol Pharmacol. 2002; 46:136-158.

250. de Groot M, Hermann W, Steffen J, Wagner A, Grahmann F. [Contralateral and ipsilateral repetitive transcranial magnetic stimulation in Parkinson patients]. Nervenarzt 2001; 72:932-938

251. de la Fuente-Fernandez R, Phillips AG, Zamburlini M, Sossi V, Calne DB, Ruth TJ, Stoessl AJ. Dopamine release in human ventral striatum and expectation of reward. Behav Brain Res 2002; 136:359-363.

252. de la Fuente-Fernandez R, Ruth TJ, Sossi V, Schulzer M, Calne DB, Stoessl AJ. Expectation and dopamine release: mechanism of the placebo effect in Parkinson's disease. Science 2001; 293:1164-1166.

253. De La Fuente-Fernandez R, Stoessl AJ. The biochemical bases for reward. Implications for the placebo effect. Eval Health Prof 2002; 25:387-398.(b)

254. de la Fuente-Fernandez R, Stoessl AJ. The placebo effect in Parkinson's disease. Trends Neurosci 2002; 25:302-306.(c)

255. del Castillo J, Anderson M, Rubottom GM. Marijuana, absinthe and the central nervous system. Nature 1975; 253:365-366.

256. Delmonte MM. Electrocortical activity and related phenomena associated with meditation practice: a literature review. Int J Neurosci 1984; 24:217-231.

257. de Pascalis V. Psychophysiological correlates of hypnosis and hypnotic susceptibility. Int J Clin Exp Hypn 1999; 47:117-143.

258. De Pascalis V, Bellusci A, Russo PM. Italian norms for the Stanford Hypnotic Susceptibility Scale, Form C. Int J Clin Exp Hypn 2000; 48:315-323. (a)

259. De Pascalis V, Russo P, Marucci FS. Italian norms for the Harvard Group Scale of Hypnotic Susceptibility, Form A. Int J Clin Exp Hypn 2000; 48:44-55.

260. Dergal JM, Gold JL, Laxer DA, Lee MS, Binns MA, Lanctot KL, Freedman M, Rochon PA. Potential interactions between herbal medicines and conventional drug therapies used by older adults attending a memory clinic. Drugs Aging 2002; 19:879-886.

261. de Rijk MC, Breteler MM, den Breeijen JH, Launer LJ, Grobbee DE, van der Meche FG, Hofman A. Dietary antioxidants and Parkinson disease. The Rotterdam Study. Arch Neurol 1997; 54:762-765.

262. Deuster PA, Singh A, Coll R, Hyde DE, Becker WJ. Choline ingestion does not modify physical or cognitive performance. Mil Med 2002; 167:1020-1025.

263. Dexter DT, Brooks DJ, Harding AE, Burn DJ, Muller DP, Goss-Sampson MA, Jenner PG, Marsden CD. Nigrostriatal function in vitamin E deficiency: clinical, experimental, and positron emission tomographic studies. Ann Neurol 1994; 35:298-303.

264. Dexter DT, Carayon A, Javoy-Agid F, et al. Alterations in the levels of iron, ferritin and other trace metals in Parkinson's disease and other neurodegenerative diseases affecting the basal ganglia. Brain 1991;114:1953–1975.

265. Dexter DT, Jenner P, Schapira AH, Marsden CD. The Royal Kings and Queens Parkinson's Disease Research Group. Alterations in levels of iron, ferritin, and other trace metals in neurodegenerative diseases affecting the basal ganglia. Ann Neurol 1992; 32 Suppl: S94-100.

266. Dexter DT, Nanayakkara I, Goss-Sampson MA, Muller DP, Harding AE, Marsden CD, Jenner P. Nigral dopaminergic cell loss in vitamin E deficient rats. Neuroreport 1994; 5:1773-1776.

267. Dexter DT, Ward RJ, Wells FR, Daniel SE, Lees AJ, Peters TJ, Jenner P, Marsden CD. Alpha-tocopherol levels in brain are not altered in Parkinson's disease. Ann Neurol 1992; 32:591-593

268. Deyama T, Nishibe S, Nakazawa Y. Constituents and pharmacological effects of Eucommia and Siberian ginseng. Acta Pharmacol Sin 2001; 22:1057-1070.

269. Dhandapani KM, Brann DW. Protective effects of estrogen and selective estrogen receptor modulators in the brain. Biol Reprod 2002; 67:1379-1385.

270. Dhawan K, Kumar S, Sharma A. Comparative anxiolytic activity profile of various preparations of Passiflora incarnata linneaus: a comment on medicinal plants' standardization. J Altern Complement Med 2002; 8:283-291.

271. Dhawan K, Sharma A. Antitussive activity of the methanol extract of Passiflora incarnata leaves. Fitoterapia 2002; 73:397-399.

272. Dhawan K, Kumar S, Sharma A. Anxiolytic activity of aerial and underground parts of Passiflora incarnata. Fitoterapia 2001; 72:922-926.

273. Dhawan K, Kumar S, Sharma A. Anti-anxiety studies on extracts of Passiflora incarnata Linneaus. J Ethnopharmacol 2001; 78:165-170.

274. Diego MA, Field T, Hernandez-Reif M, Shaw JA, Rothe EM, Castellanos D, Mesner L. Aggressive adolescents benefit from massage therapy. Adolescence 2002; 37:597-607.

275. Di Marzo, Bisogno T, De Petrocellis L. Endocannabinoids: new targets for drug development. Curr Pharm Des 2000; 6:1361-1380

276. Dines KC, Cameron NE, Cotter MA. Comparison of the effects of evening primrose oil and triglycerides containing gamma-linolenic acid on nerve conduction and blood flow in diabetic rats. J Pharmacol Exp Ther 1995; 273:49-55.

277. Di Rocco A, Rogers JD, Brown R, Werner P, Bot-tiglieri T. S-Adenosyl-Methionine improves depression in patients with Parkinson's disease in an open-label clinical trial. Mov Disord 2000; 15:1225-1229.

278. Discalzi G, Pira E, Herrero Hernandez E, Valentini C, Turbiglio M, Meliga F. Occupational Mn parkinsonism: magnetic resonance imaging and clinical patterns following CaNa2-EDTA chelation. Neurotoxicology 2000; 21:863-866.

279. Dizdar N, Kagedal B, Lindvall B. Treatment of Parkinson's disease with NADH. Acta Neurologica Scand 1994; 90:345–347.

280. Dluzen D, Jain R, Liu B. Modulatory effects of testosterone on 1-methyl-4-phenyl-1,2,3,6-tetrahydro-pyridine-induced neurotoxicity. J Neurochem 1994; 62: 94-101.

281. Double KL, Gerlach M, Youdim MB, Riederer P. Impaired iron homeostasis in Parkinson's disease. J Neural Transm 2000 (Suppl):37-58.

282. Doudet DJ, McLellan CA, Aigner TG, Wyatt RJ, Cohen RM. Delayed L-phenylalanine infusion allows for simultaneous kinetic analysis and improved evaluation of specific-to-nonspecific fluorine-18-dopa uptake in brain. J Nucl Med 1992; 33:1383-1389.

283. Douhou A, Debeir T, Murer MG, Do L, Dufour N, Blanchard V, Moussaoui S, Bohme GA, Agid Y, Raisman-Vozari R. Effect of chronic treatment with riluzole on the nigrostriatal dopaminergic system in weaver mutant mice. Exp Neurol 2002; 176:247-53

284. Downie AW, Low JM, Lindsay DD. Speech disorder in Parkinsonism; use of delayed auditory feedback in selected cases. J Neurol Neurosurg Psychiatry 1981; 44:852

285. Driscoll MD. Arterial tonometry and assessment of cardiovascular alterations with chiropractic spinal manipulative therapy. J Manipulative Physiol Ther 1997; 20:47-55.

286. Dror Y, Stern F, Berner YN, Kaufmann NA, Berry E, Maaravi Y, Altman H, Cohen A, Leventhal A, Kaluski DN. [Micronutrient (vitamins and minerals) supple-mentation for the elderly, suggested by a special committee nominated by Ministry of Health]. Harefuah 2001; 140:1062-7, 1117.

287. Drukarch B, Jongenelen CA, Schepens E, Langeveld CH, Stoof JC. Glutathione is involved in the granular storage of dopamine in rat PC 12 pheochro-mocytoma cells: implications for the pathogenesis of Parkinson's disease. J Neurosci 1996; 16:6038-6045.

288. Du Y, Ma Z, Lin S, Dodel RC, Gao F, Bales KR, Triarhou LC, Chernet E, Perry KW, Nelson DL, Luecke S, Phebus LA, Bymaster FP, Paul SM. Minocycline prevents nigrostriatal dopaminergic neurodegeneration in the MPTP model of Parkinson's disease. Proc Natl Acad Sci U S A 2001; 98:14669-14674. Epub Nov 27.

289. Duan W, Mattson MP. Dietary restriction and 2-deoxyglucose administration improve behavioral outcome and reduce degeneration of dopaminergic neurons in models of Parkinson's disease. J Neurosci Res 1999; 57:195-206.

290. Duan W, Ladenheim B, Cutler RG, Kruman II, Cadet JL, Mattson MP. Dietary folate deficiency and elevated homocysteine levels endanger dopaminergic neurons in models of Parkinson's disease. J Neurochemistry 2002; 80:101-110.

291. Duke JA. The green pharmacy. Radale Press, Emaus 1997.

292. Duran E, Chacon JR. Parkinsonismo probablemente inducido por manganeso. Rev Neurol 2001; 33:434-436.

293. Duncan KH et al. Treatment of upper extremity reflex sumpathjetic dystrophy with joint stiffness using

sympatholytic Bier blocks and manipulation. Orthopedics 1988; 11:883-886.

294. Durlach J, Bac P, Durlach V, Durlach A, Bara M, Guiet-Bara A. Are age-related neurodegenerative diseases linked with various types of magnesium depletion? Magnes Res 1997; 10:339-353.

295. Durlach PJ. The effects of a low dose of caffeine on cognitive performance. Psychopharmacology (Berl) 1998; 140:116-119.

296. Duval C, Lafontaine D, Hebert J, Leroux A, Panisset M, Boucher JP. The effect of Trager therapy on the level of evoked stretch responses in patients with Parkinson's disease and rigidity. J Manipulative Physiol Ther 2002; 25:455-464.

297. Dyson-Hudson TA, Shiflett SC, Kirshblum SC, Bowen JE, Druin EL. Acupuncture and Trager psychophysical integration in the treatment of wheelchair user's shoulder pain in individuals with spinal cord injury. Arch Phys Med Rehabil 2001; 82:1038-1046.

298. Ebadi M, Srinivasan SK, Baxi MD. Oxidative stress and antioxidant therapy in Parkinson's disease. Prog Neurobiol 1996; 48:1-19.

299. Ebersbach G, Stock M, Muller J, Wenning G, Wis-sel J, Poewe W. Worsening of motor performance in patients with Parkinson's disease following transdermal nicotine administration. Mov Disord 1999;14:1011-1013.

300. Edel D. Tai Chi For Parkinson's. http://abclocal.go. com/kgo/health/

301. Edge J. A pilot study addressing the effect of aro-matherapy massage on mood, anxiety and relaxation in adult mental health. Complement Ther Nurs Midwifery 2003; 9:90-97.

302. Edwards, L. 1994. Aromatherapy and essential oils. Healthy and Natural Journal, October, pp. 134-137.

303. Egner T, Gruzelier JH. Ecological validity of neurofeedback: modulation of slow wave EEG enhances musical performance. Neuroreport. 2003 Jul 1;14(9):1221-4.

304. Egner T, Strawson E, Gruzelier JH. EEG signature and phenomenology of alpha/theta neurofeedback training versus mock feedback. Appl Psychophysiol Biofeedback. 2002 Dec;27(4):261-70.

305. Eichhammer P, Johann M, Kharraz A, Binder H, Pittrow D, Wodarz N, Hajak G. High-frequency repetitive transcranial magnetic stimulation decreases cigarette smoking. J Clin Psychiatry. 2003 Aug;64(8):951-3.

306. Eichhammer P, Langguth B, Marienhagen J, Kleinjung T, Hajak G. Neuronavigated repetitive transcranial magnetic stimulation in patients with tinnitus: a short case series. Biol Psychiatry. 2003 Oct 15;54(8):862-5.

307. Eingorn AM, Muhs GJ. Rationale for assessing the effects of manipulative therapy on autonomic tone by analysis of heart rate variability. J Manipulative Physiol Ther 1999 Mar-Apr;22(3):161-5

308. Elger G, Hoppe C, Falkai P, Rush AJ, Elger CE. Vagus nerve stimulation is associated with mood improvements in epilepsy patients. Epilepsy Res. 2000 Dec;42(2-3):203-10.

309. Elias AN, Guich S, Wilson AF. Ketosis with enhanced GABAergic tone promotes physiological changes in transcendental meditation. Med Hypotheses. 2000 Apr;54(4):660-2.

310. Elias AN, Wilson AF. Serum hormonal concentrations following transcendental meditation--potential role of gamma aminobutyric acid. Med Hypotheses. 1995 Apr;44(4):287-91.

311. Ellgring H, Seiler S, Perleth B, Frings W, Gasser T, Oertel W. Psychosocial aspects of Parkinson's disease. Neurology. 1993 Dec;43(12 Suppl 6):S41-4.

312. Ellis JM, Reddy P. Effects of Panax ginseng on quality of life. Ann Pharmacother 2002; 36:375-379.

313. El mundo. Holanda venderá marihuana como medicina, 01/09/03.

314. Elphick MR, Egertova M. The neurobiology and evolution of cannabinoid signalling. Philos Trans R Soc Lond B Biol Sci 2001 Mar 29;356(1407):381-408

315. Elster EL. Upper cervical chiropractic management of a patient with Parkinson's disease: a case report. J Manipulative Physiol Ther. 2000 Oct;23(8):573-7.

316. Elster EL. Parkinson's disease: IUCCA upper cervical chiropractic management of ten parkinson's disease patients. Today's Chiropractic 2000; July-August (b).

317. Eltze M. Multiple mechanisms of action: the pharmacological profile of budipine. J Neural Transm Suppl. 1999;56:83-105.

318. Engelberg D, McCutcheon A, Wiseman S. A case of ginseng-induced mania. J Clin Psychopharmacol 2001 Oct;21(5):535-7.

319. Encarta. Biblioteca de consulta, Enciclopedia Microsoft 2003.

320. Enzensberger W, Oberländer U, Stecker K. Metronomtherapie bei Parkinson-Patienten. Nervenarzt 1997; 68: 972 – 977.

321. Ergene E, Behr PK, Shih JJ. Quality-of-Life Assessment in Patients Treated with Vagus Nerve Stimulation. Epilepsy Behav. 2001 Jun;2(3):284-287.

322. Ericsson AD. Down syndrome treated with homeopathy. Houston, Institute of Biological Research (1999). Citado en Weintraub 2001.

323. Ericsson AD. Homeopathic neurotrophin: treatment of Parkinson's disease. Houston, Institute of Biological Research, Houston, TX. Citado en Weintraub 2001.

324. Ernst E. The risk-benefit profile of commonly used herbal therapies: Ginkgo, St. John's Wort, Ginseng, Echinacea, Saw Palmetto, and Kava. Ann Intern Med 2002 Jan 1;136(1):42-53.

325. Evidente VG, Adler CH. How to help patients with restless legs syndrome. Discerning the indescribable and relaxing the restless. Postgrad Med. 1999 Mar;105(3):59-61, 65-6, 73-4.

326. Ewan, K.B., Pamphlett, R. Increased inorganic mercury in spinal motor neurons following chelating agents. Neurotoxicology 1996 Summer; 17(2): 343-9.

327. Ewin DM. Hypnotherapy for warts (verruca vulgaris): 41 consecutive cases with 33 cures. Am J Clin Hypn. 1992 Jul;35(1):1-10.

328. Fabbrini G, Barbanti P, Aurilia C, Pauletti C, Lenzi GL, Meco G. Donepezil in the treatment of hallucinations and delusions in Parkinson's disease. Neurol Sci. 2002 Apr;23(1):41-3.

329. Fabris N and Mocchegiani E. Zinc, human diseases and aging. Aging (Milano) 1995;7:77-93.

330. Fahn S. An open trial of high-dosage antioxidants in early Parkinson's disease. Am J Clin Nutr 1991 Jan;53(1 Suppl):380S-382S

331. Fahn S. A pilot trial of high-dose alpha-tocopherol and ascorbate in early Parkinson's disease. Ann Neurol 1992;32 Suppl:S128-32

332. Fall PA, Fredrikson M, Axelson O, Granerus AK. Nutritional and occupational factors influencing the risk of Parkinson's disease: a case-control study in southeastern Sweden. Mov Disord 1999; 14:28-37.

333. Farhat GN, Affara NI, Gali-Muhtasib HU. Seasonal changes in the composition of the essential oil extract of East Mediterranean sage (Salvia libanotica) and its toxicity in mice. Toxicon. 2001 Oct;39(10):1601-5.

334. Farlow M. A clinical overview of cholinesterase inhibitors in Alzheimer's disease. Int Psychogeriatr. 2002;14 Suppl 1:93-126.

335. Farr T, Nottle C, Nosaka K, Sacco P. The effects of therapeutic massage on delayed onset muscle soreness and muscle function following downhill walking. J Sci Med Sport. 2002 Dec;5(4):297-306.

336. Farre Albaladejo M. Complicaciones neurológicas de la drogadicción. Aspectos generales. Complicaciones producidas por cannabis, drogas de diseño y substancias volátiles. Arch Neurobiol (Madr) 1989; 52 (Suppl 1):143-148

337. Dell'Agnello G, Ceravolo R, Nuti A, Bellini G, Piccinni A, D'Avino C, Dell'Osso L, Bonuccelli U. SSRIs do not worsen Parkinson's disease: evidence from an open-label, prospective study. Clin Neuropharmacol 2001; 24:221-227.

338. Farver DK, Khan MH. Zolpidem for antipsychotic-induced parkinsonism. Ann Pharmacother. 2001 Apr;35(4):435-7.

339. Faulkner MA, Bertoni JM, Lenz TL. Gabapentin for the treatment of tremor. Ann Pharmacother. 2003 Feb;37(2):282-6.

340. Federico A, Battisti C, Formichi P, Dotti MT. Plasma levels of vitamin E in Parkinson's disease. J Neural Transm Suppl 1995;45:267-70.

341. Feinle-Bisset C, Andrews JM. Treatment of Functional Dyspepsia. Curr Treat Options Gastroenterol. 2003 Aug;6(4):289-297.

342. Feixas G, Miró MT. Aproximaciones a la psicoterapia. Paidós. Barcelona 1993.

343. Fericgla JM. Ayahuasca. www.etnopsico.org

344. Fernandez-Calle P, Jimenez-Jimenez FJ, Molina JA, Cabrera-Valdivia F, Vazquez A, Garcia Urra D, Bermejo F, Cruz Matallana M, Codoceo R. Serum levels of ascorbic acid (vitamin C) in patients with Parkinson's disease. J Neurol Sci 1993; 118:25-28.

345. Ferre S, Popoli P, Gimenez-Llort L, Rimondini R, Muller CE, Stromberg I, Ogren SO, Fuxe K. Adenosine/dopamine interaction: implications for the treatment of Parkinson's disease. Parkinsonism Relat Disord 2001; 7:235-241.

346. Ferry P, Johnson M, Wallis P. Use of complementary therapies and non-prescribed medication in patients with Parkinson's disease. Postgrad Med J 2002; 78:612-614

347. Fernstrom JD. Dietary precursors and brain neurotransmitter formation. Annu Rev Med 1981;32:413-25.

348. Fertl E, Doppelbauer A, Auff E. Physical activity and sports in patients suffering from Parkinson's disease in comparison with healthy seniors. J Neural Transm Park Dis Dement Sect 1993;5(2):157-61.

349. Fibiger HC. The neurobiological substrates of depression in Parkinson's disease: a hypothesis. Can J Neurol Sci 1984 Feb;11(1 Suppl):105-7.

350. Field T. Violence and touch deprivation in adolescents. Adolescence 2002; 37:735-49.

351. Field T, Ironson G, Scafjdi F, Nawrocki T, Goncalves A, Burman I, Pickens J, Fox N, Schanberg S, Kuhn C. Massage therapy reduces anxiety and enhances EEG pattern of alertness and math computations. Int J Neurosci 1996; 86:197-205.

352. Filip R, Lopez P, Giberti G, Coussio J, Ferraro G. Phenolic compounds in seven South American Ilex species. Fitoterapia 2001 Nov;72(7):774-8.

353. Fisher P. Un concepto más que una técnica. Mundo Científico. Barcelona: RBA Revistas, sept 1998.

354. Fischer PA, Jacobi P, Schneider E, Schonberger B. [Effects of intravenous administration of memantine in parkinsonian patients]. Arzneimittelforschung. 1977 Jul;27(7):1487-9.

355. Fitzgerald PB, Brown TL, Daskalakis ZJ. The application of transcranial magnetic stimulation in psychiatry and neurosciences research. Acta Psychiatr Scand. 2002 May;105(5):324-40. (a)

356. Fitzgerald PB, Brown TL, Daskalakis ZJ, deCastella A, Kulkarni J. A study of transcallosal inhibition in schizophrenia using transcranial magnetic stimulation. Schizophr Res 2002; 56:199-209. (b)

357. Fitzgerald PB, Brown TL, Marston NA, Daskalakis ZJ, De Castella A, Kulkarni J. Transcranial magnetic stimulation in the treatment of depression: a double-blind, placebo-controlled trial.Arch Gen Psychiatry 2003; 60:1002-1008.

358. Fitz-Ritson D. Therapeutic traction: a review of neurological principles and clinical applications. J Manipulative Physiol Ther 1984 Mar;7(1):39-49.

359. Flaten, T.P., Alfrey, A.C. et al. Status and future concerns of clinical and environmental aluminum toxicology. J. Toxicol. Environ. Health 1996 Aug 30; 48(6): 527-41.

360. Fleet JC. Dietary selenium repletion may reduce cancer incidence in people at high risk who live in areas with low soil selenium. *Nutr Rev* 1997;55:277-9.

361. Fleming L. Mann JB. Bean J. Briggle T. Sanchez-Ramos JR. Parkinson's disease and brain levels of organochlorine pesticides. Annals of Neurology 1994; 36:100-103.

362. Flint Beal M, Henshaw DR, Jenkins BG, Rosen BR, Schulz JB. Coenzyme Q10 and nicotinamide block striatal lesions produced by the mitochondrial toxin malonate. Ann Neurol. 1994;36:882-888.

363. Flint Beal M, Matthews RT. 7. Coenzyme Q10 in the central nervous system and its potential usefulness in the treatment of neurodegenerative diseases. Mol Aspects Med. 1997;18(S);s169-s179.

364. Flint Beal M, Matthews RT, Tieleman A, Shults CW. Coenzyme Q10 attenuates the 1-methyl-4-phenyl-1,2,3,6-tetrahydropyridine (MPTP) induced loss of striatal dopamine and dopaminergic axons in aged mice. Brain Res. 1998;783:109-114

365. Fogelson N, Kogan E, Korczyn AD, Giladi N, Shabtai H, Neufeld MY. Effects of rivastigmine on the quantitative EEG in demented Parkinsonian patients. Acta Neurol Scand. 2003 Apr;107(4):252-5.

366. Formisano,R., Pratesi, L., Modarelli, F., Bonefati, V., Meco, G. (1992). Rehabilitation and parkinson's disease. Scandinavian Journal of Rehabilitation and Medicine, 24; 157-160.

367. Forsleff L, Schauss AG, Bier ID, Stuart S. Evidence of functional zinc deficiency in Parkinson's disease. J Altern Complement Med 1999; 5:57-64.

368. Foster HD. Disease family trees: the possible roles of iodine in goitre, cretinism, multiple sclerosis, amyotrophic lateral sclerosis, Alzheimer's and Parkinson's diseases and cancers of the thyroid, nervous system and skin. Med Hypotheses. 1987 Nov;24(3):249-63.

369. Francis DD, Diorio J, Plotsky PM, Meaney MJ. Environmental enrichment reverses the effects of maternal separation on stress reactivity. J Neurosci. 2002 Sep 15;22(18):7840-3.

370. Frazier LD. Coping with disease-related stressors in Parkinson's disease. Gerontologist. 2000 Feb;40(1):53-63.

371. Fredduzzi S, Moratalla R, Monopoli A, Cuellar B, Xu K, Ongini E, Impagnatiello F, Schwarzschild MA, Chen JF. Persistent behavioral sensitization to chronic L-DOPA requires A2A adenosine receptors. J Neurosci. 2002 Feb 1;22(3):1054-62.

372. Fredriksson A, Palomo T, Archer T. Effects of co-administration of anticonvulsant and putative anticonvulsive agents and sub/suprathreshold doses of L-dopa upon motor behaviour of MPTP-treated mice. J Neural Transm. 1999;106(9-10):889-909.

373. Freedland RL, Festa C, Sealy M, McBean A, Elghazaly P, Capan A, Brozycki L, Nelson AJ, Rothman J. The effects of pulsed auditory stimulation on various gait measurements in persons with Parkinson's Disease. NeuroRehabilitation 2002;17(1):81-7.

374. Fukushima T, Kaetsu A, Lim H, Moriyama M. Possible role of 1-methylnicotinamide in the pathogenesis of Parkinson's disease. Exp Toxicol Pathol 2002 Feb;53(6):469-73.

375. Funfgeld EW. A natural and broad spectrum nootropic substance for treatment of SDAT—the Ginkgo biloba extract. Prog Clin Biol Res 1989;317:1247-60.

376. Funfgeld EW, Baggen M, Nedwidek P, Richstein B, Mistlberger G. Double-blind study with phosphatidylserine (PS) in parkinsonian patients with senile dementia of Alzheimer's type (SDAT). Prog Clin Biol Res. 1989;317:1235-46.

377. Gainer MJ. Hypnotherapy for reflex sympathetic dystrophy. Am J Clin Hypn. 1992 Apr;34(4):227-32.

378. Galasko D, Salmon DP, Craig UK, Thal LJ, Schellenberg G, Wiederholt W. Clinical features and

changing patterns of neurodegenerative disorders on Guam, 1997-2000. Neurology. 2002; 58:90-97.

379. Gale CR, Braidwood EA, Winter PD, Martyn CN. Mortality from Parkinson's disease and other causes in men who were prisoners of war in the Far East. Lancet. 1999 Dec 18-25;354(9196):2116-8.

380. Gallardo F. El auge de los hoteles del bienestar. El País, 16/02/02.

381. Gambelunghe C, Melai P. Absinthe: enjoying a new popularity among young people? Forensic Sci Int. 2002 Dec 4;130(2-3):183-6.

382. Gao H, Guo J, Zhao P, Cheng J. The neuroprotective effects of electroacupuncture on focal cerebral ischemia in monkey. Acupunct Electrother Res. 2002;27(1):45-57.

383. Garruto RM, Yanagihara R, Gajdusek DC. Disappearance of high-incidence amyotrophic lateral sclerosis and parkinsonism-dementia on Guam. Neurology. 1985 Feb;35(2):193-8.

384. Garruto RM, Fukatsu R, Yanagihara R, Gajdusek DC, Hook G, Fiori CE. Imaging of calcium and aluminum in neurofibrillary tangle-bearing neurons in parkinsonism-dementia of Guam. Proc Natl Acad Sci U S A. 1984 Mar;81(6):1875-9.

385. Gassen M, Youdim MB. The potential role of iron chelators in the treatment of Parkinson's disease and related neurological disorders. Pharmacol Toxicol. 1997 Apr;80(4):159-66.

386. Gates J, Huf R, Frost M. Vagus Nerve Stimulation for Patients in Residential Treatment Facilities. Epilepsy Behav. 2001 Dec;2(6):563-567.

387. George MS. New methods of minimally invasive brain modulation as therapies in psychiatry: TMS, MST, VNS and DBS. Zhonghua Yi Xue Za Zhi (Taipei). 2002 Aug;65(8):349-60.

388. George MS, Nahas Z, Bohning DE, Kozel FA, Anderson B, Chae JH, Lomarev M, Denslow S, Li X, Mu C. Vagus nerve stimulation therapy: a research update. Neurology. 2002 Sep 24;59(6 Suppl 4):S56-61.

389. George MS, Nahas Z, Li X, Kozel FA, Anderson B, Yamanaka K, Chae JH, Foust MJ. Novel treatments of mood disorders based on brain circuitry (ECT, MST, TMS, VNS, DBS). Semin Clin Neuropsychiatry. 2002 Oct;7(4):293-304.

390. George MS, Rush AJ, Sackeim HA, Marangell LB. Vagus nerve stimulation (VNS): utility in neuropsychiatric disorders. Int J Neuropsychopharmacol. 2003 Mar;6(1):73-83.

391. George MS, Sackeim HA, Marangell LB, Husain MM, Nahas Z, Lisanby SH, Ballenger JC, Rush AJ. Vagus nerve stimulation. A potential therapy for resistant depression? Psychiatr Clin North Am. 2000 Dec;23(4):757-83.

392. Georgiou N, Iansek R, Bradshaw JL, Phillips JG, Mattingley JB, Bradshaw JA. An evaluation of the role of internal cues in the pathogenesis of parkinsonian hypokinesia. Brain 1993 Dec;116 (Pt 6):1575-87.

393. Gerdeman G, Lovinger DM. CB1 cannabinoid receptor inhibits synaptic release of glutamate in rat dorsolateral striatum. J Neurophysiol. 2001 Jan;85(1):468-71.

394. Gerlach M, Ben-Shachar D, Riederer P, Youdim MB. Altered brain metabolism of iron as a cause of neurodegenerative diseases? J Neurochem. 1994 Sep;63(3):793-807.

395. Gevaerd MS, Takahashi RN, Silveira R, Da Cunha C. Caffeine reverses the memory disruption induced by intra-nigral MPTP-injection in rats. Brain Res Bull 2001 May 1;55(1):101-6.

396. Gilden JL. Midodrine in neurogenic orthostatic hypotension. A new treatment. Int Angiol 1993 Jun;12(2):125-31

397. Glick, J.L. Dementias: the role of magnesium deficiency and a hypothesis concerning the pathogenesis of Alzheimer's disease. Med. Hypotheses 1990 Mar; 31(3): 211-25.

398. Goetz C, Thelen J, MacLeod C, Carvey P, Bartley E, Stebbins G. Blood levedopa levels and unified Parkinson's disease rating scale function: with and without exercise. Neurology 1993; 43:1040-1042.

399. Goetz CG, Bonduelle M. Charcot as therapeutic interventionist and treating neurologist. Neurology. 1995 Nov;45(11):2102-6.

400. Goetz CG, Leurgans S, Raman R; Parkinson Study Group. Placebo-associated improvements in motor function: comparison of subjective and objective sections of the UPDRS in early Parkinson's disease. Mov Disord. 2002 Mar;17(2):283-8.

401. Golbe LI, Farrell TM, Davis PH. Case-control study of early life dietary factors in Parkinson's disease. Arch Neurol 1988 Dec;45(12):1350-3.

402. Gold M, Hauser RA, Chen MF. Plasma thiamine deficiency associated with Alzheimer's disease but not Parkinson's disease. Metab Brain Dis 1998; 13:43-53.

403. Goldbeck L, Schmid K. Effectiveness of autogenic relaxation training on children and adolescents with behavioral and emotional problems. J Am Acad Child Adolesc Psychiatry. 2003 Sep;42(9):1046-54.

404. Goldstein M. Ergot alkaloids and central monoaminergic receptors. J Pharmacol. 1985;16 Suppl 3:19-24.

405. Goldstein M, Lew JY, Hata F, Lieberman A. Binding interactions of ergot alkaloids with

monoaminergic receptors in the brain. Gerontology. 1978;24 Suppl 1:76-85.

406. Goleman D. Meditation and consciousness: an Asian approach to mental health. Am J Psychother. 1976 Jan;30(1):41-54.

407. Goleman D. Cómo influyen las emociones en la salud. http://www.yogakai.com/goleman.htm

408. Gonzalez JG, Heredia EA, Rahman T, Barner KE, Arce GR. Optimal digital filtering for tremor suppression. IEEE Trans Biomed Eng. 2000 May;47(5):664-73.

409. González Maldonado R. El extraño caso del Dr. Parkinson. Grupo Editorial Universitario, Granada 1997.

410. Good PF, Olanow CW, Perl DP. Neuromelanin-containing neurons of the substantia nigra accumulate iron and aluminum in Parkinson's disease: a LAMMA study. Brain Res. 1992 Oct 16;593(2):343-6.

411. Goodnick PJ, Rush AJ, George MS, Marangell LB, Sackeim HA. Vagus nerve stimulation in depression. Expert Opin Pharmacother. 2001 Jul;2(7):1061-3.

412. Gorell JM, Johnson CC, Rybicki BA, Peterson EL, Kortsha GX, Brown GG, Richardson RJ. Occupational exposure to manganese, copper, lead, iron, mercury and zinc and the risk of Parkinson's disease. Neurotoxicology. 1999 Apr-Jun;20(2-3):239-47.

413. Gorell JM, Rybicki BA, Cole Johnson C, Peterson EL. Occupational metal exposures and the risk of Parkinson's disease. Neuroepidemiology. 1999;18(6):303-8.

414. Gorell JM, Johnson CC, Rybicki BA, Peterson EL, Kortsha GX, Brown GG, Richardson RJ. Occupational exposures to metals as risk factors for Parkinson's disease. Neurology. 1997; 48:650-658.

415. Gorkow C, Wuttke W, Marz RW. [Effectiveness of Vitex agnus-castus preparations]. Wien Med Wochenschr 2002;152(15-16):364-72

416. Gorman J. El mercurio, un lastre para el pescado. El País, 30/09/03.

417. Goutopoulos A, Makriyannis A. From cannabis to cannabinergics: new therapeutic opportunities. Pharmacol Ther 2002 Aug;95(2):103-17.

418. Goyer, R.A. Toxic and essential metal interactions. Annu. Rev. Nutr. 1997; 17: 37-50.

419. Gramsbergen JB, Sandberg M, Moller Dall A, Kornblit B, Zimmer J. Glutathione depletion in nigrostriatal slice cultures: GABA loss, dopamine resistance and protection by the tetrahydrobiopterin precursor sepiapterin. Brain Res 2002; 935:47-58.

420. Grandinetti A, Morens DM, Reed D, MacEachern D. Prospective study of cigarette smoking and the risk of developing idiopathic Parkinson's disease. Am J Epidemiol 1994 Jun 15;139(12):1129-38.

421. Grantham C, Geerts H. The rationale behind cholinergic drug treatment for dementia related to cerebrovascular disease. J Neurol Sci. 2002 Nov 15;203-204:131-6.

422. Green, M. 1992. Simpler scents: The combined use of herbs and essential oils. In American Herbalism: Essays on Herbs and Herbalism, ed. by M. Tierra. Freedom, Calif.: Crossing Press.

423. Greene SM, Griffin WA. Symptom study in context: effects of marital quality on signs of Parkinson's disease during patient-spouse interaction. Psychiatry. 1998 Spring;61(1):35-45.

424. Griffin WA, Greene SM. Social interaction and symptom sequences: a case study of orofacial bradykinesia exacerbation in Parkinson's disease during negative marital interaction. Psychiatry. 1994 Aug;57(3):269-74.

425. Grossberg GT. The ABC of Alzheimer's disease: behavioral symptoms and their treatment. Int Psychogeriatr. 2002;14 Suppl 1:27-49.

426. Grunblatt E, Mandel S, Maor G, et al. Gene Expression Analysis in N-methyl-4-phenyl-1,2,3,6-tetrahydropyridine Mice Model of Parkinson's Disease Using cDNA Microarray: Effect of R-Apomorphine. J Neurochem. 2001;78:1-12.

427. Gruzelier J. A working model of the neurophysiology of hypnosis: a review of the evidence. Contemp Hypn 1998; 15:3-21.

428. Guerranti R, Aguiyi JC, Errico E, Pagani R, Marinello E. Effects of Mucuna pruriens extract on activation of prothrombin by Echis carinatus venom. J Ethnopharmacol 2001;75:175-180.

429. Guillemain J, Rousseau A, Delaveau P. [Neurodepressive effects of the essential oil of Lavandula angustifolia Mill] (en francés). Ann Pharm Fr 1989;47(6):337-43

430. Guo-Ross SX, Clark S, Montoya DA, Jones KH, Obernier J, Shetty AK, White AM, Blusztajn JK, Wilson WA, Swartzwelder HS. Prenatal choline supplemen-tation protects against postnatal neurotoxicity. J Neurosci 2002; 22:RC195.

431. Guo-Ross SX, Jones KH, Shetty AK, Wilson WA, Swartzwelder HS. Prenatal dietary choline availability alters postnatal neurotoxic vulnerability in the adult rat. Neurosci Lett. 2003 May 1;341(2):161-3.

432. Gysin T. [Clinical hypnotherapy/self-hypnosis for unspecified, chronic and episodic headache without migraine and other defined headaches in children

and adolescents]. Forsch Komplementarmed. 1999 Feb;6 Suppl 1:44-6.

433. Haanen HC, Hoenderdos HT, van Romunde LK, Hop WC, Mallee C, Terwiel JP, Hekster GB. Controlled trial of hypnotherapy in the treatment of refractory fibromyalgia. J Rheumatol. 1991 Jan;18(1):72-5.

434. Hadfield MG. Caffeine and the olfactory bulb. Mol Neurobiol 1997;15:31-39.

435. Hadfield N. The role of aromatherapy massage in reducing anxiety in patients with malignant brain tumours. Int J Palliat Nurs. 2001 Jun;7(6):279-85.

436. Haglin L, Selander B. [Diet in Parkinson disease]. Tidsskr Nor Laegeforen. 2000 Feb 20;120(5):576-8.

437. Hahn RA. The nocebo phenomenon: concept, evidence, and implications for public health. Prev Med. 1997 Sep-Oct;26(5 Pt 1):607-11.

438. Hain TC, Kotsias J, Pai C. Tai Chi : applications to Neurology. En: Weintraub MI (ed.)Alternative and complementary treatment in neurologic illness. Churchill Livingstone, New York 2001.

439. Haldeman S. Neurological effects of the adjustment. J Manipulative Physiol Ther 2000 Feb;23(2):112-4

440. Haldeman S, Hooper P. Chiropractic approach to neurologic illness. En: Weintraub MI (ed.)Alternative and complementary treatment in neurologic illness. Churchill Livingstone, New York 2001.

441. Haltenhof H, Krakow K, Zofel P, Ulm G, Buhler KE. [Coping behaviors in Parkinson's disease]. Nervenarzt. 2000 Apr;71(4):275-81.

442. Hammond DC, Kabbani S. Neurohypnosis. En: Weintraub MI (ed.)Alternative and complementary treatment in neurologic illness. Churchill Livingstone, New York 2001.

443. Haneishi E. Effects of a music therapy voice protocol on speech intelligibility, vocal acoustic measures, and mood of individuals with Parkinson's disease. J Music Ther. 2001 Winter;38(4):273-90.

444. Harkey MR, Henderson GL, Gershwin ME, Stern JS, Hackman RM. Variability in commercial ginseng products: an analysis of 25 preparations. Am J Clin Nutr 2001 Jun;73(6):1101-6.

445. Harris GM. Hypnotherapy for agoraphobia: a case study. Int J Psychosom. 1991;38(1-4):92-4.

446. Harris SL, Wood Kw. Resolution of infantile Erb's palsy utilizing chiropractic treatment. J Manip Physiol Ther 1993; 16:415-418.

447. Hasegawa Y, Okamoto S. [Parkinson's disease with syncope as a chief complaint induced by prominent postprandial hypotension]. Rinsho Shinkeigaku 1992; 32:1017-1021.

448. Haug BA, Kolle RU, Trenkwalder C, Oertel WH, Paulus W. Predominant affection of the blue cone pathway in Parkinson's disease. Brain 1995 Jun;118 (Pt 3):771-8

449. Head RJ, McLennan PL, Raederstorff D, Muggli R, Burnard SL, McMurchie EJ. Prevention of nerve con-duction deficit in diabetic rats by polyunsaturated fatty acids. Am J Clin Nutr 2000; 71(1Suppl):386S-392S.

450. Held K, Antonijevic IA, Kunzel H, Uhr M, Wetter TC, Golly IC, Steiger A, Murck H. Oral Mg(2+) supplementation reverses age-related neuroendocrine and sleep EEG changes in humans. Pharmacopsychiatry. 2002 Jul;35(4):135-43.

451. Heliovaara M, Knekt P, Aho K, Aaran RK, Alfthan G, Aromaa A. Serum antioxidants and risk of rheumatoid arthritis. *Ann Rheum Dis* 1994;53:51-53.

452. Helland IB, Smith L, Saarem K, Saugstad OD, Drevon CA. Maternal supplementation with very-long-chain n-3 fatty acids during pregnancy and lactation augments children's IQ at 4 years of age. Pediatrics. 2003 Jan;111(1):e39-44.

453. Hellenbrand W, Boeing H, Robra BP, Seidler A, Vieregge P, Nischan P, Joerg J, Oertel WH, Schneider E, Ulm G. Diet and Parkinson's disease. II: A possible role for the past intake of specific nutrients. Results from a self-administered food-frequency questionnaire in a case-control study. Neurology 1996;47:644-650.(a)

454. Hellenbrand W, Seidler A, Boeing H, Robra BP, Vieregge P, Nischan P, Joerg J, Oertel WH, Schneider E, Ulm G. Diet and Parkinson's disease. I: A possible role for the past intake of specific foods and food groups. Results from a self-administered food-frequency questionnaire in a case-control study. Neurology 1996 Sep;47(3):636-43. (b)

455. Heller B, Fischer E, Martin R. Therapeutic action of D-phenylalanine in Parkinson's disease. Arzneimittelforschung 1976;26:577–9.

456. Henderson L, Yue QY, Bergquist C, Gerden B, Arlett P. St John's wort (Hypericum perforatum): drug interactions and clinical outcomes. Br J Clin Pharmacol 2002 Oct;54(4):349-56.

457. Henderson NK, White CP, Eisman JA. The roles of exercise and fall risk reduction in the prevention of osteoporosis. Endocrinol Metab Clin North Am 1998 Jun;27(2):369-87.

458. Henry B, Brotchie JM. Potential of opioid antagonists in the treatment of levodopa-induced dyskinesias in Parkinson's disease. Drugs Aging. 1996 Sep;9(3):149-58.

459. Henry TR. Therapeutic mechanisms of vagus nerve stimulation. Neurology. 2002 Sep 24;59(6 Suppl 4):S3-14.

460. Herbert TB, Cohen S. Stress and immunity in humans: a meta-analytic review. Psychosom Med. 1993 Jul-Aug;55(4):364-79.

461. Hernan MA, Takkouche B, Caamano-Isorna F, Gestal-Otero JJ. A meta-analysis of coffee drinking, cigarette smoking, and the risk of Parkinson's disease. Ann Neurol 2002; 52:276-284.

462. Hernan MA, Zhang SM, Rueda-deCastro AM, Colditz GA, Speizer FE, Ascherio A. Cigarette smoking and the incidence of Parkinson's disease in two prospective studies. Ann Neurol 2001;50:780-786.

463. Herrera F, Sainz RM, Mayo JC, Martin V, Antolin I, Rodriguez C. Glutamate induces oxidative stress not mediated by glutamate receptors or cystine transporters: protective effect of melatonin and other antioxidants. J Pineal Res 2001;31:356-362.

464. Hertog MG, Kromhout D, Aravanis C, Blackburn H, et al. Flavonoid intake and long-term risk of coronary heart disease and cancer in the seven countries study. Arch Intern Med 1995; 155:381-386. Herzog H, Lele VR, Kuwert T, Langen KJ, Kops ER, Feinendegen LE. Changed pattern of regional glucose metabolism during yoga meditative relaxation. Neuropsychobiology. 1990-91;23(4):182-7.

465. Hesketh T, Zhu WX. Health in China. Traditional Chinese medicine: one country, two systems. BMJ. 1997 Jul 12;315(7100):115-7.

466. Hilbert JE, Sforzo GA, Swensen T. The effects of massage on delayed onset muscle soreness. Br J Sports Med. 2003 Feb;37(1):72-5.

467. Hill MP, Brotchie JM. The adrenergic receptor agonist, clonidine, potentiates the anti-parkinsonian action of the selective kappa-opioid receptor agonist, enadoline, in the monoamine-depleted rat. Br J Pharmacol. 1999 Dec;128(7):1577-85.

468. Hille CJ, Fox SH, Maneuf YP, Crossman AR, Brotchie JM. Antiparkinsonian action of a delta opioid agonist in rodent and primate models of Parkinson's disease. Exp Neurol 2001 Nov;172(1):189-98.

469. Hindmarch I, Quinlan PT, Moore KL, Parkin C. The effects of black tea and other beverages on aspects of cognition and psychomotor performance. Psycho-pharmacology (Berl). 1998 Oct;139(3):230-8.

470. Hobert I. Libro completo de Medicina natural. Gaia Ediciones, Madrid 1999.

471. Hoeger WW, Harris C, Long EM, Hopkins DR. Four-week supplementation with a natural dietary compound produces favorable changes in body composition. Adv Ther. 1998 Sep-Oct;15(5):305-14.

472. Hoffmann D. The Herbal Handbook. A User's Guide to Medical Herbalism. Healing Arts Press, Rochester 1998.

473. Hoffman RE, Boutros NN, Berman RM, Roessler E, Belger A, Krystal JH, Charney DS. Transcranial magnetic stimulation of left temporoparietal cortex in three patients reporting hallucinated "voices". Biol Psychiatry 1999; 46:130-132.

474. Hoffman RE, Boutros NN, Hu S, Berman RM, Krystal JH, Charney DS. Transcranial magnetic stimulation and auditory hallucinations in schizophrenia. Lancet. 2000 Mar 25;355(9209):1073-5.

475. Hoffman RE, Cavus I. Slow transcranial magnetic stimulation, long-term depotentiation, and brain hyperexcitability disorders. Am J Psychiatry. 2002 Jul;159(7):1093-102.

476. Hoffman RE, Hawkins KA, Gueorguieva R, Boutros NN, Rachid F, Carroll K, Krystal JH. Transcranial magnetic stimulation of left temporoparietal cortex and medication-resistant auditory hallucinations. Arch Gen Psychiatry. 2003 Jan;60(1):49-56.

477. Hogl B, Saletu M, Brandauer E, Glatzl S, Frauscher B, Seppi K, Ulmer H, Wenning G, Poewe W. Modafinil for the treatment of daytime sleepiness in Parkinson's disease: a double-blind, randomized, crossover, placebo-controlled polygraphic trial. Sleep 2002 Dec15;25(8):905-9.

478. Hold KM, Sirisoma NS, Casida JE. Detoxification of alpha- and beta-Thujones (the active ingredients of absinthe): site specificity and species differences in cytochrome P450 oxidation in vitro and in vivo. Chem Res Toxicol. 2001 May;14(5):589-95.

479. Hold KM, Sirisoma NS, Ikeda T, Narahashi T, Casida JE. Alpha-thujone (the active component of absinthe): gamma-aminobutyric acid type A receptor modulation and metabolic detoxification. Proc Natl Acad Sci U S A. 2000 Apr 11;97(8):3826-31.

480. Holden K. Eat well, stay well with Parkinson's disease. http://www.nutritionucanlivewith.com/

481. Holland B, Pokorny ME. Slow stroke back massage: its effect on patients in a rehabilitation setting. Rehabil Nurs. 2001 Sep-Oct;26(5):182-6.

482. Holmes GL, Yang Y, Liu Z, Cermak JM, Sarkisian MR, Stafstrom CE, Neill JC, Blusztajn JK. Seizure-induced memory impairment is reduced by choline supplementation before or after status epilepticus. Epilepsy Res. 2002 Jan;48(1-2):3-13.

483. Homberg V. Motor training in the therapy of Parkinson's disease. Neurology 1993; 43(12 Suppl 6):S45-6.

484. Homola S. Skeptical Inquirer 2003; 1.

485. Hong B, Ji YH, Hong JH, Nam KY, Ahn TY. A double-blind crossover study evaluating the efficacy of korean red ginseng in patients with erectile dysfunction: a preliminary report. J Urol 2002; 168:2070-2073.

486. Hongu N, Sachan DS. Caffeine, carnitine and choline supplementation of rats decreases body fat and serum leptin concentration as does exercise. J Nutr. 2000 Feb;130(2):152-7.

487. Hoogduin K, Akkermans M, Oudshoorn D, Reinders M. Hypnotherapy and contractures of the hand. Am J Clin Hypn. 1993 Oct;36(2):106-12.

488. Hornykiewicz O. L-DOPA: From a biologically inactive amino acid to a successful therapeutic agent Historical review article. Amino Acids 2002;23(1-3):65-70.

489. Hovannessian AT (Aterhov). Raw Eating. 1962.

490. Howarth AL. Will aromatherapy be a useful treatment strategy for people with multiple sclerosis who experience pain? Complement Ther Nurs Midwifery. 2002 Aug;8(3):138-41.

491. Howe GW. Neurological trauma and family functioning: toward a social neuropsychology. Psychiatry. 1994 Aug;57(3):275-7.

492. Hsiao JK, Messenheimer JA, Evans DL. ECT and neurological disorders. Convuls Ther 1987; 3:121-136.

493. Hsu DT, Cheng RL. Acupuncture. En: Weintraub MI (ed.)Alternative and complementary treatment in neurologic illness. Churchill Livingstone, New York 2001.

494. Hubble JP. Cao T. Hassanein RE. Neuberger JS. Koller WC. Risk factors for Parkinson's disease. Neurology 1993; 43:1693-1697.

495. Hubble JP, Venkatesh R, Hassanein RE, Gray C, Koller WC. Personality and depression in Parkinson's disease. J Nerv Ment Dis 1993 Nov;181(11):657-62.

496. Hughes NR, McKnight AT, Woodruff GN, Hill MP, Crossman AR, Brotchie JM. Kappa-opioid receptor agonists increase locomotor activity in the monoamine-depleted rat model of parkinsonism. Mov Disord. 1998 Mar;13(2):228-33.

497. Hurwitz A. The benefit of a home exercise regimen for ambulatory Parkinson's disease patients. J Neurosci Nurs 1989 Jun;21(3):180-4.

498. Hussain IF, Brady CM, Swinn MJ, Mathias CJ, Fowler CJ. Treatment of erectile dysfunction with sildenafil citrate (Viagra) in parkinsonism due to Parkinson's disease or multiple system atrophy with observations on orthostatic hypotension. J Neurol Neurosurg Psychiatry 2001 Sep;71(3):371-4

499. Hussain G, Manyam BV. Mucuna pruriens proves more effective than L-DOPA in Parkinson's disease animal model. Phytother Res (in press, citado en Manyam y Sánchez-Ramos).

500. Hutt G. Hypnotherapy and acute pain control. Br J Theatre Nurs. 1996 Mar;5(12):18-21.

501. Hyson HC, Johnson AM, Jog MS. Sublingual atropine for sialorrhea secondary to parkinsonism: a pilot study. Mov Disord. 2002 Nov;17(6):1318-20.

502. Imao K, Wang H, Komatsu M, Hiramatsu M. Free radical scavenging activity of fermented papaya preparation and its effect on lipid peroxide level and superoxide dismutase activity in iron-induced epileptic foci of rats. Biochem Mol Biol Int 1998 Jun;45(1):11-23.

503. Institute of Medicine. Food and Nutrition Board. Dietary Reference Intakes for Vitamin A, Vitamin K, Arsenic, Boron, Chromium, Copper, Iodine, Iron, Manganese, Molybdenum, Nickel, Silicon, Vanadium, and Zinc. National Academy Press. Washington 2001.

504. International Occupational Safety and Health Information Centre. Metals 1999 Sep. Geneva: International Labour Organization.

505. Irie Y, Keung WM. Rhizoma acori graminei and its active principles protect PC-12 cells from the toxic effect of amyloid-beta peptide. Brain Res. 2003; 963:282-289.

506. Ishige K, Schubert D, Sagara Y. Flavonoids protect neuronal cells from oxidative stress by three distinct mechanisms. Free Radic Biol Med 2001 Feb 15;30(4):433-46.

507. Ishikawa T, Funahashi T, Kudo J. Effectiveness of the Kampo kami-shoyo-san (TJ-24) for tremor of antipsychotic-induced parkinsonism. Psychiatry Clin Neurosci 2000;54:579-582.

508. Ishizaki F, Harada T, Katayama S, Abe H, Nakamura S. Relationship between osteopenia and clinical characteristics of Parkinson's disease. Mov Disord. 1993 Oct;8(4):507-11.

509. Izzo AA, Ernst E. Interactions between herbal medicines and prescribed drugs: a systematic review. Drugs 2001;61:2163-2175.

510. Jackisch R, Huang HY, Reimann W, Limberger N. Effects of the antiparkinsonian drug budipine on neurotransmitter release in central nervous system tissue in vitro. J Pharmacol Exp Ther. 1993 Feb;264(2):889-98.

511. Jackisch R, Kruchen A, Sauermann W, Hertting G, Feuerstein TJ. The antiparkinsonian drugs budipine and biperiden are use-dependent (uncompetitive) NMDA receptor antagonists. Eur J Pharmacol. 1994 Oct 24;264(2):207-11.

512. Janakiramaiah N, Gangadhar BN, Naga Venkatesha Murthy PJ, Harish MG, Subbakrishna DK, Vedamurthachar A. Antidepressant efficacy of

Sudarshan Kriya Yoga (SKY) in melancholia: a randomized comparison with electroconvulsive therapy (ECT) and imipramine. J Affect Disord 2000 Jan-Mar;57(1-3):255-9.

513. Jankovic J, Hunter C. A double-blind, placebo-controlled and longitudinal study of riluzole in early Parkinson's disease. Parkinsonism Relat Disord 2002 Mar;8(4):271-6

514. Jarry H, Leonhardt S, Gorkow C, Wuttke W. In vitro prolactin but not LH and FSH release is inhibited by compounds in extracts of Agnus castus: direct evidence for a dopaminergic principle by the dopamine receptor assay. Exp Clin Endocrinol 1994;102:448-454.

515. Jarvis MJ. Does caffeine intake enhance absolute levels of cognitive performance? Psychopharmacology (Berl). 1993; 110:45-52.

516. Jeanneau A, La sismotherapie dans le traitement de la maladie de Parkinson. Encephale 1993 Sep-Oct;19(5):573-8

517. Jellin JM, Gregory P, Batz F, Hitchens K, et al. Natural Medicines Comprehensive Database. Therapeutic Research. Stockton, CA. Green Tea et Black Tea. www.naturaldatabase.com

518. Jenkins TA, Wong JY, Howells DW, Mendelsohn FA, Chai SY. Effect of chronic angiotensin-converting enzyme inhibition on striatal dopamine content in the MPTP-treated mouse. J Neurochem 1999; 73:214-219.

519. Jevning R, Anand R, Biedebach M, Fernando G. Effects on regional cerebral blood flow of transcendental meditation. Physiol Behav. 1996 Mar;59(3):399-402.

520. Jha N, Jurma O, Lalli G, Liu Y, Pettus EH, Greenamyre JT, Liu RM, Forman HJ, Andersen JK. Glutathione depletion in PC12 results in selective inhibition of mitochondrial complex I activity. Implications for Parkinson's disease. J Biol Chem. 2000 Aug 25;275(34):26096-101.

521. Jha N, Kumar MJ, Boonplueang R, Andersen JK. Glutathione decreases in dopaminergic PC12 cells interfere with the ubiquitin protein degradation pathway: relevance for Parkinson's disease? J Neurochem. 2002 Feb;80(4):555-61.

522. Jimenez A, Marin C, Bonastre M, Tolosa E. Narrow beneficial effect of dextromethorphan on levodopa-induced motor response alterations in an experimental model of parkinsonism. Brain Res. 1999 Aug 21;839(1):190-3.

523. Jimenez-Jimenez FJ, Ayuso-Peralta L, Molina JA, Cabrera-Valdivia F. ¿Influyen los antioxidantes de la dieta en el riesgo para desarrollar enfermedad de Parkinson? Rev Neurol 1999 Oct 16-31;29(8):741-4

524. Jimenez-Jimenez FJ, Fernandez-Calle P, Martinez-Vanaclocha M, Herrero E, Molina JA, Vazquez A, Codoceo R. Serum levels of zinc and copper in patients with Parkinson's disease. J Neurol Sci. 1992 Oct;112(1-2):30-3.

525. Jimenez-Jimenez FJ, Molina JA, Hernanz A, Fernandez-Vivancos E, de Bustos F, Barcenilla B, Gomez-Escalonilla C, Zurdo M, Berbel A, Villanueva C. Cerebrospinal fluid levels of thiamine in patients with Parkinson's disease. Neurosci Lett 1999 Aug 13;271(1):33-6.

526. Jimenez-Jimenez FJ, Mateo D, Gimenez-Roldan S. Premorbid smoking, alcohol consumption, and coffee drinking habits in Parkinson's disease: a case-control study. Mov Disord 1992 Oct;7(4):339-44.

527. Jimenez-Jimenez FJ, Molina JA, Aguilar MV, Meseguer I, Mateos-Vega CJ, Gonzalez-Munoz MJ, de Bustos F, Martinez-Salio A, Orti-Pareja M, Zurdo M, Martinez-Para MC. Cerebrospinal fluid levels of transition metals in patients with Parkinson's disease. J Neural Transm. 1998;105(4-5):497-505.

528. Jimenez-Jimenez FJ, Molina JA, Vargas C, Gomez P, Navarro JA, Benito-Leon J, Orti-Pareja M, Gasalla T, Cisneros E, Arenas J. Neurotransmitter amino acids in cerebrospinal fluid of patients with Parkinson's disease. J Neurol Sci. 1996 Sep 15;141(1-2):39-44.

529. Jimenez-Jimenez FJ, Molina JA, Fernandez-Calle P, Vazquez A, Cabrera-Valdivia F, Catalan MJ, Garcia-Albea E, Bermejo F, Codoceo R. Serum levels of beta-carotene and other carotenoids in Parkinson's disease. Neurosci Lett 1993 Jul 9;157(1):103-6.

530. Jirayingmongkol P, Chantein S, Phengchomjan N, Bhangghananda N. The effect of foot massage with biofeedback: a pilot study to enhance health promotion. Nurs Health Sci. 2002 Aug;4(3 Suppl):A4.

531. Johnson CC, Gorell JM, Rybicki BA, Sanders K, Peterson EL. Adult nutrient intake as a risk factor for Parkinson's disease. Int J Epidemiol 1999 Dec;28(6):1102-9.

532. Jonas WB, Kaptchuk TJ, Linde K. A critical overview of homeopathy. Ann Intern Med. 2003 Mar 4;138(5):393-9.

533. Johansen C. [Exposure to electromagnetic fields and risk of central nervous system diseases among employees at Danish electric companies]. Ugeskr Laeger 2001 Dec 31;164(1):50-4

534. Johansen O, Brox J, Flaten MA. Placebo and nocebo responses, cortisol, and circulating Beta-endorphin. Psychosom Med. 2003t; 65:786-790

535. Jones FP. Body awareness in action. Schocken Books, New York 1976.

536. Jones-Humble SA, Morgan PF, Cooper BR. The novel anticonvulsant lamotrigine prevents dopamine depletion in C57 black mice in the MPTP animal model of Parkinson's disease. Life Sci 994; 54:245-252.

537. Joo WS, Jin BK, Park CW, Maeng SH, Kim YS. Melatonin increases striatal dopaminergic function in 6-OHDA-lesioned rats. Neuroreport 1998; 9:4123-4126.

538. Josefson D. Coffee may lower risk of Parkinson's disease. BMJ 2000 Jun 3;320(7248):1492A.

539. Joy CB, Mumby-Croft R, Joy LA. Polyunsaturated fatty acid (fish or evening primrose oil) for schizophrenia. Cochrane Database Syst Rev. 2000;(2):CD001257.

540. Jung YJ, Youn JY, Ryu JC, Surh YJ. Salsolinol, a naturally occurring tetrahydroisoquinoline alkaloid, induces DNA damage and chromosomal aberrations in cultured Chinese hamster lung fibroblast cells. Mutat Res 2001 Mar 1;474(1-2):25-33.

541. Junghanns K, Veltrup C, Wetterling T. Craving shift in chronic alcoholics. Eur Addict Res. 2000 Jun;6(2):64-70.

542. Kaada B. [Nocebo--the opposite of placebo]. Tidsskr Nor Laegeforen. 1989 Mar 10;109(7-8):814-21.

543. Kaasinen V, Nurmi E, Bergman J, Eskola O, Solin O, Sonninen P, Rinne JO. Personality traits and brain dopaminergic function in Parkinson's disease. Proc. Natl. Acad. Sci. USA. 2001 November 6; 98 (23): 13272–13277.

544. Kaasinen V, Nurmi E, Bergman J, Solin O, Kurki T, Rinne JO. Personality traits and striatal 6-[18F]fluoro-L-dopa uptake in healthy elderly subjects. Neurosci Lett. 2002 Oct 25;332(1):61-4.

545. Kaiser J, Barker R, Haenschel C, Baldeweg T, Gruzelier JH. Hypnosis and event-related potential correlates of error processing in a stroop-type paradigm: a test of the frontal hypothesis. Int J Psychophysiol. 1997 Dec;27(3):215-22.

546. Kallio S, Revonsuo A, Hamalainen H, Markela J, Gruzelier J. Anterior brain functions and hypnosis: a test of the frontal hypothesis. Int J Clin Exp Hypn. 2001 Apr;49(2):95-108.

547. Kamat SY, Wahidulla S, D'Souza L, Naik CG, Ambiye V, Bhakuni DS, Jain S, Goel AK, Srimal RC. Bioactivity of marine organisms: Part VII--Effect of seaweed extract on central nervous system. Indian J Exp Biol 1994 Jun;32(6):418-22.

548. Kamei T, Toriumi Y, Kimura H, Ohno S, Kumano H, Kimura K. Decrease in serum cortisol during yoga exercise is correlated with alpha wave activation. Percept Mot Skills. 2000 Jun;90(3 Pt 1):1027-32.

549. Kandyba K, Binik YM. Hypnotherapy as a treatment for vulvar vestibulitis syndrome: a case report. J Sex Marital Ther. 2003 May-Jun;29(3):237-42.

550. Kao CH, Chen CC, Wang SJ, Chia LG, Yeh SH. Bone mineral density in patients with Parkinson's disease measured by dual photon absorptiometry. Nucl Med Commun. 1994 Mar;15(3):173-7.

551. Kartzinel R, Shoulson I, Calne DB. Studies with bromocriptine: III. Concomitant administration of caffeine to patients with idiopathic parkinsonism. Neurology 1976; 26:741-743.

552. Kasdan ML, Lewis K, Bruner A, Johnson AL. The nocebo effect: do no harm. J South Orthop Assoc. 1999 Summer;8(2):108-13.

553. Kashiwaya Y, Takeshima T, Mori N, Nakashima K, Clarke K, Veech RL. D-beta-hydroxybutyrate protects neurons in models of Alzheimer's and Parkinson's disease. Proc Natl Acad Sci U S A. 2000 May 9;97(10):5440-4.

554. Kathuria S, Gaetani S, Fegley D, Valino F, Duranti A, Tontini A, Mor M, Tarzia G, Rana GL, Calignano A, Giustino A, Tattoli M, Palmery M, Cuomo V, Piomelli D. Modulation of anxiety through blockade of anandamide hydrolysis. Nat Med 2002 Dec 2; [epub ahead of print]

555. Kaur S, Starr MS. Antiparkinsonian action of dextromethorphan in the reserpine-treated mouse. Eur J Pharmacol. 1995 Jul 4;280(2):159-66.

556. Kaur S, Starr M. Motor effects of lamotrigine in naive and dopamine-depleted mice. Eur J Pharmacol. 1996 May 23;304(1-3):1-6.

557. Kaur D, Yantiri F, Rajagopalan S, Kumar J, Mo JQ, Boonplueang R, Viswanath V, Jacobs R, Yang L, Beal MF, DiMonte D, Volitaskis I, Ellerby L, Cherny RA, Bush AI, Andersen JK. Genetic or pharmacological iron chelation prevents MPTP-induced neurotoxicity in vivo: a novel therapy for Parkinson's disease. Neuron 2003; 37:899-909.

558. Keck ME, Welt T, Muller MB, Erhardt A, Ohl F, Toschi N, Holsboer F, Sillaber I. Repetitive transcranial magnetic stimulation increases the release of dopamine in the mesolimbic and mesostriatal system. Neuropharmacology 2002; 43:101-109.

559. Kellogg J. The art of massage. TEACH Services, Brushton, NY 1999.

560. Kemoun G, Defebvre L. [Gait disorders in Parkinson disease. Gait freezing and falls: therapeutic management]. Presse Med 2001 Mar 10;30(9):460-8.

561. Kempster PA, Wahlqvist ML. Dietary factors in the management of Parkinson's disease. *Nutr Rev* 1994;52:51–8 [review].

562. Kneafsey R. The therapeutic use of music in a care of the elderly setting: a literature review. J Clin Nurs. 1997 Sep;6(5):341-6.

563. Kennedy DO, Scholey AB, Wesnes KA. Modulation of cognition and mood following administration of single doses of Ginkgo biloba, ginseng, and a ginkgo/ginseng combination to healthy young adults. Physiol Behav 2002; 75:739-751.

564. Kennedy DO, Wake G, Savelev S, Tildesley NT, Perry EK, Wesnes KA, Scholey AB. Modulation of Mood and Cognitive Performance Following Acute Administration of Single Doses of Melissa Officinalis (Lemon Balm) with Human CNS Nicotinic and Muscarinic Receptor-Binding Properties. Neuropsycho-pharmacology. 2003 Jul 23 [Epub ahead of print].

565. Kennedy WP. The nocebo reaction. Med Exp Int J Exp Med. 1961 Sep;95:203-5.

566. Kerr C. Translating "mind-in-body": two models of patient experience underlying a randomized controlled trial of qigong. Cult Med Psychiatry. 2002 Dec;26(4):419-47.

567. Kessenich CR. Tai Chi as a method of fall prevention in the elderly. Orthop Nurs 1998 Jul-Aug;17(4):27-9.

568. Khare KC, Nigam SK. A study of electroencephalogram in meditators. Indian J Physiol Pharmacol. 2000 Apr;44(2):173-8.

569. Kidd PM. Parkinson's disease as multifactorial oxidative neurodegeneration: implications for integrative management. Altern Med Rev. 2000 Dec;5(6):502-29.

570. Kikuchi, A., et al. 1992. Effects of odors on cardiac response patterns and subjective states in a reaction time task. Psychologica Folia 51: 74-82.

571. Kim HC, Jhoo WK, Choi DY, Im DH, Shin EJ, Suh JH, Floyd RA, Bing G. Protection of methamphetamine nigrostriatal toxicity by dietary selenium. Brain Res 1999 Dec 18;851(1-2):76-86.

572. Kim S, Ahn K, Oh TH, Nah SY, Rhim H. Inhibitory effect of ginsenosides on NMDA receptor-mediated signals in rat hippocampal neurons. Biochem Biophys Res Commun 2002 Aug 16;296(2):247-54.

573. Kim YK, Guo Q, Packer L. Free radical scavenging activity of red ginseng aqueous extracts. Toxicology 2002 Mar 20;172(2):149-56.

574. Kim CS, Park JB, Kim KJ, Chang SJ, Ryoo SW, Jeon BH. Effect of Korea red ginseng on cerebral blood flow and superoxide production. Acta Pharmacol Sin 2002 Dec;23(12):1152-6.

575. King D, Playfer JR, Roberts NB. Concentrations of vitamins A, C and E in elderly patients with Parkinson's disease. Postgrad Med J 1992 Aug;68(802):634-7.

576. Kircher T, Teutsch E, Wormstall H, Buchkremer G, Thimm E. [Effects of autogenic training in elderly patients]. Z Gerontol Geriatr. 2002 Apr;35(2):157-65.

577. Klein K, Krepler V. [Experiences with low-power laser therapy in internal medicine geriatrics]. ZFA. 1989 Mar-Apr;44(2):81-3.

578. Klemm, W. R. et al. 1992. Topographical EEG maps of human response to odors. Chemical Senses 17: 347-361.

579. Klintenberg R, Svenningsson P, Gunne L, Andrén PE. Naloxone reduces levodopa-induced dyskinesias and apomorphine-induced rotations in primate models of parkinsonism. J Neural Transm 2002; 109:1295-307.

580. Klockgether T, Jacobsen P, Loschmann PA, Turski L. The antiparkinsonian agent budipine is an N-methyl-D-aspartate antagonist. J Neural Transm Park Dis Dement Sect. 1993;5(2):101-6.

581. Klockgether T, Wullner U, Steinbach JP, Petersen V, Turski L, Loschmann PA. Effects of the antiparkinsonian drug budipine on central neurotransmitter systems. Eur J Pharmacol. 1996 Apr 22;301(1-3):67-73.

582. Kloszewska I. [Acetylcholinesterase inhibitors--beyond Alzheimer's disease]. Psychiatr Pol 2002; 36 (6 Suppl):133-141.

583. Klougart N, Leboeuf-Yde C, Rasmussen LR. Safety in chiropractic practice, Part I; The occurrence of cerebrovascular accidents after manipulation to the neck in Denmark from 1978-1988. J Manipulative Physiol Ther. 1996 Jul-Aug;19(6):371-7. (a).

584. Klougart N, Leboeuf-Yde C, Rasmussen LR. Safety in chiropractic practice. Part II: Treatment to the up-per neck and the rate of cerebrovascular incidents. J Manipulative Physiol Ther 1996; 19:563-569.(b)

585. Kneafsey R. The therapeutic use of music in a care of the elderly setting: a literature review. J Clin Nurs. 1997 Sep;6(5):341-6.

586. Knekt P, Marniemi J, Teppo L, Heliovaara M, Aromaa A. Is low selenium status a risk factor for lung cancer? *Am J Epidemiol* 1998;148:975-82.

587. Knowles TG, Farrington D, Kestin SC. Mercury in UK imported fish and shellfish and UK-farmed fish and their products. Food Addit Contam. 2003 Sep;20(9):813-8.

588. Kobayashi M, Pascual-Leone A. Transcranial magnetic stimulation in neurology. Lancet Neurol 2003; 2:145-156.

589. Kober A, Scheck T, Schubert B, Strasser H, Gustorff B, Bertalanffy P, Wang SM, Kain ZN, Hoerauf K. Auricular acupressure as a treatment for anxiety in prehospital transport settings. Anesthesiology. 2003 Jun;98(6):1328-32.

590. Koepp MJ, Gunn RN, Lawrence AD, Cunningham VJ, Dagher A, Jones T, Brooks DJ, Bench CJ, Grasby PM. Evidence for striatal dopamine release during a video game. Nature. 1998 May 21;393(6682):266-8.

591. Koller W, Cone S, Herbster G. Caffeine and tremor. Neurology 1987; 37:169-172.

592. Koller WC, Vetere-Overfield B, Williamson A, Busenbark K, Nash J, Parrish D. Sexual dysfunction in Parkinson's disease. Clin Neuropharmacol. 1990; 13:461-463.

593. Kompoliti K, Goetz CG, Leurgans S, Morrissey M, Siegel IM. "On" freezing in Parkinson's disease: resistance to visual cue walking devices. Mov Disord. 2000 Mar;15(2):309-12.

594. Koo B. EEG changes with vagus nerve stimulation. J Clin Neurophysiol. 2001 Sep;18(5):434-41.

595. Kopel KF, Quinn M. Hypnotherapy treatment for dysphagia. Int J Clin Exp Hypn. 1996 Apr;44(2):101-5.

596. Korczyn AD. Dementia in Parkinson's disease. J Neurol. 2001 Sep;248 Suppl 3:III1-4.

597. Kornhuber J, Weller M. Psychotogenicity and N-methyl-D-aspartate receptor antagonism: implications for neuroprotective pharmacotherapy. Biol Psychiatry. 1997 Jan 15;41(2):135-44.

598. Kose K, Dogan P, Kardas Y, Saraymen R. Plasma selenium levels in rheumatoid arthritis. Biol Trace Elem Res 1996; 53:51-6.

599. Kosel M, Schlaepfer TE. Beyond the treatment of epilepsy: new applications of vagus nerve stimulation in psychiatry. CNS Spectr. 2003 Jul;8(7):515-21.

600. Kosel M, Schlaepfer TE. Mechanisms and state of the art of vagus nerve stimulation. J ECT. 2002 Dec;18(4):189-92.

601. Kostic VS, Svetel M, Sternic N, Dragasevic N, Przedborski S. Theophylline increases "on" time in advanced parkinsonian patients. Neurology 1999 Jun 10;52(9):1916

602. Koutrouby R. Massage Therapy: The Power of Structured Touch. Healthlogy 2002 (april 16); Editorial Review.

603. Krenn L. [Passion Flower (Passiflora incarnata L.)--a reliable herbal sedative]. Wien Med Wochenschr 2002;152(15-16):404-6.

604. Kubota Y, Sato W, Toichi M, Murai T, Okada T, Hayashi A, Sengoku A. Frontal midline theta rhythm is correlated with cardiac autonomic activities during the performance of an attention demanding meditation procedure. Brain Res Cogn Brain Res. 2001 Apr;11(2):281-7.

605. Kucheryanu VG, Kryzhanovskii GN. Effect of glutamate and antagonists of N-methyl-D-aspartate receptors on experimental parkinsonian syndrome in rats. Bull Exp Biol Med. 2000 Jul;130(7):629-32.

606. Kuchmerovs'ka TM, Donchenko HV, Fomenko HI, Chichkovs'ka HV, Pakirbaieva LV, Klymenko AN. [Correction by nicotinamide and nicotinoyl-GABA of dopamine metabolism in rat brain in experimental Parkinson's disease]. Ukr Biokhim Zh 2001 Nov-Dec;73(6):108-12.

607. Kuczera M, Kokot F. [Effect of spa therapy on the endocrine system. I. Stress reaction hormones]. Pol Arch Med Wewn. 1996 Jan;95(1):11-20. (a)

608. Kuczera M, Kokot F. [The influence of spa therapy on the endocrine system. II. Erythropoietin]. Pol Arch Med Wewn. 1996 Jan;95(1):21-8. (b).

609. Kuhn W, Roebroek R, Blom H, van Oppenraaij D, Przuntek H, Kretschmer A, Buttner T, Woitalla D, Muller T. Elevated plasma levels of homocysteine in Parkinson's disease. Eur Neurol. 1998 Nov;40(4):225-7.

610. Kulisevsky J, Barbanoj M, Gironell A, Antonijoan R, Casas M, Pascual-Sedano B. A double-blind crossover, placebo-controlled study of the adenosine A2A antagonist theophylline in Parkinson's disease. Clin Neuropharmacol 2002; 25:25-31.

611. Kumar R, Divekar HM, Gupta V, Srivastava KK. Antistress and adaptogenic activity of lecithin supplementation. J Altern Complement Med. 2002 Aug;8(4):487-92.

612. Kuno M; Fukunaga T; Hirano Y; Miyashita M. Anthropometric variables and muscle properties of Japanese female ballet dancers.Int J Sports Med. 1996 Feb. 17(2). P 100-5.

613. Kunos G, Jarai Z, Batkai S, Goparaju SK, Ishac EJ, Liu J, Wang L, Wagner JA. Endocannabinoids as cardiovascular modulators. Chem Phys Lipids 2000 Nov;108(1-2):159-68

614. Kurn SJ, Borden RL. Mind-body theory and application. En: Weintraub MI (ed.)Alternative and complementary treatment in neurologic illness. Churchill Livingstone, New York 2001.

615. Kuroda, K., Tatara, K., Takatorage, T. (1992). Effect of Physical exercise on mortality in patients

with parkinson's disease. Acta Neurol Scand 1992, (86); 55-59.

616. Lafontaine D. « Avant-première » des résultats d'une recherche. Le massager 2001; 18 :22-23.

617. Lamango NS, Charlton CG. Farnesyl-L-cysteine analogs block SAM-induced Parkinson's disease-like symptoms in rats. Pharmacol Biochem Behav. 2000 Aug;66(4):841-9.

618. Lambert D, Waters CH. Sexual dysfunction in Parkinson's disease. Clin Neurosci. 1998;5(2):73-7.

619. Lange KW, Kornhuber J, Riederer P. Dopamine/glutamate interactions in Parkinson's disease. Neurosci Biobehav Rev. 1997 Jul;21(4):393-400.

620. Lange KW, Riederer P. Glutamatergic drugs in Parkinson's disease. Life Sci. 1994;55(25-26):2067-75.

621. Langsjoen PH, Langsjoen AM. Overview of the use of CoQ10 in cardiovascular disease. Biofactors. 1999;9(2-4):273-84.

622. Langsjoen P, Langsjoen A, Willis R, and Folkers K. The Aging Heart: Reversal of Diastolic Dysfunction Through the Use of Oral CoQ10 in the Elderly. En: Klatz RM and Goldman R (eds.). Anti-Aging Medical Therapeutics. Health Quest Publications. 1997;113-120.

623. Langguth B, Eichhammer P, Wiegand R, Marienhegen J, Maenner P, Jacob P, Hajak G. Neuronavigated rTMS in a patient with chronic tinnitus. Effects of 4 weeks treatment. Neuroreport. 2003 May 23;14(7):977-80.

624. Last W. Magnesium chloride for healt and rejuvenation. http://www.mrbean.net.au/ (2002)

625. LaVaute T, Smith S, Cooperman S, Iwai K, Land W, Meyron-Holtz E, Drake SK, Miller G, Abu-Asab M, Tsokos M, Switzer R 3rd, Grinberg A, Love P, Tresser N, Rouault TA. Targeted deletion of the gene encoding iron regulatory protein-2 causes misregulation of iron metabolism and neurodegenerative disease in mice. Nat Genet. 2001 Feb;27(2):209-14.

626. Lazar SW, Bush G, Gollub RL, Fricchione GL, Khalsa G, Benson H. Functional brain mapping of the relaxation response and meditation. Neuroreport. 2000 May 15;11(7):1581-5.

627. Lea R, Houghton LA, Calvert EL, Larder S, Gonsalkorale WM, Whelan V, Randles J, Cooper P, Cruickshanks P, Miller V, Whorwell PJ. Gut-focused hypnotherapy normalizes disordered rectal sensitivity in patients with irritable bowel syndrome. Aliment Pharmacol Ther. 2003 Mar 1;17(5):635-42.

628. Leanderson J; Eriksson E; Nilsson C; Wykman A. Proprioception in classical ballet dancers. A prospective study of the influence of an ankle sprain on proprioception in the ankle joint. Am J Sports Med. 1996 May-Jun. 24(3). P 370-4.

629. Lebzeltern G. [Sigmund Freud and cocaine]. Wien Klin Wochenschr. 1983 Nov 11;95(21):765-9.

630. Lecrubier Y, Clerc G, Didi R, Kieser M. Efficacy of St. John's wort extract WS 5570 in major depression: a double-blind, placebo-controlled trial. Am J Psychiatry 2002 Aug;159(8):1361-6.

631. Lee JH, Kim SR, Bae CS, Kim D, Hong H, Nah S. Protective effect of ginsenosides, active ingredients of Panax ginseng, on kainic acid-induced neurotoxicity in rat hippocampus. Neurosci Lett 2002; 325:129-133

632. Lee MS, Bae BH, Ryu H, Sohn JH, Kim SY, Chung HT. Changes in alpha wave and state anxiety during ChunDoSunBup Qi-training in trainees with open eyes. Am J Chin Med. 1997;25(3-4):289-99.

633. Lee MS, Huh HJ, Kim BG, Ryu H, Lee HS, Kim JM, Chung HT. Effects of Qi-training on heart rate variability. Am J Chin Med. 2002;30(4):463-70.

634. Lee MS, Lee MS, Choi ES, Chung HT. Effects of Qigong on blood pressure, blood pressure determinants and ventilatory function in middle-aged patients with essential hypertension. Am J Chin Med. 2003;31(3):489-97.

635. Lehmann D, Faber PL, Achermann P, Jeanmonod D, Gianotti LR, Pizzagalli D. Brain sources of EEG gamma frequency during volitionally meditation-induced, altered states of consciousness, and experience of the self. Psychiatry Res. 2001 Nov 30;108(2):111-21.

636. Lemke MR. Effect of reboxetine on depression in Parkinson's disease patients. J Clin Psychiatry 2002; 63:300-304.

637. Lemoine P, Robelin N, Sebert P, Mouret J. L-tyrosine: a long term treatment of Parkinson's disease. C R Acad Sci III 1989;309:43–7.

638. Lennon M. Yoga and relaxation in Parkinson's disease. Parkinson's active liaison and support (PALS) meeting. June, 1999

639. Leon AS, Spiegel HE, Thomas G, Abrams WB. Pyridoxine antagonism of levodopa in parkinsonism. JAMA 1971;218(13):1924–7.

640. Leranth C, Roth RH, Elsworth JD, Naftolin F, Horvath TL, Redmond DE Jr. Estrogen is essential for maintaining nigrostriatal dopamine neurons in primates: implications for Parkinson's disease and memory. J Neurosci. 2000; 20:8604-8609.

641. Lerner M. Investsigación médica reciente en el yoga y estados de concentración. Acta Psiquiatr Psicol Am Lat. 1975 Mar;21(1):56-63.

642. Levander OA. Nutrition and newly emerging viral diseases: An overview. J Nutr 1997; 127:948S-950S.

643. Levine BL. Singing and Parkinson's disease. Wpda. APDA Newsletter Winter 1996.

644. Levites Y, Amit T, Mandel S, Youdim MB. Neuroprotection and neurorescue against Abeta toxicity and PKC-dependent release of nonamyloidogenic soluble precursor protein by green tea polyphenol (-)-epigallocatechin-3-gallate. FASEB J. 2003; 17:952-954.

645. Levites Y, Amit T, Youdim MB, Mandel S. Involvement of protein kinase C activation and cell survival/ cell cycle genes in green tea polyphenol (-)-epigallocatechin 3-gallate neuroprotective action. J Biol Chem 2002 Aug 23;277(34):30574-80

646. Levites Y, Youdim MB, Maor G, Mandel S. Attenuation of 6-hydroxydopamine (6-OHDA)-induced nuclear factor-kappaB (NF-kappaB) activation and cell death by tea extracts in neuronal cultures. Biochem Pharmacol 2002 Jan 1;63(1):21-9

647. Levites Y, Weinreb O, Maor G, Youdim MB, Mandel S. Green tea polyphenol (-)-epigallocatechin-3-gallate prevents N-methyl-4-phenyl-1,2,3,6-tetrahydropyridine-induced dopaminergic neurodegeneration. J Neurochem 2001 Sep;78(5):1073-1082.

648. Li JX, Hong Y, Chan KM. Tai chi: physiological characteristics and beneficial effects on health. Br J Sports Med 2001 Jun;35(3):148-56.

649. Liang XB, Liu XY, Li FQ, Luo Y, Lu J, Zhang WM, Wang XM, Han JS. Long-term high-frequency electro-acupuncture stimulation prevents neuronal degeneration and up-regulates BDNF mRNA in the substantia nigra and ventral tegmental area following medial forebrain bundle axotomy. Brain Res Mol Brain Res. 2002 Dec;108(1-2):51-9.

650. Liao JF, Huang SY, Jan YM, Yu LL, Chen CF. Central inhibitory effects of water extract of Acori graminei rhizoma in mice. J Ethnopharmacol. 1998 Jul;61(3):185-93.

651. Liebenson C. Active muscular relaxation techniques. Part II: Clinical application. J Manipulative Physiol Ther 1990 Jan;13(1):2-6.

652. Lieberman A. Canes and Walking Sticks When should I use a cane? When a walking stick? http://www.parkinson.org/canesandsticks.htm

653. Lieberman A. Coenzyme Q10 and neuroprotection. NPF, 2002. Adaptación de: Lansjoen PH. Introduction to coenzyme Q10.

654. Liberman A.What is restlesslegs? http://www.parkinson.org/whatisrestlesslegs.htm

655. Lieberman, A., Williams, F. (1993). Parkinson's Disease; the Complete Guide for Patients and Caregivers. New York, NY: Simon and Schuster.

656. Lieberman HR. The effects of ginseng, ephedrine, and caffeine on cognitive performance, mood and energy. Nutr Rev 2001; 59:91-102. Review.

657. Linde K, Clausius N, Ramirez G, Melchart D, Eitel F, Hedges LV, Jonas WB. Are the clinical effects of homeopathy placebo effects? A meta-analysis of placebo-controlled trials. Lancet 1997; 350:834-843.

658. Linde K, Hondras M, Vickers A, Riet Gt G, Melchart D. Systematic reviews of complementary therapies- an annotated bibliography. Part 3: Homeopathy. BMC Complement Altern Med 2001; 1:4. Epub 2001 Jul 20.

659. Linde K, Melchart D. Randomized controlled trials of individualized homeopathy: a state-of-the-art review. J Altern Complement Med. 1998 Winter;4(4):371-88.

660. Linde K, Scholz M, Ramirez G, Clausius N, Melchart D, Jonas WB. Impact of study quality on outcome in placebo-controlled trials of homeopathy. J Clin Epidemiol. 1999 Jul;52(7):631-6.

661. Linde K, Ter Riet G, Hondras M, Melchart D, Willich SN. Characteristics and quality of systematic reviews of acupuncture, herbal medicines, and homeopathy. Forsch Komplementarmed Klass Naturheilkd. 2003 Apr;10(2):88-94.

662. Linde K, Vickers A, Hondras M, ter Riet G, Thormahlen J, Berman B, Melchart D. Systematic reviews of complementary therapies - an annotated bibliography. Part 1: Acupuncture. BMC Complement Altern Med. 2001;1(1):3. Epub 2001 Jul 16.

663. Linert W, Jameson GN. Redox reactions of neurotransmitters possibly involved in the progression of Parkinson's Disease. J Inorg Biochem. 2000 Apr;79(1-4):319-26.

664. Liotti M, Ramig LO, Vogel D, New P, Cook CI, Ingham RJ, Ingham JC, Fox PT. Hypophonia in Parkinson's disease: neural correlates of voice treatment revealed by PET. Neurology. 2003; 60:432-440.

665. Lis-Balchin M. Essential oils and 'aromatherapy': their modern role in healing. J R Soc Health 1997 Oct;117(5):324-9.

666. Litscher G, Wenzel G, Niederwieser G, Schwarz G. Effects of QiGong on brain function. Neurol Res. 2001 Jul;23(5):501-5.

667. Liu GL, Cui RQ, Li GZ, Huang CM. Changes in brainstem and cortical auditory potentials during Qi-Gong meditation. Am J Chin Med. 1990;18(3-4):95-103.

668. Liu L. Clinical research in treating spine-related diseases with qigong combined with Chinese and Western medicine. Fourth Conference for Academic Exchange of Medical Qigong. Beijing 1998.

669. Liu D, Diorio J, Day JC, Francis DD, Meaney MJ. Maternal care, hippocampal synaptogenesis and

cognitive development in rats. Nat Neurosci. 2000; 3:799-806.

670. Liu X, Osterbauer R, Aziz TZ, Miall RC, Stein JF. Increased response to visual feedback of drug-induced dyskinetic movements in advanced Parkinson's disease. Neurosci Lett 2001 May 18;304(1-2):25-8.

671. Liubimov NN, Orlova TV, Liubimov SN. [The cerebral control of the somatosensory and auditory afferent projections to the cerebral cortex in man and animals]. Usp Fiziol Nauk 1997; 29:3-20.

672. Lockie A. Homeopatía. Guía práctica. Pearson Educación, Madrid 2002 *(passim).*

673. Logroscino G, Marder K, Cote L, Tang MX, Shea S, Mayeux R. Dietary lipids and antioxidants in Parkinson's disease: a population-based, case-control study. Ann Neurol 1996 Jan;39(1):89-94.

674. Logroscino G, Marder K, Graziano J, Freyer G, Slavkovich V, Lojacono N, Cote L, Mayeux R. Dietary iron, animal fats, and risk of Parkinson's disease. Mov Disord 1998;13 Suppl 1:13-6.

675. Lokk J. The effects of mountain exercise in Parkinsonian persons - a preliminary study. Arch Gerontol Geriatr. 2000 Aug 1;31(1):19-25.

676. Lomarev M, Denslow S, Nahas Z, Chae JH, George MS, Bohning DE. Vagus nerve stimulation (VNS) synchronized BOLD fMRI suggests that VNS in depressed adults has frequency/dose dependent effects. J Psychiatr Res. 2002 Jul-Aug;36(4):219-27.

677. Lopez del Val LJ, Santos S. Gabapentina en el tratamiento del temblor. Rev Neurol 2003; 36:322-326.

678. Losev NA, Kamenetskii VK. [Method of treating parkinsonism with metamizil in combination with galanthamine (clinico-experimental basis)]. Zh Nevropatol Psikhiatr Im S S Korsakova 1985;85:376-381.

679. Lou HC, Kjaer TW, Friberg L, Wildschiodtz G, Holm S, Nowak M. A 15O-H2O PET study of meditation and the resting state of normal consciousness. Hum Brain Mapp. 1999;7(2):98-105.

680. Ludvigson, H., and T. Rottman. 1989. Effects of ambient odors of lavender and cloves on cognition, memory, affect and mood. Chemical Sense 14: 525-536.

681. Luijckx GJ, Nieuwhof C, Troost J, Weber WE. Parkinsonism in alcohol withdrawal: case report and review of the literature. Clin Neurol Neurosurg 1995; 97:336-339.

682. Luo Z, Luo J. Clinical observations on 278 cases of cervical spondylopathy treated with electroacupuncture and massotherapy. J Tradit Chin Med. 1997 Jun;17(2):116-8.

683. Lyon MR, Cline JC, Totosy de Zepetnek J, Shan JJ, Pang P, Benishin C. Effect of the herbal extract combination Panax quinquefolium and Ginkgo biloba on attention-deficit hyperactivity disorder: a pilot study. J Psychiatry Neurosci 2001 May;26(3):221-8.

684. Lyons KE, Greene MS, Pahwa R. Use of Acupunture in Parkinson's Disease: A Pilot Study. Parkinson Association of Greater Kansas City. The National Parkinson Foundation, Inc.

685. Lyoo IK, Demopulos CM, Hirashima F, Ahn KH, Renshaw PF. Oral choline decreases brain purine levels in lithium-treated subjects with rapid-cycling bipolar disorder: a double-blind trial using proton and lithium magnetic resonance spectroscopy. Bipolar Disord. 2003 Aug;5(4):300-6.

686. Macdiarmid JI, Hetherington MM. Mood modulation by food: an exploration of affect and cravings in 'chocolate addicts'. Br J Clin Psychol. 1995 Feb;34 (Pt 1):129-38.

687. Macht M, Ellgring H. Behavioral analysis of the freezing phenomenon in Parkinson's disease: a case study. J Behav Ther Exp Psychiatry. 1999 Sep;30(3):241-7.

688. Maher NE, Golbe LI et al. The GenePD Study. Epidemiologic Study of 203 sibling pairs with Parkinson's disease. Neurology 2002; 58:79-84.

689. Malhi GS, Sachdev P. Novel physical treatments for the management of neuropsychiatric disorders. J Psychosom Res 2002 Aug;53(2):709-19

690. Mally J, Stone TW. Therapeutic and "dose-dependent" effect of repetitive microelectroshock induced by transcranial magnetic stimulation in Parkinson's disease. J Neurosci Res 1999 Sep 15;57(6):935-40.

691. Mally J. [Most frequent causes for hand tremor in clinical practice]. Orv Hetil 1995; 136:2211-2216.

692. Mally J, Stone TW. The effect of theophylline on parkinsonian symptoms. J Pharm Pharmacol 1994; 46:515-517.

693. Mally J, Stone TW. Potential role of adenosine antagonist therapy in pathological tremor disorders. Pharmacol Ther 1996;72(3):243-50

694. Mak MK, Ng PL. Mediolateral sway in single-leg stance is the best discriminator of balance performance for Tai-Chi practitioners. Arch Phys Med Rehabil. 2003 May;84(5):683-6.

695. Malkmus G. Prefacio. En: Hovannessian AT (Aterhov). Raw eating, 2002.

696. Mally J, Szalai G, Stone TW. Changes in the concentration of amino acids in serum and cerebrospinal fluid of patients with Parkinson's disease. J Neurol Sci. 1997 Oct 22;151(2):159-62.

697. Malow BA, Edwards J, Marzec M, Sagher O, Ross D, Fromes G. Vagus nerve stimulation reduces

daytime sleepiness in epilepsy patients. Neurology. 2001 Sep 11;57(5):879-84.

698. Malsch U, Bliesath H, Bother K, Ramm H, Luhmann R. [Monotherapy of Parkinson's disease with budipine. A double blind comparison with amantadine]. Fortschr Neurol Psychiatr. 2001 Feb;69(2):86-9.

699. Mandhane SN, Chopde CT, Ghosh AK. Adenosine A2 receptors modulate haloperidol-induced catalepsy in rats. Eur J Pharmacol 1997 Jun 11;328(2-3):135-41.

700. Manson AJ, Katzenschlager R, Hobart J, Lees AJ. High dose naltrexone for dyskinesias induced by levodopa. J Neurol Neurosurg Psychiatry 2001; 70:554-556.

701. Mantle F. Bach flower remedies. Complement Ther Nurs Midwifery 1997 Oct;3(5):142-4.

702. Manusov EG. Clinical applications of hypnotherapy. J Fam Pract. 1990 Aug;31(2):180-4.

703. Manyam BV. Beans (*Mucuna Pruriens*) for Parkinson's disease: an herbal alternative. http://www.parkinson.org/beans.htm (2003).

704. Manyam BV. Paralysis agitans and levodopa in "Ayurveda": ancient Indian medical treatise. Mov Disord 1990;5(1):47-8

705. Manyam BV, Sanchez-Ramos JR. Traditional and complementary therapies in Parkinson's disease. Adv Neurol 1999; 80:565-574.

706. Marangell LB, Rush AJ, George MS, Sackeim HA, Johnson CR, Husain MM, Nahas Z, Lisanby SH. Vagus nerve stimulation (VNS) for major depressive episodes: one year outcomes. Biol Psychiatry. 2002 Feb 15;51(4):280-7.

707. Margolis J. Ecstasy spree at night-club results in new prospects for the therapy of Parkinson's disease. Time 10 Feb 2001

708. Marjama-Lyons J, Koller W. Tremor-predominant Parkinson's disease. Approaches to treatment. Drugs Aging. 2000 Apr;16(4):273-8.

709. Markowitz JS, DeVane CL. The emerging recognition of herb-drug interactions with a focus on St. John's wort (Hypericum perforatum). Psychopharmacol Bull 2001 Winter;35(1):53-64.

710. Marks L, Turner K, O'Sullivan J, Deighton B, Lees A. Drooling in Parkinson's disease: a novel speech and language therapy intervention. Int J Lang Commun Disord 2001;36 Suppl:282-7.

711. Mars H. Metabolic interactions of pyridoxine, levodopa, and carbidopa in Parkinson's disease. Trans Am Neurol Assoc 1973;98:241–5.

712. Marsicano G, Goodenough S, Monory K, Hermann H, Eder M, Cannich A, Azad SC, Cascio MG, Gutierrez SO, van der Stelt M, Lopez-Rodriguez ML, Casanova E, Schutz G, Zieglgansberger W, Di Marzo V, Behl C, Lutz B. CB1 cannabinoid receptors and on-demand defense against excitotoxicity. Science 2003; 302:84-88.

713. Marsland AL, Bachen EA, Cohen S, Rabin B, Manuck SB. Stress, immune reactivity and susceptibility to infectious disease. Physiol Behav. 2002 Dec;77(4-5):711-6.

714. Martignoni E, Pacchetti C, Sibilla L, Bruggi P, Pedevilla M, Nappi G. Dihydroergocryptine in the treatment of Parkinson's disease: a six months' double-blind clinical trial. Clin Neuropharmacol 1991; 14:78-83

715. Martignoni E, Nappi RE, Citterio A, Calandrella D, Corengia E, Fignon A, Zangaglia R, Riboldazzi G, Pacchetti C, Nappi G. Parkinson's disease and reproductive life events. Neurol Sci. 2002 Sep;23 Suppl 2:S85-6.

716. Martin A, Youdim K, Szprengiel A, Shukitt-Hale B, Joseph J. Roles of vitamins E and C on neurodegenerative diseases and cognitive performance. Nutr Rev 2002 Oct;60(10 Pt 1):308-26.

717. Martinet A, Ndjoko K, Terreaux C, Marston A, Hostettmann K, Schutz Y. NMR and LC-MSn characterisation of two minor saponins from Ilex paraguariensis. Phytochem Anal 2001 Jan-Feb;12(1):48-52.

718. Martinet A et al. Thermogenic effects of commercially available plant preparations aimed at treating human obesity. Phytomedicine 1999; 6: 231–238.

719. Martinez M, Martinez N, Hernandez AI, Ferrandiz ML. Hypothesis: can N-acetylcysteine be beneficial in Parkinson's disease? Life Sci. 1999;64(15):1253-7.

720. Martinez Banaclocha M. N-acetylcysteine elicited increase in complex I activity in synaptic mitochondria from aged mice: implications for treatment of Parkinson's disease. Brain Res. 2000 Mar 17;859(1):173-5.

721. Maruyama W, Akao Y, Carrillo MC, Kitani K, Youdium MB, Naoi M. Neuroprotection by propargylamines in Parkinson's disease: suppression of apoptosis and induction of prosurvival genes. Neurotoxicol Teratol 2002 Sep-Oct;24(5):675-82.

722. Maruyama W, Naoi M. Cell death in Parkinson's disease. J Neurol 2002 Sep;249 Suppl 2:II6-10.

723. Maruyama W, Boulton AA, Davis BA, Dostert P, Naoi M. Enantio-specific induction of apoptosis by an endogenous neurotoxin, N-methyl(R)salsolinol, in dopaminergic SH-SY5Y cells: suppression of apoptosis by N-(2-heptyl)-N-methylpropargylamine. J Neural Transm. 2001;108(1):11-24.

724. Marwick Ch. Music that charms for care of premies. JAMA 2000; 283:468-468.

725. Marwick Ch. Music therapist in with data on medical results. JAMA 2000; 283:731-733.

726. Masago R, Matsuda T, Kikuchi Y, Miyazaki Y, Iwanaga K, Harada H, Katsuura T. Effects of inhalation of essential oils on EEG activity and sensory evaluation. J Physiol Anthropol Appl Human Sci 2000; 19:35-42.

727. Mash DC, Ouyang Q, Pablo J, Basile M, Izenwasser S, Lieberman A, Perrin RJ. Cocaine abusers have an overexpression of alpha-synuclein in dopamine neurons. J Neurosci. 2003; 23:2564-2571.

728. Matson N. Made of stone: a view of Parkinson 'off' periods. Psychol Psychother. 2002 Mar;75(Pt 1):93-9.

729. Matsubara E, Shoji M, Abe K. [The treatment of Parkinson's disease--adenosine A2A receptor antagonists]. Nippon Rinsho 2002 Jan;60(1):112-6.

730. Matthews M, Flatt S. The efficacy of hypnotherapy in the treatment of migraine. Nurs Stand. 1999 Nov 3-9;14(7):33-6.

731. Matthews Rt, Yang L, Browne S, Baik M, Flint Beal M. Coenzyme Q10 administration increases brain mitochondrial concentrations and exerts neuroprotective effects. Proc Natl Acad Sci. 1998;95:8892-8897.

732. Mattson MP. Gene-diet interactions in brain aging and neurodegenerative disorders. Ann Intern Med. 2003 Sep 2;139(5 Pt 2):441-4.

733. Mattson MP. Neuroprotective signaling and the aging brain: take away my food and let me run. Brain Res 2000 Dec 15;886(1-2):47-53.

734. Mattson MP. Will caloric restriction and folate protect against AD and PD? Neurology 2003; 60:690-695 (b)

735. Mattson MP, Duan W, Chan SL, Cheng A, Haughey N, Gary DS, Guo Z, Lee J, Furukawa K. Neuroprotective and neurorestorative signal transduction mechanisms in brain aging: modification by genes, diet and behavior. Neurobiol Aging 2002 Sep-Oct;23(5):695.

736. Mattson MP, Kruman II, Duan W. Folic acid and homocysteine in age-related disease. Ageing Res Rev 2002 Feb;1(1):95-111.

737. Mattson MP, Shea TB. Folate and homocysteine metabolism in neural plasticity and neurodegenerative disorders. Trends Neurosci. 2003 Mar;26(3):137-46.

738. Mattson MP, Pedersen WA, Duan W, Culmsee C, Camandola S. Cellular and molecular mechanisms underlying perturbed energy metabolism and neuronal degeneration in Alzheimer's and Parkinson's diseases. Ann N Y Acad Sci. 1999; 893:154-175.

739. Mayeux R. Epidemiology of neurodegeneration. Annu Rev Neurosci 2003; 26:81-104.

740. Mayeux R, Stern Y, Sano M, et al. The relationship of serotonin to depression in Parkinson's disease. Mov Disord 1988; 3:237–244.

741. Mayo JC, Sainz RM, Antolin I, Rodriguez C. Ultrastructural confirmation of neuronal protection by melatonin against the neurotoxin 6-hydroxydopamine cell damage. Brain Res 1999 Feb 13;818(2):221-7.

742. Mayo JC, Sainz RM, Uria H, Antolin I, Esteban MM, Rodriguez C. Melatonin prevents apoptosis induced by 6-hydroxydopamine in neuronal cells: implications for Parkinson's disease. J Pineal Res 1998; 24:179-192.

743. McCaffrey R, Fowler NL. Qigong practice: a pathway to health and healing. Holist Nurs Pract. 2003 Mar-Apr;17(2):110-6.

744. McCarty MF. Does a vegan diet reduce risk for Parkinson's disease? Med Hypotheses 2001 Sep;57(3):318-23.

745. McGrady A. Biofeedback in the neurologic disorders. En Weintraub MI (ed.)Alternative and complementary treatment in neurologic illness. Churchill Livingstone, New York 2001.

746. McGrady A, Bush EG, Grubb BP. Outcome of biofeedback-assisted relaxation for neurocardiogenic syncope and headaches: a clinical replication series. Appl Psychophysiol Biofeedback 1997; 22:63-72.

747. McIntosh GC, Brown SH, Rice RR, Thaut MH. Rhythmic auditory-motor facilitation of gait patterns in patients with Parkinson's disease. J Neurol Neurosurg Psychiatry. 1997 Jan;62(1):22-6.

748. McKinney CH; Tims FC; Kumar AM; Kumar M. The effect of selected classical music and spontaneous imagery on plasma beta-endorphin.

749. Meaney MJ, Aitken DH, Bhatnagar S, Sapolsky RM. Postnatal handling attenuates certain neuroendocrine, anatomical, and cognitive dysfunctions associated with aging in female rats. Neurobiol Aging. 1991 Jan-Feb;12(1):31-8.

750. Meaney MJ, Aitken DH, van Berkel C, Bhatnagar S, Sapolsky RM. Effect of neonatal handling on age-related impairments associated with the hippocampus. Science. 1988; 239:766-768.

751. Meaney MJ, Brake W, Gratton A. Environmental regulation of the development of mesolimbic dopamine systems: a neurobiological mechanism for vulnerability to drug abuse? Psychoneuroendocrinology. 2002; 27:127-138.

752. Mechoulam R. Discovery of endocannabinoids and some random thoughts on their possible roles in neuroprotection and aggression. Prostaglandins

Leukot Essent Fatty Acids 2002 Feb-Mar;66(2-3):93-9

753. Mechoulam R. Recent advantages in cannabinoid research. Forsch Komplementarmed 1999 Oct;6 Suppl 3:16-20.

754. Mechoulam R, Parker LA, Gallily R. Cannabidiol: an overview of some pharmacological aspects. J Clin Pharmacol 2002 Nov;42(11 Suppl):11S-19S.

755. Meier B, Berger D, Hoberg E, Sticher O, Schaffner W. Pharmacological activities of Vitex agnus-castus extracts in vitro. Phytomedicine 2000 Oct;7(5):373-81.

756. Melzig MF, Putscher I, Henklein P, Haber H. In vitro pharmacological activity of the tetrahydroisoquinoline salsolinol present in products from Theobroma cacao L. like cocoa and chocolate. J Ethnopharmacol 2000 Nov;73(1-2):153-9.

757. Mendlewicz J, Youdim MB. Antidepressant potentiation of 5-hydroxytryptophan by L-deprenil in affective illness. *J Affect Disord* 1980;2:137–46.

758. Menza M. The personality associated with Parkinson's disease. Curr Psychiatry Rep 2000; 2:421-426.

759. Menza MA, Mark MH. Parkinson's disease and depression: the relationship to disability and personality. J Neuropsychiatry Clin Neurosci 1994 Spring;6(2):165-169.

760. Menza MA, Forman NE, Goldstein HS, Golbe LI. Parkinson's disease, personality, and dopamine. J Neuropsychiatry Clin Neurosci. 1990 Summer;2(3):282-7.

761. Menza MA, Golbe LI, Cody RA, Forman NE. Dopamine-related personality traits in Parkinson's disease. Neurology. 1993 Mar;43(3 Pt 1):505-8.

762. Menza MA, Mark MH, Burn DJ, Brooks DJ. Personality correlates of [18F]dopa striatal uptake: results of positron-emission tomography in Parkinson's disease. J Neuropsychiatry Clin Neurosci. 1995 Spring;7(2):176-9.

763. Merello M, Nouzeilles MI, Cammarota A, Leiguarda R. Effect of memantine (NMDA antagonist) on Parkinson's disease: a double-blind crossover randomized study. Clin Neuropharmacol. 1999 Sep-Oct;22(5):273-6.

764. Merims D, Ziv I, Sherki Y, Djaldetti R, Melamed E. The role of glutamatergic transmission in the pathogenesis of levodopa-induced dyskinesias. Potential therapeutic approaches. Neurol Neurochir Pol. 2001;35 Suppl 3:65-8.

765. Merz PG, Gorkow C, Schrodter A, Rietbrock S, Sieder C, Loew D, Dericks-Tan JS, Taubert HD. The effects of a special Agnus castus extract (BP1095E1) on prolactin secretion in healthy male subjects. Exp Clin Endocrinol Diabetes 1996;104(6):447-53.

766. Meschler JP, Howlett AC. Thujone exhibits low affinity for cannabinoid receptors but fails to evoke cannabimimetic responses. Pharmacol Biochem Behav. 1999 Mar;62(3):473-80.

767. Metcalf JA, Watson HK, Matthews RG, Guynn CH. ECG effects of aerobic dance: a study of five exercise-conditioned young women. Postgrad Med 1981; 70:219-223

768. Michener W, Rozin P. Pharmacological versus sensory factors in the satiation of chocolate craving. Physiol Behav. 1994 Sep;56(3):419-22.

769. Michener W, Rozin P, Freeman E, Gale L. The role of low progesterone and tension as triggers of perimenstrual chocolate and sweets craving: some negative experimental evidence. Physiol Behav. 1999 Sep;67(3):417-20.

770. Miller GE, Cohen S, Ritchey AK. Chronic psychological stress and the regulation of pro-inflammatory cytokines: a glucocorticoid-resistance model. Health Psychol. 2002 Nov;21(6):531-41.

771. Miller JW, Selhub J, Nadeau MR, Thomas CA, Feldman RG, Wolf PA. Effect of L-dopa on plasma homocysteine in PD patients: relationship to B-vitamin status. Neurology. 2003 Apr 8;60(7):1125-9.

772. Milligan M, Fanning M, Hunter S, Tadjali M, Stevens E. Reflexology audit: patient satisfaction, impact on quality of life and availability in Scottish hospices. Int J Palliat Nurs. 2002 Oct;8(10):489-96.

773. Minea D, Varga I, Falup-Pecurariu C, de Mey C, Retzow A, Althaus M. Influence of the dopamine agonist alpha-dihydroergocryptine on the pharmacokinetics of levodopa in patients with Parkinson's disease. Clin Neuropharmacol 2001 Jul-Aug;24(4):235-8

774. Ming JL, Kuo BI, Lin JG, Lin LC. The efficacy of acupressure to prevent nausea and vomiting in post-operative patients. J Adv Nurs. 2002 Aug;39(4):343-51.

775. Mitchell D. Promoting enjoyment and self-belief through work rehabilitation. Arch Psychiatr Nurs. 1998 Dec;12(6):344-50.

776. Mitsuoka T, Kaseda Y, Yamashita H, Kohriyama T, Kawakami H, Nakamura S, Yamamura Y. Effects of nicotine chewing gum on UPDRS score and P300 in early-onset parkinsonism. Hiroshima J Med Sci 2002 Mar;51(1):33-9

777. Mizumaki Y, Kurimoto M, Hirashima Y, Nishijima M, Kamiyama H, Nagai S, Takaku A, Sugihara K, Shimizu M, Endo S. Lipophilic fraction of Panax ginseng induces neuronal differentiation of PC12 cells and promotes neuronal survival of rat cortical

neurons by protein kinase C dependent manner. Brain Res 2002 Sep 20;950(1-2):254-60.

778. Mizuno E, Hosak T, Ogihara R, Higano H, Mano Y. Effectiveness of a stress management program for family caregivers of the elderly at home. J Med Dent Sci. 1999 Dec;46(4):145-53.

779. Molina JA, de Bustos F, Jimenez-Jimenez FJ, Benito-Leon J, Orti-Pareja M, Gasalla T, Tallon-Barranco A, Navarro JA, Arenas J, Enriquez-de-Salamanca R. Cerebrospinal fluid levels of alpha-tocopherol (vitamin E) in Parkinson's disease. J Neural Transm 1997;104(11-12):1287-93.

780. Molina JA, Jimenez-Jimenez FJ, Gomez P, Vargas C, Navarro JA, Orti-Pareja M, Gasalla T, Benito-Leon J, Bermejo F, Arenas J. Decreased cerebrospinal fluid levels of neutral and basic amino acids in patients with Parkinson's disease. J Neurol Sci. 1997 Sep 10;150(2):123-7.

781. Molina JA, Sainz-Artiga MJ, Fraile A, Jimenez-Jimenez FJ, Villanueva C, Orti-Pareja M, Bermejo F. Pathologic gambling in Parkinson's disease: a behavioral manifestation of pharmacologic treatment? Mov Disord. 2000 Sep;15(5):869-72.

782. Molina Calvente C. Rasgos de personalidad en parkinsonianos. Tesis doctoral en preparación (Directores González Maldonado E, Rubio Herrera R, Navío Acosta M).

783. Moller SE. Serotonin, carbohydrates and atypical depression. Pharmacol Toxicol 1992; 71 Suppl 1:61-71.

784. Montakab H. Acupuncture and insomnia. Forsch Komplementarmed 1999; 1(supl 6):29-31.

785. Montastruc JL, Dutkiewicz R, Llau-Bousquet-Melou ME, Lapeyre-Mestre M. [Undesirable effects of spa treatments: apropos of a systematic, prospective spa surveillance study at Bagneres-de-Bigorre]. Therapie. 1999 Nov-Dec;54(6):669-73.

786. Montastruc JL, Pelat M, Verwaerde P, Brefel-Courbon C, Tran MA, Blin O, Rascol O, Senard JM. Fluoxetine in orthostatic hypotension of Parkinson's disease: a clinical and experimental pilot study. Fundam Clin Pharmacol 1998;12(4):398-402

787. Montastruc JL, Rascol O, Senard JM. Glutamate antagonists and Parkinson's disease: a review of clinical data. Neurosci Biobehav Rev. 1997 Jul;21(4):477-80.

788. Moreno Alegre V. Comunicación personal.

789. Morens DM, Grandinetti A, Waslien CI, Park CB, Ross GW, White LR. Case-control study of idiopathic Parkinson's disease and dietary vitamin E intake. Neurology 1996 May;46(5):1270-4.

790. Mori S. Responses to Donepezil in Alzheimer's Disease and Parkinson's Disease. Ann N Y Acad Sci 2002 Nov;977:493-500

791. Morris N. The effects of lavender (Lavendula angustifolium) baths on psychological well-being: two exploratory randomised control trials. Complement Ther Med. 2002 Dec;10(4):223-8.

792. Morris GL 3rd, Mueller WM. Long-term treatment with vagus nerve stimulation in patients with refractory epilepsy. The Vagus Nerve Stimulation Study Group E01-E05. Neurology. 1999 Nov 10;53(8):1731-5.

793. Moss DE, McMaster SB, Rogers J. Tetrahydrocannabinol potentiates reserpine-induced hypokinesia. Pharmacol Biochem Behav 1981 Nov;15(5):779-83

794. Mukherjee S, Debsikdar V. Absence of neuroleptic-induced parkinsonism in psychotic patients receiving adjunctive electroconvulsive therapy. Convuls Ther. 1994 Mar;10(1):53-8.

795. Muller T. Non-dopaminergic drug treatment of Parkinson's disease. Expert Opin Pharmacother. 2001 Apr;2(4):557-72.

796. Muller T, Kuhn W, Buttner T, Eising E, Coenen H, Haas M, Przuntek H. Colour vision abnormalities do not correlate with dopaminergic nigrostriatal degeneration in Parkinson's disease. J Neurol 1998 Oct;245(10):659-64

797. Muller T, Kuhn W, Buttner T, Przuntek H. Distorted colour discrimination in Parkinson's disease is related to severity of the disease. Acta Neurol Scand 1997 Nov;96(5):293-6

798. Muller T, Woitalla D, Hauptmann B, Fowler B, Kuhn W. Decrease of methionine and S-adenosylmethionine and increase of homocysteine in treated patients with Parkinson's disease. Neurosci Lett. 2001; 308:54-56.

799. Muller V, Mohr B, Rosin R, Pulvermuller F, Muller F, Birbaumer N. Short-term effects of behavioral treatment on movement initiation and postural control in Parkinson's disease: a controlled clinical study. Mov Disord. 1997 May;12(3):306-14.

800. Muller-Vahl KR, Kolbe H, Schneider U, Emrich HM. Cannabis in movement disorders. Forsch Komplementarmed 1999 Oct;6 Suppl 3:23-7

801. Mullins P. Aromatherapy massage: its use in a ward setting. Nurs Times. 2002; 98:36-37.

802. Mukherjee SK, Adams JD Jr. The effects of aging and neurodegeneration on apoptosis-associated DNA fragmentation and the benefits of nicotinamide. Mol Chem Neuropathol 1997 Sep-Dec;32(1-3):59-74.

803. Mumenthaler MS, Yesavage JA, Taylor JL, O'Hara R, Friedman L, Lee H, Kraemer HC. Psychoactive drugs and pilot performance: a comparison of nicotine, donepezil, and alcohol

effects. Neuropsychopharmacology. 2003 Jul;28(7):1366-73. Epub 2003 May 14.

804. Murphy DR. Diagnosis and manipulative treatment in diabetic polyneuropathy and its relation to intertarsal joint disfunction. J Manip Physiol Ther 1994; 17:29-37.

805. Murphy JE, Stewart RB. Efficacy of antiparkinson agents in preventing antipsychotic-induced extrapyramidal symptoms. Am J Hosp Pharm. 1979 May;36(5):641-4.

806. Murphy LL, Lee TJ. Ginseng, sex behavior, and nitric oxide. Ann N Y Acad Sci 2002 May;962:372-7.

807. Myhill S. Diagnosing and treating Chronic fatigue syndrome. http://www.afme.org.uk/info/myhill.shtml

808. Myhill S. Magnesium deficiency and it's role in CFS. http://www.alzheimersupport.com/library/ (2000).

809. Myhrvold K. [Chiropractic in general and in low back pain]. Tidsskr Nor Laegeforen 1999; 119:2054-2058

810. Myskja A, Lindbaek M. [Examples of the use of music in clinical medicine]. Tidsskr Nor Laegeforen 2000; 120:1186-1190.

811. Mytilineou C, Kramer BC, Yabut JA. Glutathione depletion and oxidative stress. Parkinsonism Relat Disord. 2002 Sep;8(6):385-7.

812. Nakken KO, Henriksen O, Roste GK, Lossius R. Vagal nerve stimulation--the Norwegian experience. Seizure. 2003 Jan;12(1):37-41.

813. Nagashayana N, Sankarankutty P, Nampoothiri MR, Mohan PK, Mohanakumar KP. Association of L-DOPA with recovery following Ayurveda medication in Parkinson's disease. J Neurol Sci 2000; 176:124-127.

814. Nakano, Y., et al. 1992. A study of fragrance impressions, evaluation and categorization. Psychologica Folia 51: 83-90.

815. Nakashima Y, Sanada H, Utsuki Y, Kawada S. Effect of nicotinic acid on catecholamine synthesis in rat brain. J Nutr Sci Vitaminol (Tokyo). 1978;24(2):67-76.

816. Naliboff BD, Tachiki KH. Autonomic and skeletal muscle responses to nonelectrical cutaneous stimulation. Percept Mot Skills 1991; 72:575-584.

817. Narayanan JT, Watts R, Haddad N, Labar DR, Li PM, Filippi CG. Cerebral activation during vagus nerve stimulation: a functional MR study. Epilepsia. 2002 Dec;43(12):1509-14.

818. National Ageing Research Institute (NARI). An analysis of research on preventing falls and falls injury in older people: community, residential aged care and acute care settings. Canberra: Commonwealth Department of Health and Aged Care, 2000.

819. National Center for Complementary and Alternative Medicine (NCCAM). Chinese Exercise Modalities in Parkinson's Disease. (Recruiting phase). http://www.clinicaltrials.gov/ct/gui/c/a1b/show/

820. National Center for Complementary and Alternative Medicine (NCCAM). Transcranial magnetic stimulation for treatment of depression in Parkinson's disease. Phase I trial.http://www.clinicaltrials.gov

821. Nau JY. Luc Montagnier a prescrit au pape un traitement miracle. Le Monde, 01/09/02

822. Navío Acosta M. Diferencias psicológicas en la enferemedad de Parkinson idiopática y el parkinsonismo familiar. Tesis doctoral, Granada 1999. ++

823. Negoro K, Morimatsu M, Ikuta N, Nogaki H. Benign hot bath-related headache. Headache. 2000 Feb;40(2):173-5.

824. Neiman J, Lang AE, Fornazzari L, Carlen PL. Movement disorders in alcoholism: a review. Neurology 199; 40:741-746

825. Ness TJ, Fillingim RB, Randich A, Backensto EM, Faught E. Low intensity vagal nerve stimulation lowers human thermal pain thresholds. Pain. 2000 May;86(1-2):81-5.

826. Neuman M. [Metabolic effects and drug interactions provoked by certain vegetables: grapefruit, St. John's wort and garlic]. Presse Med 2002 Sep 21;31(30):1416-22.

827. Neumann W, Seelbach H, Pfand-Neumann P, Kugler J, Kruskemper GM. [Psychological concept of pain therapy. 1. Relaxation therapy, imagery methods, hypnotherapy and psychoanalysis]. Z Arztl Fortbild Qualitatssich. 1997 Dec;91(8):729-34.

828. Neuro-hypnosis 2.3.1. Direct Logic Systems. http://download.e-not.net/home_hobby/

829. Neusch C, Bohme V, Riesland N, Althaus M, Moser A. The dopamine D2 receptor agonist alpha-dihydroergocryptine modulates voltage-gated sodium channels in the rat caudate-putamen. J Neural Transm 2000;107(5):531-41

830. Neve J. Selenium as a risk factor for cardiovascular diseases. J Cardiovasc Risk 1996;3:42-47.

831. Newberg A, Alavi A, Baime M, Pourdehnad M, Santanna J, d'Aquili E. The measurement of regional cerebral blood flow during the complex cognitive task of meditation: a preliminary SPECT study. Psychiatry Res. 2001 Apr 10;106(2):113-22.

832. Newberg AB, Iversen J. The neural basis of the complex mental task of meditation: neurotransmitter

and neurochemical considerations. Med Hypotheses. 2003 Aug;61(2):282-91.

833. Newhouse PA, Kelton M. Nicotinic systems in central nervous systems disease: degenerative disorders and beyond. Pharm Acta Helv 2000 Mar;74(2-3):91-101

834. Ngim CH, Devathasan G. Epidemiologic study on the association between body burden mercury level and idiopathic Parkinson's disease. Neuroepidemiology. 1989;8(3):128-41.

835. Nicoletti G, Crescibene L, Scornaienchi M, Bastone L, Bagala A, Napoli ID, Caracciolo M, Quattrone A. Plasma levels of vitamin E in Parkinson's disease. Arch Gerontol Geriatr 2001 Aug;33(1):7-12.

836. Nie G, Cao Y, Zhao B. Protective effects of green tea polyphenols and their major component, (-)-epigallocatechin-3-gallate (EGCG), on 6-hydroxydopamine-induced apoptosis in PC12 cells. Redox Rep 2002;7(3):171-7

837. Nie G, Jin C, Cao Y, Shen S, Zhao B. Distinct effects of tea catechins on 6-hydroxydopamine-induced apoptosis in PC12 cells. Arch Biochem Biophys 2002 Jan 1;397(1):84-90

838. Nieves AV, Lang AE. Treatment of excessive daytime sleepiness in patients with Parkinson's disease with modafinil. Clin Neuropharmacol 2002 Mar-Apr;25(2):111-4

839. Nilsson N, Christensen HW, Hartvigsen J. The effect of spinal manipulation in the treatment of cervicogenic headache. J Manipulative Physiol Ther. 1997; 20:326-30.

840. Nitz J, Burke B. A study of the facilitation of respiration in myotonic dystrophy. Physiother Res Int. 2002;7(4):228-38.

841. Noble S. The management of blood phobia and a hypersensitive gag reflex by hypnotherapy: a case report. Dent Update. 2002 Mar;29(2):70-4.

842. Nocerino E, Amato M, Izzo AA. Cannabis and cannabinoid receptors. Fitoterapia 2000 Aug;71 Suppl 1:S6-S12

843. Noonan CW, Reif JS, Yost M, Touchstone J. Occupational exposure to magnetic fields in case-referent studies of neurodegenerative diseases. Scand J Work Environ Health 2002 Feb;28(1):42-8

844. Norris FH, Denys EH, Fallat RJ. Trial of octacosanol in amyotrophic lateral sclerosis. Neurology. 1986 Sep;36(9):1263-4.

845. Novey Donald W. (Dir). Clinician's Complete Reference to Complementary & Alternative Medicine, Mosby, États-Unis, 2000, p.353.

846. Obinu MC, Reibaud M, Blanchard V, Moussaoui S, Imperato A. Neuroprotective effect of riluzole in a primate model of Parkinson's disease: behavioral and histological evidence. Mov Disord. 2002; 17:13-19.

847. O'Breasail AM, Argouarch S. Hypomania and John's wort. Can J Psychiatry 1998; 43: 746-7.

848. O'Brien, J. Mercury amalgam toxicity. Life Extension Magazine 2001 May; 7(5): 43-51. Ft. Lauderdale, FL: Life Extension Foundation.

849. Okabe S, Ugawa Y, Kanazawa I; Effectiveness of rTMS on Parkinson's Disease Study Group. 0.2-Hz repetitive transcranial magnetic stimulation has no add-on effects as compared to a realistic sham stimulation in Parkinson's disease. Mov Disord. 2003 Apr;18(4):382-8.

850. Okun MS, McDonald WM, DeLong MR. Refractory nonmotor symptoms in male patients with Parkinson disease due to testosterone deficiency: a common unrecognized comorbidity. Arch Neurol 2002; 59:807-811. (a)

851. Okun MS, Walter BL, McDonald WM, Tenover JL, Green J, Juncos JL, DeLong MR. Beneficial effects of testosterone replacement for the nonmotor symptoms of Parkinson disease. Arch Neurol. 2002; 59:1750-1753. (b)

852. Olanow CW. A rationale for monoamine oxidase inhibition as neuroprotective therapy for Parkinson's disease. Mov Disord. 1993;8 Suppl 1:S1-7.

853. Oleson T. Auriculotherapy stimulation for neuro-rehabilitation. Neuro-Rehabilitation 2002;17(1):49-62.

854. Oleson T. The role of auricular acupuncture in neurologic reflexes. En: Weintraub MI (ed.)Alternative and complementary treatment in neurologic illness. Churchill Livingstone, New York 2001.

855. Oliveri M, Calvo G. Increased visual cortical excitability in ecstasy users: a transcranial magnetic stimulation study. J Neurol Neurosurg Psychiatry. 2003 Aug;74(8):1136-8.

856. Oliveros JC, Selman AM, Ortiz T, Arrigain S. Método Silva de control mental y cambios en el ritmo alfa del EEG. Actas Luso Esp Neurol Psiquiatr Cienc Afines. 1994 Nov-Dec;22(6):290-1.

857. Olson WL, Gruenthal M, Mueller ME, Olson WH. Gabapentin for parkinsonism: a double-blind, placebo-controlled, crossover trial. Am J Med. 1997 Jan;102(1):60-6.

858. Omura Y, Beckman SL. Application of intensified (+) Qi Gong energy, (-) electrical field, (S) magnetic field, electrical pulses (1-2 pulses/sec), strong Shiatsu massage or acupuncture on the accurate organ representation areas of the hands to improve circulation and enhance drug uptake in pathological organs: clinical applications with special emphasis on the "Chlamydia-(Lyme)-uric acid

syndrome" and "Chlamydia-(cytomegalovirus)-uric acid syndrome". Acupunct Electrother Res. 1995; 20:21-72.

859. Onaivi ES, Leonard CM, Ishiguro H, Zhang PW, Lin Z, Akinshola BE, Uhl GR. Endocannabinoids and cannabinoid receptor genetics. Prog Neurobiol 2002 Apr;66(5):307-44.

860. Ondarza R, Velasco F, Velasco M, Aceves J, Flores G. Neurotransmitter levels in cerebrospinal fluid in relation to severity of symptoms and response to medical therapy in Parkinson's disease. Stereotact Funct Neurosurg. 1994;62(1-4):90-7.

861. Ortiz GG, Crespo-Lopez ME, Moran-Moguel C, Garcia JJ, Reiter RJ, Acuna-Castroviejo D. Protective role of melatonin against MPTP-induced mouse brain cell DNA fragmentation and apoptosis in vivo. Neuroendocrinol Lett 2001; 22:101-108.

862. Ortiz X. Técnica Alexander. http://idd006ts.eresmas.net/

863. Ottley C. Food and mood. Nurs Stand. 2000 Sep 27-Oct 3;15(2):46-52; quiz 54-5.

864. Ouchi Y, Yoshikawa E, Futatsubashi M, Okada H, Torizuka T, Sakamoto M. Effect of simple motor performance on regional dopamine release in the striatum in Parkinson disease patients and healthy subjects: a positron emission tomography study. J Cereb Blood Flow Metab. 2002 Jun;22(6):746-52.

865. Owen AM. The effects of eating chocolate on the human brain. MRC Cognition and Brain Sciences Unit and Wolfson Brain Imaging Centre, University of Cambridge, U.K. Commissioned by Cadbury Dairy Milk, June 2002. http://www.realchocolate-realfeelings.co.uk/

866. Ozer NK, Boscoboinik D, Azzi A. New roles of low density lipoproteins and vitamin E in the pathogenesis of atherosclerosis. Biochem Mol Biol Int 1995; 35:117-24.

867. Pacchetti C, Aglieri R, Mancini F, Martignoni E, Nappi G. Active music therapy and Parkinson's disease: methods. Funct Neurol 1998 Jan-Mar;13(1):57-67.

868. Pacchetti C, Mancini F, Aglieri R, Fundaro C, Martignoni E, Nappi G. Active music therapy in Parkinson's disease: an integrative method for motor and emotional rehabilitation. Psychosom Med 2000 May-Jun;62(3):386-393.

869. Pact V, Giduz T. Mirtazapine treats resting tremor, essential tremor, and levodopa-induced dyskinesias. Neurology. 1999 Sep 22;53(5):1154.

870. Paganini-Hill A. Risk factors for parkinson's disease: the leisure world cohort study. Neuroepidemiology 2001 May;20(2):118-24.

871. Pahan, K., Sheikh, G.S., Nmboodri, A.M.S., et al., N-acetyl cysteine inhibits induction of NO production by endotoxin or cytokine stimulated rat peri-toneal macrophages, C6 glial cells and astrocytes. Free Radical Biology and Medicine 24(1):39-48, 1998.

872. Pal PK, Calne DB, Calne S, Tsui JK. Botulinum toxin A as treatment for drooling saliva in PD. Neurology. 2000 Jan 11;54(1):244-7.

873. Pall HS, Williams AC, Blake DR, et al. Raised cerebrospinal fluid copper concentration in Parkinson's disease. Lancet 1987;2(8553):238–41.

874. Palmer GC. Neuroprotection by NMDA receptor antagonists in a variety of neuropathologies. Curr Drug Targets. 2001 Sep;2(3):241-71.

875. Palmer SL, Khanolkar AD, Makriyannis A. Natural and synthetic endocannabinoids and their structure-ac-tivity relationships. Curr Pharm Des 2000; 6:1381-1397.

876. Palmer, S., Mortiner, J., Webster, D., Bistevino, R., Dickman, G. (1986). Exercise therapy for parkinson's disese. Archives of Physical medicine and Rehabilitation, 67; 741-745.

877. Pan T, Fei J, Zhou X, Jankovic J, Le W. Effects of green tea polyphenols on dopamine uptake and on MPP+ -induced dopamine neuron injury. Life Sci 2003; 72:1073-1083.

878. Pan T, Jankovic J, Le W. Potential therapeutic properties of green tea polyphenols in Parkinson's disease. Drugs Aging. 2003; 20:711-721.

879. Pan W, Zhang L, Xia Y. The difference in EEG theta waves between concentrative and non-concentrative qigong states--a power spectrum and topographic mapping study. J Tradit Chin Med 1994; 14:212-218.

880. Panjwani U, Selvamurthy W, Singh SH, Gupta HL, Mukhopadhyay S, Thakur L. Effect of Sahaja yoga meditation on auditory evoked potentials (AEP) and visual contrast sensitivity (VCS) in epileptics. Appl Psychophysiol Biofeedback. 2000 Mar;25(1):1-12.

881. Pardo B, Mena MA, Fahn S, Garcia de Yebenes J. Ascorbic acid protects against levodopa-induced neurotoxicity on a catecholamine-rich human neuroblastoma cell line. Mov Disord 1993; 8:278-284.

882. Pare S, Barr SI, Ross SE. Effect of daytime protein restriction on nutrient intakes of free-living Parkinson's disease patients. Am J Clin Nutr 1992; 55:701-707.

883. Park HJ, Lim S, Joo WS, Yin CS, Lee HS, Lee HJ, Seo JC, Leem K, Son YS, Kim YJ, Kim CJ, Kim YS, Chung JH. Acupuncture prevents 6-hydroxydopamine-induced neuronal death in the nigrostriatal dopaminergic system in the rat

Parkinson's disease model. Exp Neurol. 2003 Mar;180(1):93-8.

884. Park YD. The effects of vagus nerve stimulation therapy on patients with intractable seizures and either Landau-Kleffner syndrome or autism. Epilepsy Behav. 2003 Jun;4(3):286-90.

885. Parkinson AJ, Cruz AL, Heyward WL, Bulkow LR, Hall D, Barstaed L, Connor WE. Elevated concentrations of plasma omega-3 polyunsaturated fatty acids among Alaskan Eskimos. Am J Clin Nutr. 1994 Feb;59(2):384-8.

886. Parkinson Study Group. A multicenter randomized controlled trial of remacemide hydrochloride as monotherapy for PD. Neurology 2000; 54:1583-1588.

887. Parkinson Study Group. Evaluation of dyskinesias in a pilot, randomized, placebo-controlled trial of rema-cemide in advanced Parkinson disease. Arch Neurol 2001; 58:1660-1668.

888. Parkinson Study Group. A randomized, controlled trial of remacemide for motor fluctuations in Parkinson's disease. Neurology. 2001 Feb 27;56(4):455-62. (B)

889. Parkinson's Disease Study Group. HP-200 in Parkinson's Disease Study Group. An alternative medicine treatment for Parkinson's disease: results of a multicenter clinical trial. J Altern Complement Med 1995; 1:249-255.

890. Pearce RK, Owen A, Daniel S, Jenner P, Marsden CD. Alterations in the distribution of glutathione in the substantia nigra in Parkinson's disease. J Neural Transm. 1997;104(6-7):661-77.

891. Pelchat ML. Food cravings in young and elderly adults. Appetite. 1997 Apr;28(2):103-13.

892. Pelissier J, Perennou D. [Exercices program and rehabilitation of motor disorders in Parkinson's disease]. Rev Neurol (Paris) 2000;156 Suppl 2 Pt 2:190-200.

893. Pereira EF, Hilmas C, Santos MD, Alkondon M, Maelicke A, Albuquerque EX. Unconventional ligands and modulators of nicotinic receptors. J Neurobiol. 2002 Dec;53(4):479-500.

894. Perl DP, Gajdusek DC, Garruto RM, Yanagihara RT, Gibbs CJ. Intraneuronal aluminum accumulation in amyotrophic lateral sclerosis and Parkinsonism-dementia of Guam. Science. 1982 Sep 10;217(4564):1053-5.

895. Perl DP, Good PF. Aluminum, Alzheimer's disease, and the olfactory system. Ann N Y Acad Sci. 1991;640:8-13.

896. Perl DP, Good PF. Aluminium and the neurofibrillary tangle: results of tissue microprobe studies. Ciba Found Symp. 1992;169:217-27; discussion 227-36.

897. Perlmutter D. www.BrainRecovery.com

898. Perrin RJ, Woods WS, Clayton DF, George JM. Interaction of human alpha-Synuclein and Parkinson's disease variants with phospholipids. Structural analysis using site-directed mutagenesis. J Biol Chem. 2000 Nov 3;275(44):34393-8.

899. Perry EK, Pickering AT, Wang WW, Houghton PJ, Perry NS. Medicinal plants and Alzheimer's disease: from ethnobotany to phytotherapy. J Pharm Pharmacol. 1999 May;51(5):527-34.

900. Perry EK, Pickering AT, Wang WW, Houghton P, Perry NS. Medicinal plants and Alzheimer's disease: Integrating ethnobotanical and contemporary scientific evidence. J Altern Complement Med. 1998; 4:419-428.

901. Perry NB, Anderson RE, Brennan NJ, Douglas MH, Heaney AJ, McGimpsey JA, Smallfield BM. Essential oils from dalmatian sage (Salvia officinalis l.): variations among individuals, plant parts, seasons, and sites. J Agric Food Chem. 1999 May;47(5):2048-54.

902. Perry NS, Bollen C, Perry EK, Ballard C. Salvia for dementia therapy: review of pharmacological activity and pilot tolerability clinical trial. Pharmacol Biochem Behav. 2003 Jun;75(3):651-9.

903. Perry NS, Houghton PJ, Jenner P, Keith A, Perry EK. Salvia lavandulaefolia essential oil inhibits cholinesterase in vivo. Phytomedicine 2002; 9:48-51.

904. Perry NS, Houghton PJ, Sampson J, Theobald AE, Hart S, Lis-Balchin M, Hoult JR, Evans P, Jenner P, Milligan S, Perry EK. In-vitro activity of S. lavandulaefolia (Spanish sage) relevant to treatment of Alzheimer's disease. J Pharm Pharmacol. 2001 Oct;53(10):1347-56.

905. Perry NS, Houghton PJ, Theobald A, Jenner P, Perry EK. In-vitro inhibition of human erythrocyte acetylcholinesterase by salvia lavandulaefolia essential oil and constituent terpenes. J Pharm Pharmacol 2000 Jul;52(7):895-902

906. Perry TL, Godin DV, Hansen S. Parkinson's disease: a disorder due to nigral glutathione deficiency? Neurosci Lett. 1982 Dec 13;33(3):305-10.

907. Perry TL, Yong VW. Idiopathic Parkinson's disease, progressive supranuclear palsy and glutathione metabolism in the substantia nigra of patients. Neurosci Lett. 1986 Jun 30;67(3):269-74.

908. Perry TL, Yong VW, Hansen S, Jones K, Bergeron C, Foulks JG, Wright JM. Alpha-tocopherol and beta-carotene do not protect marmosets against the dopami-nergic neurotoxicity of N-methyl-4-phenyl-1,2,3,6-tetrahydropyridine. J Neurol Sci 1987; 81:321-331.

909. Persky AM, Brazeau GA. Clinical pharmacology of the dietary supplement creatine monohydrate. Pharmacol Rev 2001 Jun;53(2):161-76.

910. Peseschkian N. [Psychosomatic aspects of Parkinson disease]. Psychiatr Neurol Med Psychol (Leipz). 1990 May;42(5):264-74.

911. Petkov VD, Mosharrof AH. Effects of standardized ginseng extract on learning, memory and physical capabilities. Am J Chin Med. 1987;15(1-2):19-29.

912. Pfeiffer R, Ebadi M. On the mechanism of the nulli-fication of CNS effects of L-DOPA by pyridoxine in Par-kinsonian patients. J Neurochem 1972; 19:2175–2181.

913. Pincus JH, Barry KM. Plasma levels of amino acids correlate with motor fluctuations in parkinsonism. Arch Neurol 1987 Oct;44(10):1006-9.

914. Piomelli D, Giuffrida A, Calignano A, Rodriguez de Fonseca F. The endocannabinoid system as a target for therapeutic drugs. Trends Pharmacol Sci 2000; 21:218-224.

915. Plaitakis A, Duvoisin RC. Homer's moly identified as Galanthus nivalis L.: physiologic antidote to stra-monium poisoning. Clin Neuropharmacol 1983; 6:1-5.

916. Plaitakis A, Shashidharan P. Glutamate transport and metabolism in dopaminergic neurons of substantia nigra: implications for the pathogenesis of Parkinson's disease. J Neurol. 2000 Apr;247 Suppl 2:II25-35.

917. Plato CC, Garruto RM, Galasko D, Craig UK, Plato M, Gamst A, Torres JM, Wiederholt W. Amyotrophic lateral sclerosis and parkinsonism-dementia complex of Guam: changing incidence rates during the past 60 years. Am J Epidemiol. 2003 Jan 15;157(2):149-57.

918. Plewnia C, Bartels M, Gerloff C. Transient suppression of tinnitus by transcranial magnetic stimulation. Ann Neurol. 2003 Feb;53(2):263-6.

919. Pluck GC, Brown RG. Apathy in Parkinson's disea-se. J Neurol Neurosurg Psychiatry 2002; 73:636-642.

920. Poehl M, Bichler K, Wicke V, Dorner V, Feichtinger W. Psychotherapeutic counseling and pregnancy rates in in vitro fertilization. J Assist Reprod Genet. 1999; 16:302-305.

921. Poewe W, Gerstenbrand F, Ransmayr G, Plorer S. Premorbid personality of Parkinson patients. J Neural Transm Suppl 1983;19:215-24.

922. Pollo A, Torre E, Lopiano L, Rizzone M, Lanotte M, Cavanna A, Bergamasco B, Benedetti F. Expectation modulates the response to subthalamic nucleus stimulation in Parkinsonian patients. Neuroreport 2002; 13:1383-1386.

923. Powers KM, Smith-Weller T, Franklin GM, Longstreth WT Jr, Swanson PD, Checkoway H. Parkinson's disease risks associated with dietary iron, manganese, and other nutrient intakes. Neurology 2003; 60:1761-1766.

924. Prasad AS. Zinc: An overview. Nutrition 1995; 11:93-99.

925. Pratorius B, Kimmeskamp S, Milani TL. The sensitivity of the sole of the foot in patients with Morbus Parkinson. Neurosci Lett. 2003 Aug 7;346(3):173-6.

926. Preece J. Introducing abdominal massage in palliative care for the relief of constipation. Complement Ther Nurs Midwifery. 2002 May;8(2):101-5.

927. Press DZ, Mechanic DJ, Tarsy D, Manoach DS. Cognitive slowing in Parkinson's disease resolves after practice. J Neurol Neurosurg Psychiatry 2002;73:524-8.

928. Pressman AH, Buff S. Medicina alternativa. Pearson, México 2001 *(passim).*

929. Proust M. Du côté de chez Swann (À la recherche du temps perdu). Salinas P (Trad.). Por el camino de Swann (En busca del tiempo perdido). Unidad Editorial. Madrid 1999.

930. Province MA, Hadley EC, Hornbrook MC, Lipsitz LA, Miller JP, Mulrow CD, Ory MG, Sattin RW, Tinetti ME, Wolf SL. The effects of exercise on falls in elderly patients. A preplanned meta-analysis of the FICSIT Trials. Frailty and Injuries: Cooperative Studies of Intervention Techniques. 1995 May 3;273(17):1341-7.

931. Przuntek H. Non-dopaminergic therapy in Parkinson's disease. J Neurol. 2000 Apr;247 Suppl 2:II19-24.

932. Przuntek H, Bittkau S, Bliesath H, Buttner U, Fuchs G, Glass J, Haller H, Klockgether T, Kraus P, Lachenmayer L, Muller D, Muller T, Rathay B, Sgonina J, Steinijans V, Teshmar E, Ulm G, Volc D. Budipine provides additional benefit in patients with Parkinson disease receiving a stable optimum dopaminergic drug regimen. Arch Neurol. 2002 May;59(5):803-6.

933. Przuntek H, Muller T. Clinical efficacy of budipine in Parkinson's disease. J Neural Transm Suppl. 1999;56:75-82.

934. Qin L, Au S, Choy W, Leung P, Neff M, Lee K, Lau M, Woo J, Chan K. Regular Tai Chi Chuan exercise may retard bone loss in postmenopausal women: A case-control study. Arch Phys Med Rehabil. 2002 Oct;83(10):1355-9.

935. Quinn C, Chandler C, Moraska A. Massage therapy and frequency of chronic tension headaches. Am J Public Health. 2002 Oct;92(10):1657-61.

936. Rabin BS, Cohen S, Ganguli R, Lysle DT, Cunnick JE. Bidirectional interaction between the central nervous system and the immune system. Crit Rev Immunol. 1989;9(4):279-312.

937. Raffaele R, Vecchio I, Giammusso B, Morgia G, Brunetto MB, Rampello L. Efficacy and safety of fixed-dose oral sildenafil in the treatment of sexual dysfunction in depressed patients with idiopathic Parkinson's disease. Eur Urol. 2002 Apr;41(4):382-6.

938. Rahman K. Garlic and aging: new insights into an old remedy. Ageing Res Rev 2003 Jan;2(1):39-56

939. Rao AV, Balachandran B. Role of oxidative stress and antioxidants in neurodegenerative diseases. Nutr Neurosci 2002 Oct;5(5):291-309.

940. Raphael A. "Ahh! Aromatherapy." Delicious 1994; 12:47-48.

941. Rabey JM, Nissipeanu P, Korczyn AD. Efficacy of memantine, an NMDA receptor antagonist, in the treatment of Parkinson's disease. J Neural Transm Park Dis Dement Sect. 1992;4:277-82.

942. Rabey JM, Vered Y, Shabtai H, Graff E, Korczyn AD. Improvement of parkinsonian features correlate with high plasma levodopa values after broad bean (Vicia faba) consumption. J Neurol Neurosurg Psychiatry 1992; 55:725-727.

943. Rabey JM, Vered Y, Shabtai H, Graff E, Harsat A, Korczyn AD. Broad bean (Vicia faba) consumption and Parkinson's disease. Adv Neurol 1993;60:681-684

944. Rampello L, Chiechio S, Raffaele R, Vecchio I, Nicoletti F. The SSRI, citalopram, improves bradykinesia in patients with Parkinson's disease treated with L-dopa. Clin Neuropharmacol. 2002 Jan-Feb;25(1):21-4.

945. Ransford HE; Palisi BJ . Aerobic exercise, subjective health and psychological well-being within age and gender subgroups. Soc Sci Med. 1996 Jun. 42(11). P 1555-9.

946. Rascol O, Fabre N, Blin O, Poulik J, Sabatini U, Senard JM, Ane M, Montastruc JL, Rascol A. Naltrexone, an opiate antagonist, fails to modify motor symptoms in patients with Parkinson's disease. Mov Disord. 1994 Jul;9(4):437-40.

947. Rascol O, Olanow W, Brooks D, Koch G, Truffinet P, Bejuit R. A 2-year, multicenter, placebo-controlled, double-blind, parallel-group study of the effect of riluzole on Parkinson's disease progression. Seventh International Congress of Parkinson's Disease and Movement Disorders, 10-14 noviembre 2002, P80;S39. Movement Disorders 2002;17(suppl 5).

948. Ravdan D. A collaborative approach: the rural falls injury prevention program. NSW Public Health Bulletin 2002; 13:12

949. Reading PJ, Luce AK, McKeith IG. Rivastigmine in the treatment of parkinsonian psychosis and cognitive impairment: preliminary findings from an open trial. Mov Disord 2001; 16:1171-1174.

950. Reardon KA, Mendelsohn FA, Chai SY, Horne MK. The angiotensin converting enzyme (ACE) inhibitor, perindopril, modifies the clinical features of Parkinson's disease. Aust N Z J Med. 2000 Feb;30(1):48-53.

951. Reflexology Association of America May 2003. http://www.reflexology-usa.org/def_pub.htm

952. Reichmann H, Brecht HM, Kraus PH, Lemke MR. [Pramipexole in Parkinson disease. Results of a treatment observation]. Nervenarzt 2002 Aug;73(8):745-50.

953. Reilly D, Taylor MA, Beattie NG, Campbell JH, McSharry C, Aitchison TC, Carter R, Stevenson RD. Is evidence for homoeopathy reproducible? Lancet. 1994 Dec 10;344(8937):1601-6.

954. Reilly DK, Hershey L, Rivera-Calimlim L, Shoulson I. On-off effects in Parkinson's disease: a controlled investigation of ascorbic acid therapy. Adv Neurol 1983;37:51-60.

955. Reilly DK, Rivera-Calimlim L, Van Dyke D. Catechol-O-methyltransferase activity: a determinant of levodopa response. Clin Pharmacol Ther. 1980 Aug;28(2):278-86.

956. Reinhardt JW. Side-effects: mercury contribution to body burden from dental amalgam. Adv Dent Res. 1992 Sep;6:110-3.

957. Reiter RJ. Oxidative damage in the central nervous system: protection by melatonin. Prog Neurobiol 1998; 56:359-384.

958. Remington R. Calming music and hand massage with agitated elderly. Nurs Res. 2002 Sep-Oct;51(5):317-23.

959. Reutens S, Sachdev P. Homocysteine in neuropsychiatric disorders of the elderly. Int J Geriatr Psychiatry 2002 Sep;17(9):859-64.

960. Reuter, I., Engelhardt, M., Stecker, K., Baas, H. (1999). Theraputic value of exercise training in Parkinson's disease. Medicine and Science in Sports and exercise, 31, (11); 1544-1549.

961. Reuter I, Harder S, Engelhardt M, Baas H. The effect of exercise on pharmacokinetics and pharmacodynamics of levodopa. Mov Disord 2000 Sep;15(5):862-8

962. Riba J, Anderer P, Morte A, Urbano G, Jane F, Saletu B, Barbanoj MJ. Topographic pharmaco-EEG mapping of the effects of the South American psychoactive beverage ayahuasca in healthy volunteers. Br J Clin Pharmacol. 2002; 53:613-628.

963. Riba J, Valle M, Urbano G, Yritia M, Morte A, Barbanoj MJ. Human pharmacology of ayahuasca:

subjective and cardiovascular effects, monoamine metabolite excretion, and pharmacokinetics. J Pharmacol Exp Ther. 2003 Jul;306(1):73-83. Epub 2003 Mar 26.

964. Riba J, Rodriguez-Fornells A, Barbanoj MJ. Effects of ayahuasca on sensory and sensorimotor gating in humans as measured by P50 suppression and prepulse inhibition of the startle reflex, respectively. Psychopharmacology (Berl) 2002; 165:18-28.

965. Ribeiro JA, Sebastiao AM, de Mendonca A. Adenosine receptors in the nervous system: pathophysiological implications. Prog Neurobiol 2002 Dec;68(6):377-92.

966. Ricaurte GA, Yuan J, Hatzidimitriou G, Cord BJ, McCann UD. Severe dopaminergic neurotoxicity in primates after a common recreational dose regimen of MDMA ("ecstasy"). Science 2002 Sep 27;297(5590):2260-3.

967. Rice AS. Cannabinoids and pain. Curr Opin Investig Drugs 2001 Mar;2(3):399-414

968. Richardson-Boedler C. The Doctrine of Signatures: a historical, philosophical, scientific view (II). Br Homeopath J 2000 Jan;89(1):26-8

969. Riekkinen P, Rinne UK, Pelliniemi TT, Sonninen V. Interaction between dopamine and phospholipids. Studies of the substantia nigra in Parkinson disease patients. Arch Neurol. 1975; 32:25-27.

970. Riley D, Lang AE. Practical application of a low-protein diet for Parkinson's disease. Neurology 1988; 38:1026-1031.

971. Ring HA, White S, Costa DC, Pottinger R, Dick JP, Koeze T, Sutcliffe J. A SPECT study of the effect of vagal nerve stimulation on thalamic activity in patients with epilepsy. Seizure. 2000 Sep;9(6):380-4.

972. Risher JF, Murray HE, Prince GR. Organic mercury compounds: human exposure and its relevance to public health. Toxicol Ind Health. 2002 Apr;18(3):109-60.

973. Riva G, Bolzoni M, Carella F, Galimberti C, Griffin MJ, Lewis CH, Luongo R, Mardegan P, Melis L, Molinari-Tosatti L, Poerschmann C, Rovetta A, Rushton S, Selis C, Wann J. Virtual reality environments for psycho-neuro-physiological assessment and rehabilitation. Stud Health Technol Inform 1997; 39:34-45

974. Rivera-Martinez S, Wells MR, Capobianco JD. A retrospective study of cranial strain patterns in patients with idiopathic Parkinson's disease. J Am Osteopath Assoc 2002 Aug;102(8):417-22.

975. Ro YJ, Ha HC, Kim CG, Yeom HA. The effects of aromatherapy on pruritus in patients undergoing hemodialysis. Dermatol Nurs. 2002 Aug;14(4):231-4, 237-8, 256; quiz 239.

976. Roberson L. The importance of touch for the patient with dementia. Home Healthc Nurse 2003; 21:16-19.

977. Roberts A, Williams J. The effect of olfactory stimulation on fluency, vividness of imagery and associated mood: A preliminary study. British J Med Psychology 1992; 65: 197-199.

978. Robinson R. Green tea offers neuroprotection in PD. Lancet 2001; 358:391.

979. Rodenburg JB, Steenbeek D, Schiereck P, Bar PR. Warm-up, stretching and massage diminish harmful effects of eccentric exercise. Int J Sports Med 1994; 15: 414-419.

980. Roghani M, Behzadi G. Neuroprotective effect of vitamin E on the early model of Parkinson's disease in rat: behavioral and histochemical evidence. Brain Res 2001 Feb 16;892(1):211-7.

981. Romero J, Garcia-Palomero E, Lin SY, Ramos JA, Makriyannis A, Fernandez-Ruiz JJ. Extrapyramidal effects of methanandamide, an analog of anandamide, the endogenous CB1 receptor ligand. Life Sci 1996; 58:1249-1257

982. Romero J, Lastres-Becker I, de Miguel R, Berrendero F, Ramos JA, Fernandez-Ruiz J. The endogenous cannabinoid system and the basal ganglia. biochemical, pharmacological, and therapeutic aspects. Pharmacol Ther 2002 Aug;95(2):137-52.

983. Rosler M. The efficacy of cholinesterase inhibitors in treating the behavioural symptoms of dementia. Int J Clin Pract Suppl. 2002 Jun;(127):20-36.

984. Rosler M, Retz W, Thome J, Riederer P. Free radicals in Alzheimer's dementia: currently available therapeutic strategies. J Neural Transm Suppl 1998;54:211-9.

985. Ross GW, Abbott RD, Petrovitch H, Morens DM, Grandinetti A, Tung KH, Tanner CM, Masaki KH, Blanchette PL, Curb JD, Popper JS, White LR. Association of coffee and caffeine intake with the risk of Parkinson disease. JAMA 2000 May 24-31;283(20):2674-9.

986. Ross BM, Mamalias N, Moszczynska A, Rajput AH, Kish SJ. Elevated activity of phospholipid biosynthetic enzymes in substantia nigra of patients with Parkinson's disease. Neuroscience. 2001;102(4):899-904.

987. Ross GW, Petrovitch H. Current evidence for neuroprotective effects of nicotine and caffeine against Parkinson's disease. Drugs Aging 2001;18(11):797-806.

988. Routh LC, Black JL, Ahlskog JE. Parkinson's disease complicated by anxiety. Mayo Clin Proc. 1987 Aug;62(8):733-5.

989. Rovetta A, Lorini F, Canina M. A new project for rehabilitation and psychomotor disease analysis with virtual reality support. Stud Health Technol Inform 1998;50:180-5.

990. Rozin P, Levine E, Stoess C. Chocolate craving and liking. Appetite. 1991 Dec;17(3):199-212.

991. Rozin P, Stoess C. Is there a general tendency to become addicted? Addict Behav. 1993; 18:81-87.

992. Rubow R, Swift E. A microcomputer-based wearable biofeedback device to improve transfer of treatment in parkinsonian dysarthria. J Speech Hear Disord. 1985 May;50(2):178-85.

993. Rudakewich M, Ba F, Benishin CG. Neurotrophic and neuroprotective actions of ginsenosides Rb(1) and Rg(1). Planta Med 2001 Aug;67(6):533-7.

994. Ruetsch YA, Boni T, Borgeat A. From cocaine to ropivacaine: the history of local anesthetic drugs. Curr Top Med Chem. 2001 Aug;1(3):175-82.

995. Russo E. Cannabis for migraine treatment: the once and future prescription? An historical and scientific review. Pain 1998 May;76(1-2):3-8

996. Russo MW, Murray SC, Wurzelmann JI, Woosley JT, Sandler RS. Plasma selenium levels and the risk of colorectal adenomas. Nutr Cancer 1997; 28:125-129.

997. Rush AJ, George MS, Sackeim HA, Marangell LB, Husain MM, Giller C, Nahas Z, Haines S, Simpson RK Jr, Goodman R. Vagus nerve stimulation (VNS) for treatment-resistant depressions: a multicenter study. Biol Psychiatry. 2000 Feb 15;47(4):276-86.

998. Rush AJ, Linden M, Zobel A. [Vagus nerve stimulation. A potential therapy for chronic/recurrent depression?]. Fortschr Neurol Psychiatr. 2002 Jun;70(6):297-302.

999. Rusted JM, Newhouse PA, Levin ED. Nicotinic treatment for degenerative neuropsychiatric disorders such as Alzheimer's disease and Parkinson's disease. Behav Brain Res 2000 Aug;113(1-2):121-9.

1000. Rybicki BA, Johnson CC, Uman J, Gorell JM. Parkinson's disease mortality and the industrial use of heavy metals in Michigan. Mov Disord. 1993;8(1):87-92.

1001. Ryman D. The Complete Guide to Plant and Flower Essences for Health and Beauty. Bantam Doubleday, New York 1993.

1002. Sachan DS, Hongu N. Increases in VO(2)max and metabolic markers of fat oxidation by caffeine, carnitine, and choline supplementation in rats. J Nutr Biochem. 2000 Oct;11(10):521-526.

1003. Sachse J. [Neurology and the locomotor system: aspects of manual therapy]. Psychiatr Neurol Med Psychol (Leipz). 1976 Apr;28(4):193-211.

1004. Sackeim HA, Keilp JG, Rush AJ, George MS, Marangell LB, Dormer JS, Burt T, Lisanby SH, Husain M, Cullum CM, Oliver N, Zboyan H. The effects of vagus nerve stimulation on cognitive performance in patients with treatment-resistant depression. Neuropsychiatry Neuropsychol Behav Neurol. 2001 Jan;14(1):53-62.

1005. Sacks O. Citado en http://www.musictherapy.org/factsheets/medicine.html (2003).

1006. Sadraei H, Ghannadi A, Malekshahi K. Relaxant effect of essential oil of Melissa officinalis and citral on rat ileum contractions. Fitoterapia. 2003 Jul;74(5):445-52.

1007. Sakajiri K, Takamori M. [Body fat loss in patients with Parkinson's disease]. Rinsho Shinkeigaku 1997 Jul;37(7):611-4.

1008. Sakka F. [Role of auriculotherapy in smoking cessation. Personal experience]. Tunis Med. 2002 Apr;80(4):217-9.

1009. Sala F, Mulet J, Choi S, Jung SY, Nah SY, Rhim H, Valor LM, Criado M, Sala S. Effects of ginsenoside Rg2 on human neuronal nicotinic acetylcholine receptors. J Pharmacol Exp Ther 2002; 301:1052-1059.

1010. Sánchez-Ramos JR. Banisterine and Parkinson's disease. Clin Neuropharmacol 1991 Oct;14(5):391-402.

1011. Sancier KM. Medical applications of qigong. Altern Ther Health Med 1996; 1: 4.

1012. Sancier KM. Therapeutic benefits of qigong exercises in combination with drugs. J Int Soc Lif Inf Sci 1999; 5:383-389.

1013. Sancier K, Hole L. Qigong and neurological illness. En: Weintraub MI (ed.)Alternative and complementary treatment in neurologic illness. Churchill Livingstone, New York 2001.

1014. Sandroni P. Aphrodisiacs past and present: a historical review. Clin Auton Res 2001 Oct;11(5):303-7

1015. Sandstrom NJ, Loy R, Williams CL. Prenatal choline supplementation increases NGF levels in the hippocampus and frontal cortex of young and adult rats. Brain Res. 2002 Aug 23;947(1):9-16.

1016. Sandyk R. AC pulsed electromagnetic fields-induced sexual arousal and penile erections in Parkinson's disease. Int J Neurosci 1999 Aug;99(1-4):139-49 (a).

1017. Sandyk R. Freezing of gait in Parkinson's disease is improved by treatment with weak electromagnetic fields. Int J Neurosci 1996 Mar;85(1-2):111-24 (b).

1018. Sandyk R. L-tryptophan in neuropsychiatric disorders: a review. Int J Neurosci 1992; 67:127-144.

1019. Sandyk R. Pineal melatonin and sensory symptoms in Parkinson disease. Ital J Neurol Sci 1989; 10:399-403.

1020. Sandyk R. Reversal of a body image disorder (macrosomatognosia) in Parkinson's disease by treatment with AC pulsed electromagnetic fields. Int J Neurosci 1998 Feb;93(1-2):43-54 (a)

1021. Sandyk R. Reversal of cognitive impairment in an elderly parkinsonian patient by transcranial application of picotesla electromagnetic fields. Int J Neurosci 1997 Sep;91(1-2):57-68 (c).

1022. Sandyk R. Reversal of the bicycle drawing direction in Parkinson's disease by AC pulsed electromagnetic fields. Int J Neurosci 1998 Sep;95(3-4):255-69 (b).

1023. Sandyk R. Speech impairment in Parkinson's disease is improved by transcranial application of electromagnetic fields. Int J Neurosci 1997 Nov;92(1-2):63-72 (a).

1024. Sandyk R. Transcranial AC pulsed applications of weak electromagnetic fields reduces freezing and falling in progressive supranuclear palsy: a case report. Int J Neurosci 1998 May;94(1-2):41-54

1025. Sandyk R. Treatment with AC pulsed electromagnetic fields improves olfactory function in Parkinson's disease. Int J Neurosci 1999 Apr;97(3-4):225-33 (b).

1026. Sandyk R. Treatment with AC pulsed electromagnetic fields improves the response to levodopa in Parkinson's disease. Int J Neurosci 1997 Oct;91(3-4):189-97 (b).

1027. Sandyk R. Treatment with weak electromagnetic fields controls drooling in Parkinson's disease. Int J Neurosci 1996 Nov;88(1-2):71-4 (a).

1028. Sandyk R, Fisher H. L-tryptophan supplementation in Parkinson's disease. Int J Neurosci. 1989 Apr;45(3-4):215-9.

1029. Sandyk R, Mukherjee S. Attenuation of reserpine-induced catalepsy by melatonin and the role of the opioid system. Int J Neurosci 1989 Oct;48(3-4):297-301

1030. Sandyk R, Pardeshi R. Pyridoxine improves drug-induced parkinsonism and psychosis in a schizophrenic patient. Int J Neurosci 1990 Jun;52(3-4):225-32.

1031. Sano VI, Taniguchi K. L-5-hydroxytryptophan (L-5-HTP) therapy in Parkinson's disease. MMWR 1972;114:1717–9.

1032. Sato A. The reflex effects of spinal somatic nerve stimulation on visceral function. J Manipulative Physiol Ther 1992 Jan;15(1):57-61.

1033. Sato Y, Kikuyama M, Oizumi K. High prevalence of vitamin D deficiency and reduced bone mass in Parkinson's disease. Neurology 1997 Nov;49(5):1273-8.

1034. Sato Y, Manabe S, Kuno H, Oizumi K. Amelioration of osteopenia and hypovitaminosis D by 1alpha-hydroxyvitamin D3 in elderly patients with Parkinson's disease. J Neurol Neurosurg Psychiatry 1999 Jan;66(1):64-8

1035. Saunders-Pullman R. Estrogens and Parkinson disease: neuroprotective, symptomatic, neither, or both? Endocrine. 2003 Jun;21(1):81-7.

1036. Savelev S, Okello E, Perry NS, Wilkins RM, Perry EK. Synergistic and antagonistic interactions of anticholinesterase terpenoids in Salvia lavandulaefolia essential oil. Pharmacol Biochem Behav. 2003 Jun;75(3):661-8.

1037. Savitz DA, Checkoway H, Loomis DP. Magnetic field exposure and neurodegenerative disease mortality among electric utility workers. Epidemiology 1998 Jul;9(4):398-404.

1038. Sawada H, Shimohama S. Estrogens and Parkinson disease: novel approach for neuroprotection. Endocrine. 2003 Jun;21(1):77-9.

1039. Sawle GV, Playford ED, Burn DJ, Cunningham VJ, Brooks DJ. Separating Parkinson's disease from normality. Discriminant function analysis of fluorodopa F 18 positron emission tomography data. Arch Neurol. 1994 Mar;51(3):237-43.

1040. Scandalis TA, Bosak A, Berliner JC, Helman LL, Wells MR. Resistance training and gait function in patients with Parkinson's disease. Am J Phys Med Rehabil. 2001 Jan;80(1):38-43; quiz 44-6.

1041. Schafer ML. [The importance of hypnosis in psychiatry]. Fortschr Neurol Psychiatr 1997; 65:304-312.

1042. Schachter SC, Tarsy D. Remacemide: current status and clinical applications. Expert Opin Investig Drugs 2000; 9:871-883.

1043. Schachter SC. Vagus nerve stimulation therapy summary: five years after FDA approval. Neurology. 2002 Sep 24;59(6 Suppl 4):S15-20.

1044. Scheider WL, Hershey LA, Vena JE, Holmlund T, Marshall JR, Freudenheim. Dietary antioxidants and other dietary factors in the etiology of Parkinson's disease. Mov Disord 1997 Mar;12(2):190-6

1045. Schelosky L, Raffauf C, Jendroska K et al. Kava and dopamine antagonism (letter). J Neurol Neurosurg Psychiatry 1995;58:639-40.

1046. Schenkman, M., Cutson, T., Kuchibhatla, M.,Chandler, J., Pieper, C., Ray, L., Laub, K. (1998). Exercise to improve spinal flexibility and function for people with parkinson's disease: a randomized, controlled trial. Journal of the American Geriatrics Society, 46; 1207-1216.

1047. Schneider E, Fischer PA, Clemens R, Balzereit F, Funfgeld EW, Haase HJ. [Effects of oral memantine administration on Parkinson symptoms. Results of a placebo-controlled multicenter study], Dtsch Med Wochenschr. 1984 Jun 22;109(25):987-90.

1048. Schneider KM, Parkinson GB, Houston JC, Leaver DD. 1,25 dihydroxyvitamin D3 increases plasma magnesium and calcium in sheep fed liquid diets low in calcium and magnesium. Aust Vet J 1985; 62:82-85.

1049. Scheider WL, Hershey LA, Vena JE, Holmlund T, Marshall JR, Freudenheim. Dietary antioxidants and other dietary factors in the etiology of Parkinson's disease. Mov Disord 1997 Mar;12(2):190-6

1050. Schmidt WJ, Mayerhofer A, Meyer A, Kovar KA. Ecstasy counteracts catalepsy in rats, an anti-parkinsonian effect? Neurosci Lett. 2002 Sep 27;330(3):251-4.

1051. Scholey AB, Kennedy DO. Acute, dose-dependent cognitive effects of Ginkgo biloba, Panax ginseng and their combination in healthy young volunteers: differential interactions with cognitive demand. Hum Psychopharmacol 2002 Jan;17(1):35-44

1052. Schrag A, Jahanshahi M, Quinn NP. What contributes to depression in Parkinson's disease? Psychol Med 2001 Jan;31(1):65-73.

1053. Schreiber S, Dannon PN, Goshen E, Amiaz R, Zwas TS, Grunhaus L. Right prefrontal rTMS treatment for refractory auditory command hallucinations -a neuroSPECT assisted case study. Psychiatry Res. 2002 Nov 30;116(1-2):113-7.

1054. Schroeder BE, Binzak JM, Kelley AE. A common profile of prefrontal cortical activation following exposure to nicotine- or chocolate-associated contextual cues. Neuroscience. 2001;105(3):535-45.

1055. Schulz JB, Henshaw R, Matthews RT, Flint Beal M. Coenzyme Q10 and nicotinamide and a free radical spin trap protect against MPTP neurotoxicity. Exp Neurol. 1995;132:279-283.

1056. Schulz V. Clinical trials with hypericum extracts in patients with depression--results, comparisons, conclusions for therapy with antidepressant drugs. Phytomedicine 2002 Jul;9(5):468-74.

1057. Schulz JB, Lindenau J, Seyfried J, Dichgans J. Glutathione, oxidative stress and neurodegeneration. Eur J Biochem. 2000 Aug;267(16):4904-11.

1058. Schwarzschild MA, Chen JF, Ascherio A. Caffeinated clues and the promise of adenosine A(2A) antagonists in PD. Neurology 2002 Apr 23;58(8):1154-60.

1059. Seitz G, Gebhardt S, Beck JF, Bohm W, Lode HN, Niethammer D, Bruchelt G. Ascorbic acid stimulates DOPA synthesis and tyrosine hydroxylase gene expression in the human neuroblastoma cell line SK-N-SH. Neurosci Lett 1998 Mar 6;244(1):33-6.

1060. Semchuk KM. Love EJ. Lee RG. Parkinson's disease and exposure to agricultural work and pesticide chemicals. Neurology 1992; 42:1328-1335.

1061. Senard JM, Brefel-Courbon C, Rascol O, Montastruc JL. Orthostatic hypotension in patients with Parkinson's disease: pathophysiology and management. Drugs Aging. 2001;18(7):495-505.

1062. Serafini M et al. Plasma antioxidants from chocolate. Nature2003, 424:1013.

1063. Serrano-Dueñas M. Tratamiento con clodinina de sialorrea en la enfermedad de Parkinson. Estudio doble-ciego, comparativo con placebo. Neurologia. 2003 Jan;18(1):2-6.

1064. Sershen H, Wolinsky T, Douyon R, Hashim A, Wiener HL, Lajtha A, Coons EE, Serby M. The effects of electroconvulsive shock on dopamine-1 and dopamine-2 receptor ligand binding activity in MPTP-treated mice. J Neuropsychiatry Clin Neurosci. 1991 Winter;3(1):58-63.

1065. Sershen H, Reith ME, Hashim A, Lajtha A. Protection against 1-methyl-4-phenyl-1,2,3,6-tetrahydropyridine neurotoxicity by the antioxidant ascorbic acid. Neuropharmacology 1985; 24:1257-1259.

1066. Sesso HD, Gaziano JM, Buring JE, Hennekens CH. Coffee and tea intake and the risk of myocardial infarction. Am J Epidemiol 1999; 149:162-167.

1067. Sevcik J, Masek K. Potential role of cannabinoids in Parkinson's disease. Drugs Aging 2000; 16:391-395.

1068. Shandling M, Carlen PL, Lang AE. Parkinsonism in alcohol withdrawal: a follow-up study. Mov Disord 1990;5(1):36-9.

1069. Shealy CN. Enciclopedia ilustrada de remedios naturales. Könemann, Köln 1999. *(passim)*

1070. Shean GD. Is cognitive therapy consistent with what we know about emotions? J Psychol 2003; 137:195-208.

1071. Shen WW. Extrapyramidal symptoms associated with alcohol withdrawal. Biol Psychiatry 1984; 9:1037-1043.

1072. Shepherd JE. Effects of estrogen on congnition mood, and degenerative brain diseases. J Am Pharm Assoc (Wash) 2001; 41:221-228.

1073. Shetty N, Friedman JH, Kieburtz K, Marshall FJ, Oakes D. The placebo response in Parkinson's disease. Parkinson Study Group. Clin Neuropharmacol. 1999 Jul-Aug;22(4):207-12.

1074. Shimamoto H, Takasaki K, Shigemori M, Imaizumi T, Ayabe M, Shoji H. Therapeutic effect and mechanism of repetitive transcranial magnetic stimulation in Parkinson's disease. J Neurol 2001 Sep;248 Suppl 3:III48-52

1075. Shimizu ME, Ishizaki F, Nakamura S. Results of a home exercise program for patients with osteoporosis resulting from neurological disorders. Hiroshima J Med Sci 2002 Mar;51(1):15-22.

1076. Shin JY, Song JY, Yun YS, Yang HO, Rhee DK, Pyo S. Immunostimulating effects of acidic polysaccharides extract of Panax ginseng on macrophage function. Immunopharmacol Immunotoxicol 2002 Aug;24(3):469-82.

1077. Shoulson I. DATATOP: a decade of neuroprotective inquiry. Parkinson Study Group. Deprenyl And Tocopherol Antioxidative Therapy Of Parkinsonism. Ann Neurol 1998 Sep;44(3 Suppl 1):S160-6.

1078. Shulman LM, Wen X, Weiner WJ, Bateman D, Minagar A, Duncan R, Konefal J. Acupuncture therapy for the symptoms of Parkinson's disease. Mov Disord 2002 Jul;17(4):799-802.

1079. Shotton HR, Clarke S, Lincoln J. The effectiveness of treatments of diabetic autonomic neuropathy is not the same in autonomic nerves supplying different organs. Diabetes. 2003 Jan;52(1):157-64.

1080. Shulman LM, Wen X, Weiner WJ, Bateman D, Minagar A, Duncan R, Konefal J. Acupuncture therapy for the symptoms of Parkinson's disease. Mov Disord. 2002 Jul;17(4):799-802.

1081. Shults CW, Haas RH, Passov D, Beal MF. Coenzyme Q10 levels correlate with the activities of complexes I and II/III in mitochondria from parkinsonian and nonparkinsonian subjects. *Ann Neurol.* 1997 Aug;42(2):261-4.

1082. Shults CW, Oakes D, Kieburtz K, Beal MF, Haas R, Plumb S, Juncos JL, Nutt J, Shoulson I, Carter J, Kompoliti K, Perlmutter JS, Reich S, Stern M, Watts RL, Kurlan R, Molho E, Harrison M, Lew M; Parkinson Study Group. Effects of coenzyme Q10 in early Parkinson disease: evidence of slowing of the functional decline. Arch Neurol 2002 Oct;59(10):1541-50

1083. Siebner HR, Mentschel C, Auer C, Lehner C, Conrad B. Repetitive transcranial magnetic stimulation causes a short-term increase in the duration of the cortical silent period in patients with Parkinson's disease. Neurosci Lett 2000 Apr 28;284(3):147-50

1084. Siebner HR, Rossmeier C, Mentschel C, Peinemann A, Conrad B. Short-term motor improvement after sub-threshold 5-Hz repetitive transcranial magnetic stimulation of the primary motor hand area in Parkinson's disease. J Neurol Sci 2000 Sep 15;178(2):91-4

1085. Sieradzan KA, Fox SH, Hill M, Dick JP, Crossman AR, Brotchie JM. Cannabinoids reduce levodopa-induced dyskinesia in Parkinson's disease: a pilot study. Neurology. 2001 Dec 11;57(11):2108-11.

1086. Siev-Ner I, Gamus D, Lerner-Geva L, Achiron A. Reflexology treatment relieves symptoms of multiple sclerosis: a randomized controlled study. Mult Scler. 2003 Aug;9(4):356-61.

1087. Sil'kis IG. [Possible mechanism of cannabinoid-mediated modulation of signal transduction through the basal ganglia]. Ross Fiziol Zh Im I M Sechenova. 2002 Feb;88(2):144-57.

1088. Silverdale MA, McGuire S, McInnes A, Crossman AR, Brotchie JM. Striatal cannabinoid CB1 receptor mRNA expression is decreased in the reserpine-treated rat model of Parkinson's disease. Exp Neurol. 2001 Jun;169(2):400-6.

1089. Simon EP, James LC. Clinical applications of hypnotherapy in a medical setting. Hawaii Med J. 1999 Dec;58(12):344-7.

1090. Simmer K and Thompson RP. Zinc in the fetus and newborn. Acta Paediatr Scand Suppl 1985; 319:158-163.

1091. Sinclair AJ, Murphy KJ, Li D. Marine lipids: overview "news insights and lipid composition of Lyprinol". Allerg Immunol (Paris). 2000 Sep;32(7):261-71.

1092. Slaughter JR, Slaughter KA, Nichols D, Holmes SE, Martens MP. Prevalence, clinical manifestations, etiology, and treatment of depression in Parkinson's disease. J Neuropsychiatry Clin Neurosci. 2001 Spring;13(2):187-96.

1093. Sjogren MJ, Hellstrom PT, Jonsson MA, Runnerstam M, Silander HC, Ben-Menachem E. Cognition-enhancing effect of vagus nerve stimulation in patients with Alzheimer's disease: a pilot study. J Clin Psychiatry. 2002 Nov;63(11):972-80.

1094. Skuza G, Rogoz Z, Quack G, Danysz W. Memantine, amantadine, and L-deprenyl potentiate the action of L-dopa in monoamine-depleted rats. J Neural Transm Gen Sect. 1994;98(1):57-67.

1095. Sliutz G, Speiser P, Schultz AM, Spona J, Zeillinger R. Agnus castus extracts inhibit prolactin secretion of rat pituitary cells. Horm Metab Res 1993 May;25(5):253-5.

1096. Slosberg M. Effects of altered afferent articular input on sensation, proprioception, muscle tone and sympathetic reflex responses. J Manipulative Physiol Ther 1988 Oct;11(5):400-8.

1097. Smith AD, Castro SL, Zigmond MJ. Stress-induced Parkinson's disease: a working hypothesis. Physiol Behav. 2002 Dec;77(4-5):527-31.

1098. Smith DG et al. 1992. Verbal memory elicited by ambient odor. Perceptual and Motor Skills 74: 339-343.

1099. Smith MC, Kemp J, Hemphill L, Vojir CP. Outcomes of therapeutic massage for hospitalized cancer patients. J Nurs Scholarsh. 2002;34(3):257-62.

1100. Smith MC, Stallings MA, Mariner S, Burrall M. Benefits of massage therapy for hospitalized patients: a descriptive and qualitative evaluation. Altern Ther Health Med 1999; 5:64-71.

1101. Smith WH. Hypnosis in the treatment of anxiety. Bull Menninger Clin. 1990 Spring;54(2):209-16.

1102. Smythe JW, Rowe WB, Meaney MJ. Neonatal handling alters serotonin (5-HT) turnover and 5-HT2 receptor binding in selected brain regions: relationship to the handling effect on glucocorticoid receptor expression. Brain Res Dev Brain Res. 1994 Jul 15;80(1-2):183-9.

1103. Smythies JR, Halsey JH. Treatment of Parkinson's disease with l-methionine. *South Med J* 1984;77:1577.

1104. Snider SR. Octacosanol in Parkinsonism. *Ann Neurol.* 1984; 16:723.

1105. Sobczak J. Music and movement to exercise older people.Nurs Times 1997; 93:46-49.

1106. Sobel RK. A cappuccino a day... caffeine may ward off Parkinson's disease. US News World Rep 2000; 128:63.

1107. Solinger AB. Theory of small vertebral motions: an analytical model compared to data. Clin Biomech (Bristol) 2000; 15:87-94.

1108. Solomons NW. Mild human zinc deficiency produces an imbalance between cell-mediated and humoral immunity. Nutr Rev 1998;56:27-28.

1109. Somer E. Biofeedback-aided hypnotherapy for intractable phobic anxiety. Am J Clin Hypn 1995; 37:54-64.

1110. Soto Otero R, Méndez Álvarez E, Riguera Vega R, Quinoa Cabana E, Sánchez-Sellero I, López-Rivadulla Lamas M. Studies on the interaction between 1,2,3,4-tetrahydro-beta-carboline and cigarette smoke: a potential mechanism of neuroprotection for Parkinson's disease. Brain Res 1998; 802:155-162.

1111. Soto-Otero R, Mendez-Alvarez E, Sanchez-Sellero I, Cruz-Landeira A, Lopez-Rivadulla Lamas M. Reduction of rat brain levels of the endogenous dopaminergic proneurotoxins 1,2,3,4-tetrahydroisoquinoline and 1,2,3,4-tetrahydro-beta-carboline by cigarette smoke. Neurosci Lett. 2001 Feb 9;298(3):187-90.

1112. Soulimani R, Fleurentin J, Mortier F, Misslin R, Derrieu G, Pelt JM. Neurotropic action of the hydroalcoholic extract of Melissa officinalis in the mouse. Planta Med. 1991 Apr;57(2):105-9.

1113. Soulimani R, Younos C, Jarmouni S, Bousta D, Misslin R, Mortier F. Behavioural effects of Passiflora incarnata L. and its indole alkaloid and flavonoid derivatives and maltol in the mouse. J Ethnopharmacol 1997 Jun;57(1):11-20.

1114. Southern California-RAND. S-adenosyl-L-methionine for treatment of depression, osteoarthritis, and liver disease. Evid Rep Technol Assess (Summ). 2003 Aug;(64):1-3.

1115. Spencer PS. Guam ALS/parkinsonism-dementia: a long-latency neurotoxic disorder caused by "slow toxin(s)" in food? Can J Neurol Sci. 1987 Aug;14(3 Suppl):347-57.

1116. Spiegel R. Rivastigmina: revisión de su eficacia clínica. Rev Neurol. 2002 Nov 1-15;35(9):859-69.

1117. Spieker S, Breit S, Klockgether T, Dichgans J. Tremorlytic activity of budipine in Parkinson's disease. J Neural Transm Suppl. 1999;56:165-72.

1118. Spieker S, Loschmann P, Jentgens C, Boose A, Klockgether T, Dichgans J. Tremorlytic activity of budipine: a quantitative study with long-term tremor recordings. Clin Neuropharmacol 1995;18:266-272.

1119. Spiller RC. Treatment of Irritable Bowel Syndrome. Curr Treat Options Gastroenterol 2003; 6: 329-337.

1120. Staff. Revista Crecimiento Interior 1996-1999 *(passim).*

1121. Stallibrass C. An evaluation of the Alexander Technique for the management of disability in Parkinson's disease--a preliminary study. Clin Rehabil 1997 Feb;11(1):8-12.

1122. Stallibrass C, Hampson M. The Alexander technique: its application in midwifery and the results of preliminary research into Parkinson's. Complement Ther Nurs Midwifery 2001 Feb;7(1):13-8

1123. Stallibrass C, Sissons P, Chalmers C. Randomized controlled trial of the Alexander technique for idiopathic Parkinson's disease. Clin Rehabil 2002 Nov;16(7):695-708

1124. Stanton HE. Using hypnotherapy to overcome examination anxiety. Am J Clin Hypn. 1993 Jan;35(3):198-204.

1125. Starr MS, Starr BS, Kaur S. Stimulation of basal and L-DOPA-induced motor activity by glutamate antagonists in animal models of Parkinson's disease. Neurosci Biobehav Rev. 1997 Jul;21(4):437-46.

1126. Steinberg FM, Bearden MM, Keen CL. Cocoa and chocolate flavonoids: implications for cardiovascular health. J Am Diet Assoc. 2003 Feb;103(2):215-23.

1127. Stetter F, Kupper S. Autogenic training: a meta-analysis of clinical outcome studies. Appl Psychophysiol Biofeedback. 2002 Mar;27(1):45-98.

1128. Stetter F, Stuhlmann W. [Autogenic training in geriatric psychiatry patients]. Z Gerontol. 1987 Jul-Aug;20(4):236-41.

1129. Stewart AC, Thomas SE. Hypnotherapy as a treatment for atopic dermatitis in adults and children. Br J Dermatol. 1995 May;132(5):778-83.

1130. Stone J, Doube A, Dudson D, Wallace J. Inadequate calcium, folic acid, vitamin E, zinc, and selenium intake in rheumatoid arthritis patients: Results of a dietary survey. Semin *Arthritis Rheum* 1997;27:180-5.

1131. Stradling J, Roberts D, Wilson A, Lovelock F. Controlled trial of hypnotherapy for weight loss in patients with obstructive sleep apnoea. Int J Obes Relat Metab Disord. 1998 Mar;22(3):278-81.

1132. Strafella AP, Paus T, Barrett J, Dagher A. Repetitive transcranial magnetic stimulation of the human prefrontal cortex induces dopamine release in the caudate nucleus. J Neurosci 2001 Aug 1;21(15):RC157

1133. Strauss-Blasche G, Ekmekcioglu C, Vacariu G, Melchart H, Fialka-Moser V, Marktl W. Contribution of individual spa therapies in the treatment of chronic pain. Clin J Pain. 2002;18:302-309.

1134. Sucher BM. Thoracic outlet syndrome –a myofascial variant: part 2 treatment. J Am Ostheopath Assoc 1990; 90:810-812.

1135. Sucholeiki R, Alsaadi TM, Morris GL 3rd, Ulmer JL, Biswal B, Mueller WM. fMRI in patients implanted with a vagal nerve stimulator. Seizure. 2002 Apr;11(3):157-62.

1136. Suganuma H, Hirano T, Arimoto Y, Inakuma T. Effect of tomato intake on striatal monoamine level in a mouse model of experimental Parkinson's disease. J Nutr Sci Vitaminol (Tokyo) 2002 Jun;48(3):251-4.

1137. Suzuki J, Yamauchi Y, Horikawa M, Yamagata S. Fasting therapy for psychosomatic diseases with special reference to its indication and therapeutic mechanism. Tohoku J Exp Med 1976;118 Suppl:245-259.

1138. Swope D. Viagra (sildenafil) may reduce levodopa-induced dyskinesia in Parkinson's patients. 52nd Annual Meeting of the American Academy of Neurology held here May 2, 2000.

1139. Taggart HM. Effects of Tai Chi exercise on balance, functional mobility, and fear of falling among older women. Appl Nurs Res. 2002 Nov;15(4):235-42.

1140. Takacs M, Vamos J, Papp Q, Erosne Takacsy T, Hegedusne Vajda J, Mikone HZ, Nemethne Palotas J. [In vitro interaction of selegiline, riboflavin and light. Sensitized photodegradation of drugs. I]. Acta Pharm Hung 1999 Jun;69(3):103-7

1141. Talom RT, Judd SA, McIntosh DD, McNeill JR. High flaxseed (linseed) diet restores endothelial function in the mesenteric arterial bed of spontaneously hypertensive rats. Life Sci. 1999;64(16):1415-25.

1142. Tan DX, Reiter RJ, Manchester LC, Yan MT, El-Sawi M, Sainz RM, Mayo JC, Kohen R, Allegra M, Hardeland R. Chemical and physical properties and potential mechanisms: melatonin as a broad spectrum antioxidant and free radical scavenger. Curr Top Med Chem 2002 Feb;2(2):181-97.

1143. Tanaka K, Yoshioka M, Miyazaki I, Fujita N, Ogawa N. GPI1046 prevents dopaminergic dysfunction by activating glutathione system in the mouse striatum. Neurosci Lett. 2002 Mar 15;321(1-2):45-8.

1144. Tanaka M, Sotomatsu A, Hirai S. Aging of the brain and vitamin E. J Nutr Sci Vitaminol (Tokyo) 1992; Spec Nº:240-243.

1145. Tanner CM, Goldman SM, Aston DA, Ottman R, Ellenberg J, Mayeux R, Langston JW. Smoking and Parkinson's disease in twins. Neurology. 2002 Feb 26;58(4):581-8.

1146. Tarnopolsky MA. Potential benefits of creatine monohydrate supplementation in the elderly. Curr Opin Clin Nutr Metab Care 2000 Nov;3(6):497-502.

1147. Taylor AG, Galper DI, Taylor P, Rice LW, Andersen W, Irvin W, Wang XQ, Harrell FE Jr. Effects of adjunctive Swedish massage and vibration therapy on short-term postoperative outcomes: a randomized, controlled trial. J Altern Complement Med. 2003 Feb;9(1):77-89.

1148. Taylor D, Miaskowski C, Kohn J. A randomized clinical trial of the effectiveness of an acupressure device (relief brief) for managing symptoms of dysmenorrhea. J Altern Complement Med. 2002 Jun;8(3):357-70.

1149. Taylor L. Herbal secrets of the rainforest. Sage Press Inc, Austin TX 2002.

1150. Taylor EE, Ingleton C. Hypnotherapy and cognitive-behaviour therapy in cancer care: the patients' view. Eur J Cancer Care (Engl). 2003 Jun;12(2):137-42.

1151. Taylor-Piliae RE. Tai chi as an adjunct to cardiac rehabilitation exercise training. J Cardiopulm Rehabil. 2003 Mar-Apr;23(2):90-6.

1152. Taylor-Robinson SD, Turjanski N, Bhattacharya S, Seery JP, Sargentoni J, Brooks DJ, Bryant DJ, Cox IJ. A proton magnetic resonance spectroscopy study of the striatum and cerebral cortex in Parkinson's disease. Metab Brain Dis. 1999 Mar;14(1):45-55.

1153. Teather LA, Wurtman RJ. Dietary cytidine (5')-diphosphocholine supplementation protects against development of memory deficits in aging rats. Prog Neuropsychopharmacol Biol Psychiatry. 2003 Jun;27(4):711-7.

1154. Teismann P, Ferger B. Inhibition of the cyclooxygenase isoenzymes COX-1 and COX-2 provide neuroprotection in the MPTP-mouse model of Parkinson's disease. Synapse. 2001 Feb;39(2):167-74.

1155. Teismann P, Vila M, Choi DK, Tieu K, Wu DC, Jackson-Lewis V, Przedborski S. COX-2 and neurodegeneration in Parkinson's disease. Ann N Y Acad Sci. 2003 Jun;991:272-7.

1156. Telles S, Nagarathna R, Nagendra HR, Desiraju T. Alterations in auditory middle latency evoked potentials during meditation on a meaningful symbol--"Om". Int J Neurosci. 1994 May;76(1-2):87-93.

1157. Tempel LW. http://www.geocities.com/parkinson_disease_saint_louis/2002_Newsletter_3_Page_1.html

1158. Tesei S, Antonini A, Canesi M, Zecchinelli A, Mariani CB, Pezzoli G. Tolerability of paroxetine in Parkinson's disease: a prospective study. Mov Disord. 2000 Sep;15(5):986-9.

1159. Tessitore A, Ahariri AR, Fera F, Smith WG, Chase TN, Hyde TM, Weinberger DR, Mattay VS. Dopamine Modulates the Response of the Human Amygdala: A Study in Parkinson's Disease. The Journal of Neuroscience, October 15, 2002, 22(20):9099-9103

1160. Thal, L.J., Carta, A., Clarke, W.R., et al., A 1-year multicener placebo-controlled study of acetyl-L-carnitine in patients with Alzheimer's disease. Neurology 47:705-711, 1996.

1161. Thaut MH, Kenyon GP, Schauer ML, McIntosh GC. The connection between rhythmicity and brain function. IEEE Eng Med Biol Mag. 1999 Mar-Apr;18(2):101-8.

1162. Thaut MH, McIntosh KW, McIntosh GC, Hoemberg V. Auditory rhythmicity enhances movement and speech motor control in patients with Parkinson's disease.Funct Neurol 2001;16:163-172.

1163. Thaut MH, McIntosh GC, Rice RR, Miller RA, Rathbun J, Brault JM. Rhythmic auditory stimulation in gait training for Parkinson's disease patients. Mov Disord. 1996 Mar;11(2):193-200.

1164. The Huntington Study Group. A Randomized, Placebo-Controlled Trial of Coenzyme Q10 and Remacemide in Huntington's Disease. Neurology. 2001:57:397-404.

1165. The Parkinson Study Group. Effects of tocopherol and deprenyl on the progression of disability in early Parkinson's disease. N Engl J Med 1993 Jan 21;328(3):176-83 .

1166. Tieu K, Perier C, Caspersen C, Teismann P, Wu DC, Yan SD, Naini A, Vila M, Jackson-Lewis V, Ramasamy R, Przedborski S. D-beta-hydroxybutyrate rescues mitochondrial respiration and mitigates features of Parkinson disease. J Clin Invest 2003; 112:892-901.

1167. Tildesley NT, Kennedy DO, Perry EK, Ballard CG, Savelev S, Wesnes KA, Scholey AB. Salvia lavandulaefolia (Spanish Sage) enhances memory in healthy young volunteers. Pharmacol Biochem Behav. 2003 Jun;75(3):669-74.

1168. Timbergen N. Discurso de aceptación del premio Nobel de Fisiología y Medicina, 1973.

1169. Tingey N. Art Therapy for Parkinson's Disease. WPDA, APDA Newsletter, fall 1997

1170. Todes CJ, Lees AJ. The pre-morbid personality of patients with Parkinson's disease. J Neurol Neurosurg Psychiatry 1985 Feb;48(2):97-100.

1171. Tolosa E. Advances in the pharmacological management of Parkinson disease. J Neural Transm Suppl. 2003;(64):65-78.

1172. Tooley GA, Armstrong SM, Norman TR, Sali A. Acute increases in night-time plasma melatonin levels following a period of meditation. Biol Psychol. 2000 May;53(1):69-78.

1173. Torem MS. Hypnotherapeutic techniques in the treatment of hyperemesis gravidarum. Am J Clin Hypn. 1994 Jul;37(1):1-11.

1174. Tran TT, Chowanadisai W, Crinella FM, Chicz-DeMet A, Lonnerdal B. Effect of high dietary manganese intake of neonatal rats on tissue mineral accumulation, striatal dopamine levels, and neurodevelopmental status. Neurotoxicology. 2002 Oct;23(4-5):635-43.

1175. Travis F, Olson T, Egenes T, Gupta HK. Physiological patterns during practice of the Transcendental Meditation technique compared with patterns while reading Sanskrit and a modern language. Int J Neurosci. 2001 Jul;109(1-2):71-80.

1176. Travis F, Tecce J, Arenander A, Wallace RK. Patterns of EEG coherence, power, and contingent negative variation characterize the integration of transcendental and waking states. Biol Psychol 2002; 61:293-319.

1177. Travis F, Tecce JJ, Guttman J. Cortical plasticity, contingent negative variation, and transcendent experiences during practice of the Transcendental Meditation technique. Biol Psychol 2000; 55:41-55.

1178. Tsang KL, Ho SL, Lo SK. Estrogen improves motor disability in parkinsonian postmenopausal women with motor fluctuations. Neurology 2000 Jun 27;54(12):2292-8

1179. Tsang HW, Cheung L, Lak DC. Qigong as a psychosocial intervention for depressed elderly with chronic physical illnesses. Int J Geriatr Psychiatry. 2002 Dec;17(12):1146-54.

1180. Tsang HW, Mok CK, Au Yeung YT, Chan SY. The effect of Qigong on general and psychosocial health of elderly with chronic physical illnesses: a randomized clinical trial. Int J Geriatr Psychiatry 2003; 18:441-449.

1181. Tsay SL, Chen ML. Acupressure and quality of sleep in patients with end-stage renal disease: a randomized controlled trial. Int J Nurs Stud 2003; 40:1-7. (a),

1182. Tsay SL, Rong JR, Lin PF. Acupoints massage in improving the quality of sleep and quality of life in patients with end-stage renal disease. J Adv Nurs. 2003 Apr;42(2):134-42. (b).

1183. Tuomisto T, Hetherington MM, Morris MF, Tuomisto MT, Turjanmaa V, Lappalainen R. Psychological and physiological characteristics of sweet food "addiction". Int J Eat Disord. 1999 Mar;25(2):169-75.

1184. Tytgat J, Van Boven M, Daenens P. Cannabinoid mimics in chocolate utilized as an argument in court. Int J Legal Med 2000;113(3):137-9.

1185. Uitti RJ, Rajput AH, Rozdilsky B, Bickis M, Wollin T, Yuen WK. Regional metal concentrations in Parkinson's disease, other chronic neurological diseases, and control brains. Can J Neurol Sci. 1989 Aug;16(3):310-4.

1186. Uversky VN, Li J, Fink AL. Metal-triggered structural transformations, aggregation, and fibrillation of human alpha-synuclein. A possible molecular NK between Parkinson's disease and heavy metal exposure. J Biol Chem. 2001 Nov 23;276(47):44284-96. Epub 2001 Sep 11.

1187. Vademecum internacional. Medimedia Medicom. http://www.vademecum.medicom.es. *(passim)*

1188. Vaidya AB, Rajagopalan TG, Mankodi NA, Antarkar DS, Tathed PS, Purohit AV, Wadia NH. Treatment of Parkinson's disease with the cowhage plant-Mucuna pruriens Bak. Neurol India 1978; 26:171-176

1189. Vaillancourt DE, Slifkin AB, Newell KM. Visual control of isometric force in Parkinson's disease. Neuropsychologia 2001;39(13):1410-8.

1190. Vainshtok AB. [Treatment of parkinsonism with large doses of vitamin B6]. Sov Med 1979 Jul;(7):14-9.

1191. van der Mast RC, Fekkes D. Serotonin and amino acids: partners in delirium pathophysiology? Semin Clin Neuropsychiatry. 2000 Apr;5(2):125-31.

1192. van Haselen RA. The relationship between homeopathy and the Dr Bach system of flower remedies: a critical appraisal. Br Homeopath J 1999 Jul;88(3):121-7.

1193. van Haselen RA, Cinar S, Fisher P, Davidson J. The Constitutional Type Questionnaire: validation in the patient population of the Royal London Homoeopathic Hospital. Br Homeopath J. 2001 Jul;90(3):131-7.

1194. van Laere K, Vonck K, Boon P, Versijpt J, Dierckx R. Perfusion SPECT changes after acute and chronic vagus nerve stimulation in relation to prestimulus condition and long-term clinical efficacy. J Nucl Med. 2002; 43:733-744.

1195. Vatassery GT. Vitamin E and other endogenous antioxidants in the central nervous system. Geriatrics 1998 Sep;53 Suppl 1:S25-7.

1196. Vatassery GT. Vitamin E. Neurochemistry and implications for neurodegeneration in Parkinson's disease. Ann N Y Acad Sci 1992 Sep 30;669:97-109; discussion 109-10.

1197. Vatassery GT, Bauer T, Dysken M. High doses of vitamin E in the treatment of disorders of the central nervous system in the aged. Am J Clin Nutr 1999 Nov;70(5):793-801.

1198. Vazquez I, Aguera-Ortiz LF. Herbal products and serious side effects: a case of ginseng-induced manic episode. Acta Psychiatr Scand 2002 Jan;105(1):76-7; discussion 77-8.

1199. Veerendra Kumar MH, Gupta YK. Effect of different extracts of Centella asiatica on cognition and markers of oxidative stress in rats. J Ethnopharmacol. 2002 Feb;79(2):253-60.

1200. Vera Garcia R, Basualdo I, Peralta I, de Herebia M, Caballero S. Minerals content of Paraguayan yerba mate (Ilex paraguariensis, S.H.). Arch Latinoam Nutr 1997 Mar;47(1):77-80.

1201. Verdery RB, Ingram DK, Roth GS, Lane MA. Caloric restriction increases HDL2 levels in rhesus monkeys (Macaca mulatta). Am J Physiol. 1997 Oct;273(4 Pt 1):E714-9.

1202. Verhagen Metman L, Del Dotto P, Natte R, van den Munckhof P, Chase TN. Dextromethorphan improves levodopa-induced dyskinesias in

Parkinson's disease. Neurology 1998 Jul;51(1):203-6 (b)

1203. Verhagen Metman L, Blanchet PJ, van den Munckhof P, Del Dotto P, Natte R, Chase TN. A trial of dextromethorphan in parkinsonian patients with motor response complications. Mov Disord 1998 May;13(3):414-7 (a).

1204. Verhagen Metman L, Del Dotto P, Blanchet PJ, van den Munckhof P, Chase TN. Blockade of glutamatergic transmission as treatment for dyskinesias and motor fluctuations in Parkinson's disease. Amino Acids. 1998;14(1-3):75-82.

1205. Vernay D, Eschalier A, Durif F, Aumaitre O, Rigal B, Ben Sadoun A, Fialip J, Marty H, Philip E, Bougerolle AM, et al. [Salsolinol, an endogenous molecule. Possible implications in alcoholism, Parkinson's disease and pain]. Encephale 1989 Nov-Dec;15(6):511-6.

1206. Vernon D, Egner T, Cooper N, Compton T, Neilands C, Sheri A, Gruzelier J. The effect of training distinct neurofeedback protocols on aspects of cognitive performance. Int J Psychophysiol. 2003 Jan;47(1):75-85.

1207. Vieregge A, Sieberer M, Jacobs H, Hagenah JM, Vieregge P. Transdermal nicotine in PD: A randomized, double-blind, placebo-controlled study Neurology 2001;57:1032-1035

1208. Vieregge P, von Maravic C, Friedrich HJ. Life-style and dietary factors early and late in Parkinson's disease. Can J Neurol Sci 1992 May;19(2):170-3.

1209. Viliani T, Pasquetti P, Magnolfi S, Lunardelli ML, Giorgi C, Serra P, Taiti PG. Effects of physical training on straightening-up processes in patients with Parkinson's disease. Disabil Rehabil 1999; 21:68-73.

1210. Villarejo A, Camacho A, Garcia-Ramos R, Moreno T, Penas M, Juntas R, Ruiz J. Cholinergic-dopaminergic imbalance in Pisa syndrome. Clin Neuropharmacol. 2003 May-Jun;26(3):119-21.

1211. Villeponteau B, Cockrell R, Feng J. Nutraceutical interventions may delay aging and the age-related diseases. Exp Gerontol 2000 Dec;35(9-10):1405-17.

1212. Vilming ST. [Diet therapy in Parkinson disease]. Tidsskr Nor Laegeforen 1995 Apr 20;115(10):1244-7.

1213. Vimy, M.J., Takahashi, Y., Lorscheider, F.L. Maternal-fetal distribution of mercury (203Hg) released from dental amalgam fillings. Am. J. Physiol. 1990 Apr; 258(4, Pt. 2): R939-R945.

1214. Vinceti M, Nacci G, Rocchi E, Cassinadri T, Vivoli R, Marchesi C, Bergomi M. Mortality in a population with long-term exposure to inorganic selenium via drinking water. J Clin Epidemiol 2000; 53:1062-1068.

1215. Vinceti M, Wei ET, Malagoli C, Bergomi M, Vivoli G. Adverse health effects of selenium in humans. Rev Environ Health. 2001 Jul-Sep;16(4):233-51.

1216. Wagner GC, Carelli RM, Jarvis MF. Pretreatment with ascorbic acid attenuates the neurotoxic effects of methamphetamine in rats. Res Commun Chem Pathol Pharmacol 1985 Feb;47(2):221-8.

1217. Wain HJ, Amen D, Jabbari B. The effects of hypnosis on a parkinsonian tremor: case report with polygraph/EEG recordings. Am J Clin Hypn. 1990 Oct;33(2):94-8.

1218. Walach H, Rilling C, Engelke U. Efficacy of Bach-flower remedies in test anxiety: a double-blind, placebo-controlled, randomized trial with partial crossover. J Anxiety Disord 2001; 15:359-366.

1219. Wallach S. Availability of body magnesium during magnesium deficiency. Magnesium 1988; 7:262-270.

1220. Wallach S. Magnesium deficiency and neurologic deficits. Am J Med. 1994; 97:494.

1221. Walton-Hadlock J. Primary Parkinson's disease: the use of Tuina and acupuncture in accord with an evolving hypothesis of its cause from the perspective of Chinese traditional medicine-Part 2. Am J Acupunct 1999; 27:31-49.

1222. Wang JY, Wu JN, Cherng TL, Hoffer BJ, Chen HH, Borlongan CV, Wang Y. Vitamin D(3) attenuates 6-hydroxydopamine-induced neurotoxicity in rats. Brain Res 2001 Jun 15;904(1):67-75

1223. Ward J. Free radicals, antioxidants and preventive geriatrics. Aust Fam Physician 1994; 23:1297-1305.

1224. Wardas J. Neuroprotective role of adenosine in the CNS. Pol J Pharmacol. 2002 Jul-Aug;54(4):313-26.

1225. Wassermann EM, Lisanby SH. Therapeutic application of repetitive transcranial magnetic stimulation: a review. Clin Neurophysiol. 2001 Aug;112(8):1367-77.

1226. Watanabe K. [A case-control study of Parkinson's disease] Nippon Koshu Eisei Zasshi. 1994; 41:22-33.

1227. Watkins JG. The psychodynamic treatment of combat neuroses (PTSD) with hypnosis during World War II. Int J Clin Exp Hypn. 2000 Jul;48(3):324-35; discussion 336-41.

1228. Weaver SA, Aherne FX, Meaney MJ, Schaefer AL, Dixon WT. Neonatal handling permanently alters hypothalamic-pituitary- adrenal axis function, behaviour, and body weight in boars. J Endocrinol. 2000 Mar;164(3):349-59.

1229. Wechsler LS. Checkoway H. Franklin GM. Costa LG. A pilot study of occupational and environmental risk factors for Parkinson's disease. Neurotoxicology 1991; 12:387-392.

1230. Weinreb O, Mandel S, Youdim MB. cDNA gene expression profile homology of antioxidants and their antiapoptotic and proapoptotic activities in human neuroblastoma cells. FASEB J. 2003 May;17(8):935-7. Epub 2003 Mar 05.

1231. Weintraub MI. Alternative and complementary treatment in neurologic illness. Churchill Livingstone, New York 2001. *(passim)*

1232. Weintraub MI. Laser biosestimulation: a novel alteranative treeatment in neurologic illness. En: Weintraub MI. Alternative and complementary treatment in neurologic illness. Churchill Livingstone, New York 2001. *(passim)*

1233. Weintraub MI. Magnetic bioestimulation in neurologic illness. En: Weintraub MI. Alternative and complementary treatment in neurologic illness. Churchill Livingstone, New York 2001.

1234. Weisburger JH. Lifestyle, health and disease prevention: the underlying mechanisms. Eur J Cancer Prev. 2002 Aug;11 Suppl 2:S1-7.

1235. Wells MR, Giantinoto S, D'Agate D, Areman RD, Fazzini EA, Dowling D, Bosak A. Standard osteopathic manipulative treatment acutely improves gait performance in patients with Parkinson's disease. J Am Osteopath Assoc. 1999 Feb;99(2):92-8.

1236. Wenning G, Seppi K, Diem A, Puschban Z, Mueller J, Poewe W. A double-blind, placebo-controlled crossover trial of riluzole in multiple system atrophy. Seventh International Congress of Parkinson's Disease and Movement Disorders, 10-14 noviembre 2002, P81;S40

1237. Werber EA, Rabey JM. The beneficial effect of cholinesterase inhibitors on patients suffering from Parkinson's disease and dementia. J Neural Transm. 2001;108(11):1319-25.

1238. Wermuth L, Stenager E. Sexual problems in young patients with Parkinson's disease. Acta Neurol Scand. 1995 Jun;91(6):453-5.

1239. Wesemann W, Sturm G, Funfgeld EW. Distribution of metabolism of the potential anti-parkinson drug memantine in the human. J Neural Transm Suppl. 1980;(16):143-8.

1240. Wiederholt WC. Neuroepidemiologic research initiatives on Guam: past and present. Neuroepidemiology. 1999;18(6):279-91.

1241. Wiley JL. Cannabis: discrimination of "internal bliss"? Pharmacol Biochem Behav 1999t; 64:257-260.

1242. Willner P, Benton D, Brown E, Cheeta S, Davies G, Morgan J, Morgan M. "Depression" increases "craving" for sweet rewards in animal and human models of depression and craving. Psychopharmacology (Berl). 1998 Apr;136(3):272-83.

1243. Willems-Giesbergen P - Lack of dopamine and inverse relation between addiction (smoking, alchool consumption)and parkinsonism.. AAN 52nd Annual Meeting - San Diego (CA) April 29-May 6, 2000.

1244. Willemsen MC, Wagena EJ, van Schayck CP. [The efficacy of smoking cessation methods available in the Netherlands: a systematic review based on Cochrane data]. Ned Tijdschr Geneeskd 2003; 147:922-927.

1245. Willershausen-Zonnchen B, Zimmermann M, Defregger A, Schramel P, Hamm G. [Mercury concentration in the mouth mucosa of patients with amalgam fillings]. Dtsch Med Wochenschr 1992; 117: 1743-1747.

1246. Williams JD, Gruzelier JH. Differentiation of hypnosis and relaxation by analysis of narrow band theta and alpha frequencies. Int J Clin Exp Hypn 2001; 49:185-206.

1247. Williams JR et al. "Treating depression with alcohol extracts of tobacco." U.S. patent nº 6,350,479; 2002.

1248. Willis GL, Armstrong SM. A therapeutic role for melatonin antagonism in experimental models of Parkinson's disease. Physiol Behav 1999 Jul;66(5):785-95.

1249. Wilson TA, Meservey CM, Nicolosi RJ. Soy lecithin reduces plasma lipoprotein cholesterol and early atherogenesis in hypercholesterolemic monkeys and hamsters: beyond linoleate. Atherosclerosis. 1998 Sep;140(1):147-53.

1250. Wiklund I Karlberg J Lund BA double-blind comparison of the effect on quality of life of a combination of vital substances including standardized Ginseng G 115 and placebo. Curr Ther Res 1994; 55:32-42.

1251. Wiklund IK, Mattsson LA, Lindgren R, Limoni C. Effects of a standardized ginseng extract on quality of life and physiological parameters in symptomatic post-menopausal women: a double-blind,placebo-controlled trial. Swedish Alternative Medicine Group. Int J Clin Pharmacol Res 1999; 19:89-99.

1252. Wise RA, Spindler J, deWit H, Gerberg GJ. Neuroleptic-induced "anhedonia" in rats: pimozide blocks reward quality of food. Science. 1978 Jul 21;201(4352):262-4.

1253. Wolf SL. From tibialis anterior to Tai Chi: biofeedback and beyond. Appl Psychophysiol Biofeedback. 2001 Jun;26(2):155-74.

1254. Wolf S, Barnhart H, Kutner N, McNeely E, Xu T, and the Atlanta FICSIT Group. Reducing frailty and falls in older persons: an investigation of Tai Chi and computerised balance training. J Am Geriatr Soc 1996; 44: 489–97.

1255. Wolf SL, Coogler C, Xu T. Exploring the basis for Tai Chi Chuan as a therapeutic exercise approach. Arch Phys Med Rehabil 1997 Aug;78(8):886-92.

1256. Wolf SL, Kutner NG, Green RC, McNeely E. The Atlanta FICSIT study: two exercise interventions to reduce frailty in elders. J Am Geriatr Soc 1993 Mar;41(3):329-32.

1257. Wolfson L, Whipple R, Derby C, Judge J, King M, Amerman P, Schmidt J, Smyers D. Balance and strength training in older adults: intervention gains and Tai Chi maintenance. J Am Geriatr Soc 1996 May;44(5):498-506

1258. Wong AM, Lin YC, Chou SW, Tang FT, Wong PY. Coordination exercise and postural stability in elderly people: Effect of Tai Chi Chuan. Arch Phys Med Rehabil 2001 May;82(5):608-12.

1259. Woodward WR, Olanow CW, Beckner RM, Hauser RA, Gauger LL, Cedarbaum JM, Nutt JG. The effect of L-dopa infusions with and without phenylalanine challenges in parkinsonian patients: plasma and ventricular CSF L-dopa levels and clinical responses. Neurology. 1993 Sep;43(9):1704-8.
World Healt Organization. Aluminum. In Guidelines for Drinking-Water Quality, Second Edition, Health Criteria and Other Supporting Information 1998, pp. 3-13. Geneva.

1260. WPDA (World Parkinson's Disease Association). Low-dose melatonin ameliorates sleep disturbances in Parkinson's disease. High doses had no effect. (http://www.wpda.org/news.html, 01/01/2003)

1261. Wright JV. Interview: Alzheimer's, Parkinson's, NADH research. Jorg Birkmayer, M.D. *Nutr Healing* 1997;May:5–6.

1262. Wright S, Courtney U, Donnelly C, Kenny T, Lavin C. Clients' perceptions of the benefits of reflexology on their quality of life. Complement Ther Nurs Midwifery. 2002 May;8(2):69-76.

1263. Wu G, Zhao F, Zhou X, Wei L. Improvement of isokinetic knee extensor strength and reduction of postural sway in the elderly from long-term Tai Chi exercise. Arch Phys Med Rehabil 2002; 83:1364-1369.

1264. Wu G. Evaluation of the effectiveness of Tai Chi for improving balance and preventing falls in the older population--a review. J Am Geriatr Soc 2002; 50:746-754.

1265. Wu WH, Bandilla E, Ciccone DS, Yang J, Cheng SC, Carner N, Wu Y, Shen R. Effects of qigong on late-stage complex regional pain syndrome. Altern Ther Health Med 1999; 5:45-54.

1266. Wurtman RJ, Wurtman JJ, eds. Nutrition and the Brain. Raven Press, 1New York 1986.

1267. Wyss M, Schulze A. Health implications of creatine: can oral creatine supplementation protect against neurological and atherosclerotic disease? Neuroscience 2002;112(2):243-60.

1268. Xu X. Marked effect on facial paralysis treated by yoga. Fourth Conference for Academic Exchange of Medical Qigong. Beijing 1998.

1269. Yan J, Studer L, McKay RD. Ascorbic acid increases the yield of dopaminergic neurons derived from basic fibroblast growth factor expanded mesencephalic precursors. J Neurochem 2001 Jan;76(1):307-11.

1270. Yanagihara R, Garruto RM, Gajdusek DC, Tomita A, Uchikawa T, Konagaya Y, Chen KM, Sobue I, Plato CC, Gibbs CJ Jr. Calcium and vitamin D metabolism in Guamanian Chamorros with amyotrophic lateral sclerosis and parkinsonism-dementia. Ann Neurol. 1984 Jan;15(1):42-8.

1271. Yang SF, Wu Q, Sun AS, Huang XN, Shi JS. Protective effect and mechanism of Ginkgo biloba leaf extracts for Parkinson disease induced by 1-methyl-4-phenyl-1,2,3,6-tetrahydropyridine. Acta Pharmacol Sin 2001; 22:1089-1093.

1272. Yang SH, Yang QF, Shi JM. [Observation of electroencephalogram spectrum changes over one year of Qigong training]. Zhongguo Zhong Xi Yi Jie He Za Zhi. 1994 Nov;14(11):643-6.

1273. Yang Y, Liu Z, Cermak JM, Tandon P, Sarkisian MR, Stafstrom CE, Neill JC, Blusztajn JK, Holmes GL. Protective effects of prenatal choline supplementation on seizure-induced memory impairment. J Neurosci 2000; 20:RC109.

1274. Yapa SC. Detection of subclinical ascorbate deficiency in early Parkinson's disease. Public Health 1992; 106:393-395.

1275. Yardi N. Yoga for control of epilepsy. Seizure. 2001 Jan;10(1):7-12.

1276. Yates RG, Lamping DL, Abram NL, Wright C. Effects of chiropractic treatment on blood pressure and anxiety: a randomized, controlled trial. J Manipulative Physiol Ther 1988 Dec;11(6):484-8.

1277. Yasui M, Kihira T, Ota K. Calcium, magnesium and aluminum concentrations in Parkinson's disease. Neurotoxicology. 1992 Fall;13(3):593-600.

1278. Yasui K, Kowa H, Nakaso K, Takeshima T, Nakashima K. Plasma homocysteine and MTHFR

C677T genotype in levodopa-treated patients with PD. Neurology 2000 Aug 8;55(3):437-40.

1279. Yasui M, Ota K, Garruto RM. Effects of calcium-deficient diets on manganese deposition in the central nervous system and bones of rats. Neurotoxicology 1995 Fall;16(3):511-7.

1280. Yasui M, Ota K, Garruto RM. Concentrations of zinc and iron in the brains of Guamanian patients with amyotrophic lateral sclerosis and parkinsonism-dementia. Neurotoxicology. 1993 Winter;14(4):445-50.

1281. Yazawa I, Terao Y, Sai I, Hashimoto K, Sakuta M. [Gastric acid secretion and absorption of levodopa in patients with Parkinson's disease--the effect of supplement therapy to gastric acid]. Rinsho Shinkeigaku 1994; 34:264-266

1282. Yokogoshi H, Iwata T, Ishida K, Yoshida A. Effect of amino acid supplementation to low protein diet on brain and plasma levels of tryptophan and brain 5-hydroxyindoles in rats. J Nutr 1987; 117:42-47.

1283. Yokogoshi H, Nomura M. Effect of amino acid supplementation to a low-protein diet on brain neurotransmitters and memory-learning ability of rats. Physiol Behav 1991; 50:1227-1232.

1284. Youdim KA, Joseph JA. A possible emerging role of phytochemicals in improving age-related neurological dysfunctions: a multiplicity of effects. Free Radic Biol Med 2001; 30:583-594.

1285. Youdim KA, Martin A, Joseph JA. Essential fatty acids and the brain: possible health implications. Int J Dev Neurosci 2000; 18:383-399.

1286. Youdim M et al. Green tea. Green tea extract may have neuroprotective effects in Parkinson's disease. 14th International Congress on Parkinson's Disease, Helsinki, Finland, 2001 July 27.

1287. Youdim MB, Ben-Shachar D, Riederer P. Iron in brain function and dysfunction with emphasis on Parkinson's disease. Eur Neurol. 1991;31 Suppl 1:34-40.

1288. Youdim MB, Ben-Shachar D, Riederer P. Is Parkinson's disease a progressive siderosis of substantia nigra resulting in iron and melanin induced neurodegeneration? Acta Neurol Scand Suppl 1989; 126:47-54.

1289. Youdim MB, Ben-Shachar D, Riederer P. The possible role of iron in the etiopathology of Parkinson's disease. Mov Disord. 1993;8(1):1-12.

1290. Youdim MB, Grunblatt E, Levites Y, Maor G, Mandel S. Early and late molecular events in neurodegeneration and neuroprotection in Parkinson's disease MPTP model as assessed by cDNA microarray; the role of iron. Neurotox Res. 2002 Nov-Dec;4(7-8):679-689.

1291. Youdim MB, Riederer P. The role of iron in senescence of dopaminergic neurons in Parkinson's disease. J Neural Transm Suppl. 1993;40:57-67.

1292. Youdim MB, Yehuda S. The neurochemical basis of cognitive deficits induced by brain iron deficiency: involvement of dopamine-opiate system. Cell Mol Biol (Noisy-le-grand). 2000 May;46(3):491-500.

1293. Young MF, McCarthy PW. Effect of acupuncture stimulation of the auricular sympathetic point on evoked sudomotor response. J Altern Complement Med 1998 Spring;4(1):29-38.

1294. Youngken HW Jr. The biological potential of the oceans to provide biomedical materials. Lloydia 1969; 32:407-416.

1295. Yritia M, Riba J, Ortuno J, Ramirez A, Castillo A, Alfaro Y, de la Torre R, Barbanoj MJ. Determination of N,N-dimethyltryptamine and beta-carboline alkaloids in human plasma following oral administration of Ayahuasca. J Chromatogr B Analyt Technol Biomed Life Sci 2002; 779:271-281.

1296. Yuan CS, Attele AS, Dey L, Lynch JP, Guan X. Transcutaneous electrical acupoint stimulation potentiates analgesic effect of morphine. J Clin Pharmacol 2002; 42:899-903.

1297. Zachariae B, Bjerring P. [Hyperhidrosis. Hypnotherapy of 2 patients with hyperhidrosis]. Ugeskr Laeger. 1990; 152:2863-2864.

1298. Zanini F. [Current role of acupuncture in analgesic therapy], Minerva Med 1983; 74:961-967.

1299. Zárate P, Díaz V. Aplicaciones de la musicoterapia en la medicina. Rev Méd Chile 2001; 129:219-233.

1300. Zesiewicz TA, Baker MJ, Dunne PB, Hauser RA. Diffuse Lewy Body Disease. Curr Treat Options Neurol 2001; 3:507-518.

1301. Zesiewicz TA, Helal M, Hauser RA. Sildenafil citrate (Viagra) for the treatment of erectile dysfunction in men with Parkinson's disease. Mov Disord. 2000 Mar;15(2):305-8.

1302. Zhang JZ, Zhao J, He QN. EEG findings during special psychical state (Qi Gong state) by means of compressed spectral array and topographic mapping. Comput Biol Med. 1988;18(6):455-63.

1303. Zhang L. Freezing episodes respond to laser pointer. American Academy of Neurology meeting (Toronto, April 17-24, 1999)

1304. Zhang SM, Hernan MA, Chen H, Spiegelman D, Willett WC, Ascherio A. Intakes of vitamins E and C, carotenoids, vitamin supplements, and PD risk. Neurology 2002 Oct 22;59(8):1161-9.

1305. Zhang W, Zheng R, Zhang B, Yu W, Shen X. An observation on flash evoked cortical potentials and Qigong meditation. Am J Chin Med. 1993;21(3-4):243-9.

1306. Zhang ZX, Anderson DW, Mantel N, Roman GC. Motor-neuron disease in Guam: geographic and familial occurrence 1956-85. Acta Neurol Scand 1996; 94: 51-79.

1307. Zhu BT. On the mechanism of homocysteine pathophysiology and pathogenesis: a unifying hypothesis. Histol Histopathol 2002 Oct;17(4):1283-91.

1308. Zhu W, Xi G, Ju J. [Effect of acupuncture and Chinese medicine treatment on brain dopamine level of MPTP-lesioned C57BL mice]. Zhen Ci Yan Jiu. 1996;21(4):46-9.

1309. Zhuang X, Wang L. Acupuncture treatment of Parkinson's disease--a report of 29 cases. J Tradit Chin Med 2000; 20:265-267.

1310. Zipp F, Baas H, Fischer PA. Lamotrigine--antiparkinsonian activity by blockade of glutamate release? J Neural Transm Park Dis Dement Sect 1993; 5:67-75.

1311. Zipp F, Burklin F, Stecker K, Baas H, Fischer PA. Lamotrigine in Parkinson's disease- a double blind study. J Neural Transm Park Dis Dement Sect 1995; 10:199-206.

1312. Zipp F, Demisch L, Derouiche A, Fischer PA. Glutamine synthetase activity in patients with Parkinson's disease. Acta Neurol Scand 1998; 97:300-302.

1313. Zisapel N. Melatonin-dopamine interactions: from basic neurochemistry to a clinical setting. Cell Mol Neurobiol 2001; 21:605-616.

1314. Zsombok T, Juhasz G, Budavari A, Vitrai J, Bagdy G. Effect of autogenic training on drug consumption in patients with primary headache: an 8-month follow-up study. Headache 2003; 43:251-257.

1315. Zwick D, Rochelle A, Choksi A, Domowicz J. Evaluation and treatment of balance in the elderly: A review of the efficacy of the Berg Balance Test and Tai Chi Quan. NeuroRehabilitation 2000; 15:49-56.

REFERENCIAS EN INTERNET

1316. http://clinicaltrials.gov/ct/show/NCT00070928?order=53
1317. http://download.e-not.net/home_hobby/a1040301900_221.php
1318. http://holisticonline.com/Remedies/Parkinson/pd_home.htm
1319. http://members.fortunecity.es/natura2001/apicultura/apiterapia.htm
1320. http://nccam.nci.nih.gov/health/stjohnswort/
1321. http://red-farmamedica.com/psicofarmacos
1322. http://seniorhealth.about.com/
1323. http://seniorhealth.about.com/gi/dynamic
1324. http://unicista.com/enfermedades/neurologia/parkinson.htm
1325. http://worldserver2.oleane.com/homeobio/frbd.htm
1326. http://www.abchomeopathy.com/go.php
1327. http://www.acfnewsource.org/science/brain_pulses.html
1328. http://www.alternativedr.com/conditions/ConsConditions/ParkinsonsDiseasecc.html
1329. http://www.angelfire.com/biz6/ishop/ts.html
1330. http://www.aminoacidbotanicalandsupplementsource.net/Phenylalanine_info.htm
1331. http://www.botanical.com/botanical/mgmh/f/fungi-37.html
1332. http://www.britannica.com/eb/article
1333. http://www.britreflex.co.uk
1334. http://www.cc.nih.gov/ccc/supplements/ ***(passim)***
1335. http://www.cs.technion.ac.il/~baram/tiles.html
1336. http://www.clinicaltrials.gov/ct/gui/c/a1b/show/
1337. http://www.deon.com.ar/32aromaterapia.html
1338. http://www.drlockie.com/disease/parkins.htm
1339. http://www.enfermerianatural.galeon.com/aficiones438245.html
1340. http://www.fitoterapia.net
1341. http://www.gnc.com/health_notes/Supp/Iron.htm
1342. http://www.guiamiguelin.com/flores/jengibre.html
1343. http://www.healthwell.com/Healthnotes/Concern/Parkinsons_Disease.
1344. http://www.healthy.net/asp/templates/
1345. http://www.holistic-online.com/Remedies/Parkinson
1346. http://www.holistic-online.com/Remedies/Parkinson/pd_reflexology.htm
1347. http://www.homeopatia.net/index_homeo.htm
1348. http://www.homeopathyyes.com/spanish_what_kinds_of.htm
1349. http://www.iherb.com/primrose4.html
1350. http://www.iespana.es/psicodioscorides/diccionarioquimico/harmina
1351. http://www.interactivemetronome.com/home/index.asp

1352. htttp://www.iqb.es/Cbasicas/Farma
1353. http://www.karlosnet.com/Nutricion/doctor/llonan22.shtml
1354. http://www.krispin.com/magnes.html
1355. http://www.msc.es/agemed/csmh/notas/hiperico.asp
1356. http://www.ncpad.org/whtpprs/Parkinson's%20Disease%20and%20Exercise.htm
1357. http://www.parkinson.org *(passim)*
1358. http://www.parkinson.org/fc51.htm
1359. http://www.parkinson.org/emedcocaine.htm
1360. https://www.parkinson.org/whatisrestlesslegs.htm
1361. http://www.parkinsons-information-exchange-network-online.com/archive/220.html
1362. http://www.pdf.org/askexpert
1363. http://www.pharmaton.cl/cl/Main/Product/Ginseng/Ginseng.jsp
1364. http://www.positivehealth.com/permit/Articles/Neurological/toro57.htm
1365. http://www.red21.com/castagno
1366. http://www.reflexology.org
1367. http://www.reflexology-usa.org/q_a/q_a135.htm
1368. http://www.reseauproteus.net/
1369. http://www.reseauproteus.net/1001solutions/c/camelliasinensis.htm
1370. http://www.reseauproteus.net/therapies/trager/trager_lafont_20020206.htm
1371. http://www.sarenet.es/parkinson/ejercif.html
1372. http://www.successinmotiontherapy.com/Therapeutic%20Massage.htm
1373. http://www.uned.es/pea-nutricion-y-dietetica-I/guia/guianutr/compo40.htm#indice
1374. http://www.teahealth.co.uk/th/facts/8.htm (2001)
1375. http://www.terra.com.br/istoe/1659/1659semana.htm
1376. http://www.theracane.com/
1377. http://www.treelite.com/NaturesField/ParkinD.html
1378. http://www.unikeyhealth.com/products_weightloss_superepa.asp
1379. http://www.wpda.org/articles/basic_mng/other(non_pharma)/massage.html

B-54

www.ingramcontent.com/pod-product-compliance
Lightning Source LLC
Chambersburg PA
CBHW051207200326
41519CB00025B/7034

* 9 7 8 8 4 6 1 6 5 2 8 1 5 *